吃的误区

于康带你认清88个饮食误区

于康 著

科学技术文献出版社
SCIENTIFIC AND TECHNICAL DOCUMENTATION PRESS

博集天卷
CS-BOOKY

图书在版编目（CIP）数据

吃的误区 / 于康著.—北京：科学技术文献出版社，2018.1
ISBN 978-7-5189-3540-6

Ⅰ.①吃…　Ⅱ.①于…　Ⅲ.①饮食营养学—基本知识　Ⅳ.① R151.4

中国版本图书馆 CIP 数据核字（2017）第 267520 号

吃的误区

策划编辑：王黛君　　责任编辑：吕海茹　　责任校对：张吲哚　　责任出版：张志平

出　版　者	科学技术文献出版社	
地　　　址	北京市复兴路15号　邮编 100038	
编　务　部	(010) 58882938，58882087（传真）	
发　行　部	(010) 59320018，59320010（传真）	
邮　购　部	(010) 59320018	
官 方 网 址	www.stdp.com.cn	
发　行　者	科学技术文献出版社发行　全国各地新华书店经销	
印　刷　者	三河市中晟雅豪印务有限公司	
版　　　次	2018 年 1 月第 1 版　2018 年 1 月第 1 次印刷	
开　　　本	710×1000　1/16	
字　　　数	280千	
印　　　张	23	
书　　　号	ISBN 978-7-5189-3540-6	
定　　　价	49.80元	

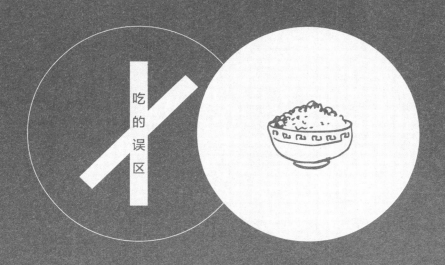

吃的误区

序　言

按 80 岁寿命计算，人的一生摄入约 60 吨食物（包括水）。

应该说，除了空气，再没有一样东西如食物般伴随我们终生，并如此深刻地影响甚至决定了我们的健康和寿命。

我们应该了解食物，更要敬畏食物，以食物为伴，享受吃饭的过程。

吃的要美味，也要健康，这是一门艺术。

可以说，吃的艺术，就是追求生活品质的艺术，就是追求健康长寿的艺术。

令人欣喜的是，人们从未像今天这般重视吃的艺术；从未像今天这般努力寻找适合自己饮食习惯和健康状况的营养方法。在这一大背景下，营养学家应该责无旁贷地担负起传播合理营养知识，引领正确饮食行为的责任。

这本科普书的创作和出版，正是这种责任感的驱使。

从 2003 年我在科学技术文献出版社创作出版我的第一套科普系列丛书《做自己的营养医生》至今，已经 14 个年头。这 14 年间，几十本（套）科普书的创作出版记录下我在营养传播道路上的一点成绩；而上百万的发行量和广大读者朋友大量的反馈，则在一定程度上证明了科普书在传播营养知识方面巨大的影响力和旺盛的生命力。

这种影响力和生命力是与我们在科普书创作过程中不断创新的努力

分不开的。这本图书的出版，正是我们创新的一个成果。她的新，体现在从"吃的误区"的角度，深入剖析当下常见的88个错误的饮食观点，如"粗粮越多越好""吃菠菜补铁""喝牛奶致癌""喝碱性水更健康""吃啥补啥"等等，然后，以科学证据为基础，循循善诱地引导人们走出误区，回归到合理的饮食方式上来。

这种从剖析和纠正误区的角度进行阐述，与以往我们从正面角度进行阐释实际是相辅相成的。因此，这本小书可以看作是我之前系列科普书的一个延续；而从剖析和纠正误区的角度阐述，可能会给读者更深的印象和更强的触动。从这一方面看，这本小书又使我有了更多的期待。

这一期待就是，通过本书，使更多的读者朋友纠正更多的不当甚至错误的饮食观点和行为，并在现实生活中真正成为"自己的营养医生"。正所谓"授之以鱼，不如授之以渔"。预防和治疗疾病如此，编书和读书大致也是如此。这既是我多年营养科普传播工作的指导思想，也是本书的出发点和落脚点。

在此，我真诚感谢所有为本书的创作和出版做出贡献的人们，特别要感谢科学技术文献出版社的王黛君老师和吕海茹编辑，没有他们巨大的付出和出色的工作，本书是难以如期问世的。

同时，我要衷心感谢科学技术文献出版社，在创作出版科普读物领域，一如既往地给予我巨大的帮助。

最后，我最要感谢的是广大的读者朋友，是你们热情的鼓励和支持使我能在营养科普传播的道路上不断进步。我也期待着你们对本书提出宝贵的反馈建议和意见。

于康

2017 年 12 月

于北京协和医院营养科

目 录
Contents

PART **1** 谷薯类食物
食用误区

PART 2 蔬菜水果 食用误区

蔬菜食用误区

水果食用误区

PART 3 鱼禽肉蛋食用误区

肉类食用误区

蛋类食用误区

PART 4 乳类、大豆和坚果食用误区

奶制品食用误区

大豆食用误区

坚果食用误区

PART 5 油、盐、糖 食用误区

PART 6 饮品饮用误区

饮水的误区

饮酒的误区

饮茶的误区

各种饮料的饮用误区

PART 7 饮食习惯误区

饮食观误区

一日三餐乱食误区

零食食用误区

烹调方法误区

PART **8** 不同人群饮食误区

附　录

PART 1

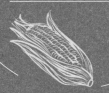

谷薯类食物
食用误区

谷类食用误区

误区 1　不吃主食多吃菜

减肥是女性"永恒"的话题，有的人即使体重在正常的范围内，为了更苗条，为了骨感美，还是要减肥。说到减肥方法，很多人往往首先想到的就是不吃主食。

上面这种减肥做法大错特错，人长期缺少主食会有很多风险。

⊙ 主食对人体的意义

主食搭建了膳食宝塔的底座，是平衡膳食的基础，如果底座丧失了，也不必谈什么合理的膳食结构了。

主食含有丰富的碳水化合物，提供总能量的 50%~65%，是提供人体所需能量的最经济和最重要的食物来源，也是 B 族维生素、矿物质和膳食纤维的重要来源。

合理的膳食模式是最大程度保障人体营养和健康的基础，食物多样是平衡膳食模式的基本原则，谷类（主食）为主是中国人平衡膳食模式的重要特征。

所以，一日三餐都要摄入充足的谷类食物。

⊙ 长期不吃主食影响身体健康

不吃主食的做法非常不科学，膳食中长期缺乏主食会导致多种问题。

合理的主食摄入，坚持谷类为主，特别是增加全谷物摄入，有利于降低 2 型糖尿病、心血管疾病、结直肠癌等与膳食相关的疾病的发病风险。

长期缺乏主食会直接导致血糖水平降低，产生头晕、心悸、精神不集中等问题，严重者还会导致低血糖、昏迷甚至脑细胞死亡；还会间接增加多种慢性病的发病风险。

如果长期以鸡鸭鱼肉等食物来代替主食饱腹，养成高蛋白、高脂肪饮食习惯，将增加高尿酸血症、痛风、骨质疏松、高脂血症等疾病的患病风险。长时间高脂肪、低碳水化合物膳食还将抑制胰岛素分泌，降低胰岛素敏感性，诱发糖尿病。

⊙ 不吃主食不能减肥，有损健康还易胖

不吃主食减肥的行为还被包装成一个看似"科学"的方法——低碳水化合物减肥法。

然而，这种减肥方法有很多不可忽视的副作用。如果不是严重肥胖到需要低能量饮食治疗的人，除非经过专业评估、有专业的持续指导，不要盲目尝试这种方法。因为对于大多数节食减肥、追求苗条的人来说，自己凭感觉摸索节食，很难做到营养合理，会产生各种健康问题。

不吃主食减肥还有可能引发肥胖。有些人不吃主食，却相应地吃了更多的肉类，人体本该从主食中摄取的能量不足，就转而从油脂中获取，人体摄取油脂多了，体脂增加也就难以避免了。

人们对于自己是否需要减肥要有正确的判断，生活中很多减肥的女性其实是不需要减肥的。

成人体重分类

分类	BMI
肥胖	BMI ≥ 28.0
超重	24.0 ≤ BMI<28.0
体重正常	18.5 ≤ BMI<24.0
体重过低	BMI<18.5

注：BMI 为体重指数（也称体质指数），是常用的判断健康体重的指标，
计算方式是用体重（kg）除以身高（m）的平方。

⊙ 在外就餐，勿忘主食

在外就餐时很容易忽视主食，聚会的时候，大家海吃海喝，最后撑得不行，往往就吃不下主食了。偶尔这样就餐不必计较，但经常应酬、在外就餐的人不可如此。

点餐时，应该先点主食或蔬菜，再适量点肉类和饮品。用餐时，要主食和菜一起上桌、一起吃，甚至先上主食，不要用餐结束了才想起主食。

膳食建议

主食每日推荐食用量：250~400 克

膳食宝塔第一层是谷薯类食物，就是我们通常说的主食，具体包括谷、薯、杂豆三类。

　　膳食指南推荐成年健康人群的膳食应该"食物多样、谷物为主"，每人每天应该摄入主食 250~400 克，其中全谷物和杂豆类 50~150 克，新鲜薯类 50~100 克。

　　"食物多样"具体到主食一项应该谷类、薯类、杂豆类的食物品种数平均每天 3 种以上，每周 5 种以上。

不同人群谷薯类食物建议摄入量

食物类别	单位	幼儿（岁）		儿童青少年（岁）			成人（岁）	
		2~	4~	7~	11~	14~	18~	65~
谷类	（克/天）	85~100	100~150	150~200	225~250	250~300	200~300	200~250
	（份/天）	1.5~2	2~3	3~4	4.5~5	5~6	4~6	4~5
全谷物和杂豆类	（克/天）	适量		30~70		50~100	50~150	50~150
薯类	（克/天）	适量		25~50		50~100	50~100	50~75
	（份/周）	适量		2~4		4~8	4~8	4~6

　　　　注：如非特别说明，本书中所推荐的用量均指食物的生重；数据引自《中国居民膳食指南（2016）》。

误区2　粗粮越多越好

众所周知，吃粗粮有诸多好处，吃粗粮的人发生心血管疾病、2型糖尿病和癌症等慢性病的风险相对较低。而且，粗粮还能促进消化道健康，改善排便情况。因此粗粮爱好者想当然地认为：吃粗粮越多越好，精米白面没啥好作用，可以不用吃了。

人们往往容易从一个误区走出来，又陷入另一个误区，厌弃粗粮不对，过度迷信粗粮也是不对的。

⊙ 粗粮过量——影响消化、易反酸、易肥胖

粗粮吃得过多会影响消化和食欲。粗粮的健康，在于它富含膳食纤维，且脂肪很少。也恰恰因为粗粮里面含有较多的膳食纤维，过量食用会导致上腹胀满。

粗粮食用过多，胃排空会明显延缓，引起胃反酸。过多的粗粮进入到胃里，会导致食物积存。胃里有食物积存时，食物就会裹着胃里的胃酸，反流到食管里，造成反酸，对食管黏膜产生损害。各年龄段的人都可能发生反酸的症状。

粗粮过量还会引发肥胖。误以为吃粗粮能降低血糖、血脂的人，往往过多地吃粗粮，平时细粮吃三两，粗粮却吃上半斤，结果就造成能量摄入过多，引发肥胖。

⊙ 吃粗粮不能降低血糖

吃粗粮能降低血糖是个错误的观念，粗粮有助于控制血糖但并不能降糖。

粗粮和细粮含有几乎等量的能量和糖分，无论是粗粮还是细粮，人

们食用后，都只会升高血糖而不能降低血糖，只是粗粮里面含有更多的膳食纤维，膳食纤维的特性能够使食物中的糖释放得没有细粮那么快速和猛烈。粗粮强调的是能够延缓血糖的升高，而不是可以降低血糖。

⊙ 粗粮"细做"没有意义

人们知道粗粮的好处，可是在食用的时候，很多人还是不得其法，把粗粮"细做"，这么做反而失去了吃粗粮的意义。

中国人对饮食讲究"色、香、味"俱全，为了改善粗粮粗陋的色相和粗糙的口感，有人精雕细琢，在粗粮中加入面粉、淀粉、奶油、糖等，做出来的窝窝头就会细腻、晶莹剔透，好看又好吃。但是这些添加的东西会把粗粮的优点给平均掉。

还有人用油炸的方式做粗粮点心，更加不可取，不仅增加了脂肪，还破坏了粗粮中原有的维生素等营养成分。

⊙ 粗粮粥——血糖生成指数（GI）变高

对于糖尿病人来说，吃粗粮最大的益处就在于粗粮能延缓血糖升高速度，有助于控制血糖，但是粗粮做成粥，这方面的作用就大打折扣了。因为粗粮煮成软烂、黏糊的粥，粗粮中的淀粉就会充分糊化，食物的血糖生成指数也会变高。

需要严格控制血糖的人不要吃杂粮粥，选择食物应尽量选低 GI 值的食物。

食物血糖生成指数是指含 50 克可利用碳水化合物的食物与相当量的葡萄糖在一定时间（一般为 2 个小时）体内血糖反应水平的百分比值。反映食物与葡萄糖相比升高血糖的速度和能力，通常把葡萄糖的血糖生成指数定为 100。

常见食物的血糖生成指数（GI）

食物名称	GI	食物名称	GI	食物名称	GI
大米饭	83	毛芋	48	香蕉	52
馒头	88	山药	51	猕猴桃	52
白面包	106	南瓜	75	柑橘	43
面包（全麦粉）	69	苏打饼干	72	葡萄	43
面条（小麦粉）	82	酸奶	48	葡萄干	64
烙饼	80	牛奶	28	梨	36
油条	75	胡萝卜	71	苹果	36
甜玉米（煮）	55	扁豆	38	桃	28
玉米糁粥	52	四季豆	27	柚子	25
小米饭	71	绿豆	27	樱桃	22
大麦粉	66	大豆（煮）	18	葡萄糖	100
荞麦面条	59	花生	14	麦芽糖	105
燕麦麸	55	芹菜	< 15	绵白糖	84
土豆	66	西瓜	72	果糖	23
红薯（甜、煮）	77	菠萝	66	蜂蜜	73

注：数据引自《中国居民膳食指南（2016）》。

⊙ 食物血糖负荷（GL）对餐后血糖的影响

餐后血糖水平除了与 GI 值的高低有关外，还与所摄入的食物中所含碳水化合物的总量密切相关。食物血糖负荷（GL）同时考量食物提升血糖的速度和碳水化合物含量，对于糖尿病患者选择饮食同样具有重要指导意义。

食物血糖负荷（GL）：GL=GI× 碳水化合物含量（克）/100

GI 反应的是 50 克碳水化合物的升高血糖的速度和能力，但是很多食物日常一次食用量所含的碳水化合物不会达到 50 克这么多。以南瓜为例，它的 GI 值是 75，但是每 100 克南瓜的碳水化合物含量只有 5 克左右，那么 100 克南瓜的 GL 只有 3.75，日常食用量不会引起血糖大幅度波动；

若从南瓜中摄入的碳水化合物达到 50 克，要一次吃两斤南瓜，正常一顿膳食不太可能吃这么多。

糖尿病患者选择食物时，应同时考量食物血糖生成指数（GI）和食物血糖负荷（GL）两个指标，最好同时选择低 GI 和低 GL 的食物，GI 数值较高的情况下，食用的量就要科学计算。

通常情况下，GL < 10 为低负荷饮食，对血糖的影响很小，是糖尿病患者进食的安全量。GL ≥ 20 为高负荷饮食，对血糖影响很大。10 ≤ GL ≤ 19 为中负荷饮食，对血糖的影响不大。

膳食建议

吃粗粮要适量：每天 50 克

合理的膳食应该每人每天摄入主食 250~400 克，其中粗粮的量每天 50 克比较合适。超过这个量，很多人会出现不适感；儿童、青少年、老年人、消化不好的人要在此基础上适当减量。

吃粗粮要粗细搭配。 主食中应适量增加全谷物和杂豆类等粗粮，但不能全部是粗粮，一餐的主食中，粗粮占 1/5~1/8 即可。

吃粗粮要循序渐进、及时补水。 吃粗粮开始时要小量而且要做的软一些，给消化系统一段适应的时间，然后慢慢加到合适的量。另外，要及时补充水分，因为粗粮中的膳食纤维需要水分来保障正常消化。

吃粗粮的最佳烹饪方法——蒸着吃。 各种粗粮和大米、薯类，混合搭配蒸着吃最好，营养均衡也不失"色、香、味"。还要记住，粗粮不要细做。

误区3 南方人吃米长得矮，北方人吃面长得高

人们有太多"想象"出来的理论，饮食方面比较典型的如"南方人吃米长得矮，北方人吃面长得高""大米白面越白越精细越好"等。

客观上，南方人和北方人的身高确实有些许差异，但是"吃米长得矮，吃面长得高"的说法纯粹是想当然。

⊙ 主食不同不是南方人和北方人身高差异的原因

事实上，南方人吃米、北方人吃面，早已经是过时的老印象了。现在物资丰富，人们想吃什么就吃什么，南方人和北方人的主食差异已经没有那么明显。

南北方人的身高差异不是简单的主食差异造成的，遗传基因是决定不同地区人群生理、性格特征的决定因素，地理因素、气候因素等都会影响人的体质、体型。当然，饮食因素也要考虑，但大米和白面只是饮食的一部分，不能用这一点解释南北方人的身高差异。

⊙ 大米、白面不是越白越好

虽然，越来越多的人认识到吃粗杂粮的好处，但是，大米和小麦至今仍是人们日常饮食中食用最多的主食。在购买米面的时候应注意避免陷入选购误区。

大米和面粉不是越白越好。从营养学的角度，提倡多吃全谷物，因为加工过度的谷物，其谷皮、糊粉层、胚芽都被分离出去，仅留下淀粉含量高的胚乳部分，导致营养水平下降，膳食纤维损失严重，B族维生素和矿物质的损失为60%~80%。米、面越白说明谷物加工的精度越高，长期食用精白米面，可能会造成人体缺乏维生素和矿物质，甚至导致维生

素缺乏病，如"脚气病"，人体内维生素 B_1 不足可引起"脚气病"。

面粉的自然色泽为乳白色，或略带微黄色，若颜色纯白或灰白，有可能是使用了增白剂。

白面营养损失一览表

营养素	损失（％）	营养素	损失（％）
蛋白质	22%	铜	74%
钙	60%	亚麻油酸	50%
钾	74%	维生素 B_1	90%
铁	76%	核黄素	61%
镁	78%	叶酸	79%
锌	50%	泛酸	69%
锰	84%	维生素 E	100%

⊙ 进口大米不一定更好

进口大米不一定比国内大米好。我国的农耕文明历史悠久，稻谷、小麦是我国最古老的栽培作物，论生产大米的能力，我国不输给任何国家。我们完全有能力在保证粮食安全的基础上，生产出优质的大米。

另外，大米所含蛋白质并不是越高越好。我们从大米中摄取的主要营养是碳水化合物而非蛋白质。大米的蛋白质含量为 8%~10% 比较合适，蛋白质含量越高，口感越差。

⊙ 米、面营养成分和含量相似

米、面的能量、营养成分和含量，虽然有些许差异，但基本可以忽略。两者整体上没有质的差别，是两种完全可以互相替代的主食，对人体的膳食贡献是一样的。

在蛋白质含量方面，面比米多一点，但是从最终的综合利用率上，二者不分上下。

在维生素、矿物质方面，米和面也平分秋色，大米这一方面多点，白面另一方面多点，没有悬殊的差别。

从消化上说，似乎面食更养胃、更好消化，但事实上，对于绝大多数健康成人来说，米一样很好消化，不存在消化困难。

每百克普通大米和白面营养素含量一览表

营养素	米	面
能量（千卡）	346	350
蛋白质（克）	7.4	7.8
脂肪（克）	0.8	1.1
碳水化合物（克）	77.9	75.2

膳食建议

米、面应该轮换着吃

米和面谁更营养更好，不是一个值得纠结的问题。米和面都很好，不要盲目追求一个而排斥另一个，最好搭配着吃、换着吃。

误区 4　多吃面食生男孩

虽说现代人思想已经很开明，但现实生活中，还是有些人重男轻女，热衷于寻找各种"生儿子"的偏方，比如盲目地吃面食和碱性食物。他们相信此法能使孕妇身体变成碱性，碱性体质的孕妇能生男孩儿，还不易生病。

以上误区请不要相信！

⊙ 面食能改变"人体酸碱性"——胡说

食物区分酸碱性是有的，但是"人体酸碱性"的说法本身就不科学，酸碱性食物与酸碱性体质没有直接关联。

最基本的生理学告诉我们：人体血液和体液的 pH 由一套动态平衡的代谢机制控制，使人体血液的 pH 保持在 7.35~7.45 这个范围内，比这酸是酸中毒，比这碱是碱中毒。

假设酸碱体质的说法成立，那么，如果体质酸碱性用血液 pH 测定的话，人体本身就属于弱碱性，不必费尽心思再去改变了。另外，人体的不同部位有各自不同的酸碱度，而像胃、皮肤、女性阴道等部位，必须保持酸性环境才是健康状态，才能保证正常的生理功能。

身体的 pH 不会因为吃进去的食物而发生改变。碱性食物吃进胃里，首先会被胃酸中和，然后人体本身的酸碱调节能力也会作用于它，不是简单地多吃几碗面，就能变成碱性体质的。

总之，碱性体质和酸性体质的说法本身就是不存在的，孕妇更不要轻信这种伪科学说法，一定要均衡饮食才能生出健康的孩子。

⊙ 吃面食能生儿子——谣言

已知人体的酸碱性是不能改变的，缺少这个逻辑必要条件，吃面食能生男孩儿的说法也就不攻自破了。

这个说法本身的破绽也非常明显，如果多吃面就能生儿子，那么以面食为主的北方人都会生儿子，面食吃得少的南方人就都生女儿了。而现实是，无论从前还是现在，我国都没有这种南北方人口性别比例的明显差异。

生男孩儿还是生女孩儿，是基因——父母双方染色体的结合方式决定的。如果迷信碱性环境利于生男孩的"Y精子"的存活，人为改变阴道正常酸碱值（3.8 ～ 4.4，偏酸性）的话，比如用碱性液体冲洗阴道，会导致细菌滋生，引发疾病，影响受孕。

⊙ 过量吃面食的坏处

面食是中国饮食文化中很有特色、很重要的一部分。面食有多种做法和吃法，非常美味，很受人们欢迎。但是好吃也不能天天吃、顿顿吃。

面食过量容易引发肥胖。很多食物过量都会产生肥胖问题，但是面食过量更严重。面食是人们作为主食食用的，本身吃得就比较多，其主要成分是碳水化合物，大量摄入的话，很容易导致人体内产生较多的脂肪，引起肥胖。

● 小贴士："坏"面食

油条、辣条、奶油蛋糕之类的面食在制作过程中添加了大量油脂、添加剂，还会产生有害物质，要少吃、不吃。

顿顿吃面容易造成营养不均衡。干巴巴地吃米饭肯定吃不下去，但是面食尤其是面条，很多时候不用配菜，加些调味品就可以吃得津津有味，像臊子面、油泼面、干拌面等。长期如此，人体需要的其他营养元素必然就会缺乏，造成营养不均衡，进而导致一些慢性病。

说到面食，就会想到陕西，陕西人是出了名的爱吃面食，但是现在陕西人也在调整饮食中面食的比例。2014 年陕西省下发的《全省食物与营养发展实施计划》中特别提到，要引导关中地区改变以面食为主的生活方式，降低营养性疾病发病率。

膳食建议

面食每日推荐食用量：约 150 克

面食多是指以面粉制成的食物，是一种细粮主食。

膳食指南建议成人每人每天主食总量 250~400 克，其中全谷物和杂豆类 50~150 克，新鲜薯类 50~100 克。那么，面食一天食用总量 150 克左右比较合适，但不要天天吃，应该和其他细粮、粗粮轮换着吃，而且面食要搭配蔬菜一起吃。

误区 5　玉米能治癌，玉米须能降血糖

网上输入"玉米须"三个字，会跳出很多关于玉米须的"功效与作用"之类的词条。也经常有患者问，玉米是不是能治癌？玉米须能利尿、降血糖、降压是真的吧？

到底应该怎么看待玉米和玉米须呢？

⊙ **玉米是抗癌食物之一**

玉米是国际抗癌协会公布的抗癌食品中的一种，其含有多种营养物质，科学食用玉米有助于预防癌症。

玉米中含有谷胱甘肽。 谷胱甘肽是一种抗癌因子，能够与其他一些致癌物质结合，使之失去致癌性，然后通过消化道排出体外；它还是一种强力氧化剂，可以使体内自由基加速老化和失去作用，从而有效地预防癌症的发生和发展。

玉米含有丰富的硒和镁元素。 硒能加速体内过氧化物的分解，使恶性肿瘤得不到氧的供应，从而被抑制；镁一方面能抑制癌细胞的发展，另一方面能加强肠壁蠕动，促使体内废物排出体外，这对防癌也有重要意义。

玉米中含有叶黄素和玉米黄质。 叶黄素能够预防大肠癌、皮肤癌、肺癌和子宫癌；玉米黄质可以预防皮肤癌和肺癌。

玉米含有较多的膳食纤维。 玉米是一种粗粮，含有较多的纤维素，能促进胃肠蠕动，加速有害物质排出，从而对预防直肠癌有重要作用。

⊙ **白玉米、黄玉米、鲜玉米、干玉米，营养价值都一样**

市面上有很多种玉米，从颜色上说，有白色的、紫色的、黄色的、

花色的；从口感上说，有甜一点儿的和糯一点儿的；从新鲜程度说，有新鲜玉米、干玉米和冷冻玉米。这些玉米营养成分都相差不多，可以依据喜好任意选择。

⊙ 抗癌食品不是治癌神药

在抗癌食品中，玉米扮演一个很重要的角色。但是，光吃玉米，恶性肿瘤就不会找上门了吗？显然不可能。

防治恶性肿瘤是个系统的工程，不是光吃玉米就能解决的。科学已经证实腰腹围增大，有增加恶性肿瘤的发病风险，研究数据显示，腰围每增加一英寸（2.54厘米），患癌症的风险将增加8倍。光吃玉米不可能控制腰围，更不必谈防治恶性肿瘤了。

许多研究的确证实玉米有不错的抗癌效果，因为玉米能够降低一些癌症的诱发病症，进而降低癌症发病概率。但是，不能把这种作用理解为可以治疗癌症。已经确诊患癌症的人千万不要企图通过食用玉米治疗癌症，不要盲目地多吃玉米而不吃药物。

⊙ 玉米须水不能治疗胆结石、糖尿病

玉米须中含一些有益物质，比如多糖成分，但绝对不要奢望一杯玉米须水就能利尿、治疗胆结石、降压、降血糖、治疗糖尿病，玉米须没有那么神奇。

至于玉米须中提取出的"多糖成分"有助于降血压、控血糖，多数研究只说明其在动物研究观察中有一些作用。但是，对动物有效，不代表对人有用；而且，研究使用的高浓度多糖提取液有效，也不代表普通玉米须水就有效。

● 小贴士：玉米粒根部最营养

玉米最营养的部分不是玉米须，而是玉米粒根部，这里才是玉米可食部位中最营养的部分。

糖尿病人不要喝玉米粥、玉米糊精，它们升高血糖速度快。粥类食物升糖指数都相对要高，糖尿病人要注意。

膳食建议

玉米适宜食用量：1天1根

玉米可以作为粗粮与其他主食搭配食用，健康成人1天1根玉米足够。血糖高的人吃1根玉米要相应地减少半两（25克）其他主食。不要为了追求抗癌功效，盲目过量吃玉米。

玉米也有营养劣势，它的蛋白质不怎么样，其中缺少人体必需的赖氨酸。

薯类食用误区

误区6 土豆、红薯不是主食

我国居民习惯把土豆、红薯等薯类做菜食用，很少把它们当作主食，甚至有一部分人只知道大米、白面是主食，再无其他。

其实可以作为粮食的食物远远不只米、面，主食也可以丰富多彩，可以有多样选择。

⊙ 主食包括谷类、薯类、杂豆类

最新《中国居民膳食指南（2016）》明确提出，主食一类除了谷类（包含全谷物），还包括薯类和杂豆。从提供人体营养素的角度看，薯类和杂豆的膳食贡献都比较接近主食的作用。

⊙ 薯类主食化

薯类，常见的有马铃薯（土豆）、甘薯（红薯、山芋）、紫薯、芋头、山药和木薯。主食是人体碳水化合物的主要来源，虽然薯类中碳水化合物含量只有25%左右，但是薯类富含淀粉，还含有大量膳食纤维，口感好，容易产生饱腹感，是不错的主食选择。

马铃薯主食化开发是改善居民膳食营养结构的积极探索，也是主食消费多样化的新方式。

⊙ 杂豆类也是主食

杂豆类品种有赤豆、芸豆、绿豆、豌豆、鹰嘴豆、蚕豆等，大豆不在此范围内。与大豆相比，杂豆类中碳水化合物含量较高，淀粉含量达50%~60%，成分更接近粮食的特点，所以被当作主食看待。

杂豆中氨基酸的组成与大豆相同，接近人体的需要，而且富含谷类蛋白质所缺乏的赖氨酸，B族维生素含量也比谷类高，还有较多的钙、磷、铁等矿物质。因此，杂豆与谷类食物搭配食用，是很好的互补。杂豆类适合整粒煮或整粒碾碎做"馅"食用。

⊙ 薯类中富含"第七大营养素"——膳食纤维

众所周知，人体所需的六大营养素为碳水化合物（糖类）、脂类、蛋白质、维生素、水和无机盐（矿物质）。现在科学界又提出膳食纤维堪称"第七大营养素"的观点，可见膳食纤维对人体的重要性。薯类中含有大量的膳食纤维，最新膳食指南在主食中强调薯类摄入亦是膳食纤维对人体重要意义的一个体现。

膳食纤维明确的好处至少有三点。

膳食纤维可以附着在小肠壁上形成一层保护膜。这层薄膜可阻挡小肠吸收其他糖类物质，可以延缓血糖升高，控制糖尿病患者的病情。

膳食纤维可以抑制胆固醇的吸收。研究发现膳食纤维会抑制胆酸的吸收，从而在一定程度上可降低血液中的胆固醇的含量，预防肥胖、高血压、高血脂，起到保护心血管的作用。

膳食纤维可以促进肠胃蠕动。良好的消化和排泄固体废物的功能对人体健康有着举足轻重的作用，具有防止便秘和降低肠癌的风险。

● 小贴士：膳食纤维含量高的食物

富含膳食纤维的食物，除了薯类，还有粗粮、杂豆、蔬菜、水果等。蔬菜中深色蔬菜的膳食纤维更高一些。

常见主食（每百克）膳食纤维含量表

食物	膳食纤维（克）	食物	膳食纤维（克）
荞麦面	12.3	燕麦面	9.8
玉米面	11.4	高粱米	7.3
玉米渣	7.8	糯米	3.4
燕麦片	10.4	白面	3.5

⊙ 薯类的膳食贡献——降低便秘发病风险

研究数据显示，增加薯类摄入可以降低便秘的发病风险。另有资料表明，在对我国 18~39 岁产妇进行的薯类与便秘关系的随机对照研究显示，与每天摄入普通饮食的对照组相比，每天进食熟甘薯 200 克左右的产妇产后首次排便时间显著提前，大便干硬、排便困难的发生率有所降低。

⊙ 薯类花样吃——主食、菜肴、零食，都相宜

相对于其他主食，薯类的食用方法更多样。

做主食。马铃薯和红薯经蒸、煮或烤后，可以直接作为主食食用，口感非常好；还可以切成小块，与大米同煮。马铃薯或红薯面粉还可做馒头、面条等制品。薯类作主食食用，既不必加盐，也不必加糖，更不必加油，

最能发挥它们的营养优势。

做菜肴。薯类可以做成多种家常菜。薯类与蔬菜、肉类搭配做菜，味道很好，如土豆炖牛肉、山药炖排骨等。

做零食。比较营养的薯类零食如红薯干、紫薯干等。油炸的薯条、薯片等零食不健康，不宜多吃。

膳食建议

薯类每日推荐食用量：50~100 克。

成人每人每天摄入谷薯类食物总量应控制在 250~400 克，其中薯类应该占到 50~100 克。

具体说，一天摄取 1/3 个中等大小的红薯比较适宜；一天三顿饭里有一顿饭吃薯类食物就够了；红薯尽量不要放在晚餐吃，应放在早餐或者午餐享用。

误区7　紫薯比红薯、白薯好

近年来，深色食物"大热"，因为深色食材普遍含有花青素。花青素是一类抗氧化物质，可帮助人体对付自由基。自由基对人体有害，可导致脂肪、蛋白质和核酸的氧化损害，是癌症、心血管疾病和神经性疾病等病症的重要病因。紫薯因此比红薯、白薯等薯类更受欢迎，许多人觉得紫薯比其他薯类更营养，应该多多益善。

其实不然，盲目地多吃紫薯、期待依靠紫薯达到特别的保健功效，是不可能的。

⊙ 薯类营养价值差不多

紫薯的营养和白薯、红薯差不多，不要过分想象紫薯的营养价值。食物各有各的优点，都含有人体需要的营养成分，但是不要认为某种食物有保健作用就盲目多吃。不管紫薯、红薯，吃多都会胀气、反酸。紫薯本身有一定营养价值，但并没有所谓的神奇功效。均衡营养要食物多样化，薯类也要多样化，才是正确的饮食习惯。

⊙ 薯类吃多会胀气、反酸

食物各有各的营养，但是任何一种食物都要适量，"多多益善"这个词不能用在食物上。薯类虽好，不宜过量，它富含膳食纤维，摄入过多在胃里特别"占地儿"，而且膳食纤维会使胃排空变慢，有烧心的感觉，会反酸、吐酸水，伤害食管黏膜，老年人尤其不宜晚上吃薯类食物。

另外，薯类不含蛋白质，长期单一食用薯类而不吃其他主食的话，人体就会缺少蛋白质进而发生水肿，产生低蛋白水肿，叫作蛋白水肿型营养不良。

⊙ 油炸薯条、薯片增加肥胖的发病风险

薯类中淀粉含量虽说比蔬菜高一些，但是它是货真价实的低脂肪高纤维食物，又能充当主食，且有益消化和排泄，吃对了是有助于控制体重和减肥的。但是吃错了，反而会助力增肥，相当于给肥胖插上翅膀。

薯类最好的食用方法是蒸和煮，烤也不错，但是不要油炸。油炸薯条、油炸薯片什么的，一定要少吃，大鱼大肉、精米白面后，再来点加了糖、吸了油、富含淀粉的薯类，不胖就不合常理了。

⊙ 小心变绿发芽的土豆

薯类尤其是土豆，含有茄碱和毛壳霉碱等生物碱，生物碱是一种有毒物质，如果人体摄入过多，会引起中毒、恶心、腹泻等反应。这种有毒物质在土豆皮里比较集中，因此食用土豆时一定要去皮，特别是已变绿的土豆，要削净绿皮再吃。发了芽的土豆更要注意，能不吃就不要吃了；如果吃的话，一定要把芽和芽根挖彻底，然后放入清水中多泡一会儿再烹煮，并且要煮熟、煮透。

● 小贴士：孕期女性不能吃发芽薯类

孕妇特别要注意少摄入生物碱，长期贮存、变绿、发芽的薯类，孕妇不能吃。对于妊娠早期的女性来说，这一点尤其重要。

⊙ 小摊烤红薯不要多吃

街上经常能看到卖烤红薯的小摊，香味儿诱人，飘香十里。烤红薯确实不错，用蒸、煮、烤的方式做薯类是我们提倡的，但是也要看是怎么烤的。曾有报道说，有些街上卖烤红薯的小商贩把废旧的油漆桶、油料桶改装后用来做烤炉。油漆桶经过高温烘烤会产生有毒致癌物质，烤出来的红

薯不宜食用。小摊烤红薯还有一个隐患，有些红薯可能是前一天卖剩下的，第二天继续烘烤、售卖，烘烤过度的、烤焦的红薯也会产生致癌物质，不宜食用。

我们并非恶意揣测小商贩都是用油漆桶、都存在过度烘烤红薯的行为，但是我们无从分辨，而一切关乎健康的事都是大事，我们要谨慎。

⊙ 加工薯类零食要少吃

超市里售卖的红薯条、紫薯干之类的薯类零食，从配料表上可以看出，里面除了主材料红薯、紫薯外，还添加了许多其他东西，比如白糖、色素、香精、防腐剂等。这些减分项添加进去，原本的好东西已经大打折扣，要少吃。

膳食建议

薯类一定要做熟吃、去皮吃

吃薯类一定要做熟。食用生的或没做熟的薯类会产生麻烦，白薯尤其不能生吃，一是因为生白薯里的淀粉，人体没法消化和吸收；二是生白薯里含有一种类似于氧化酶的物质，生吃会造成腹胀、腹泻甚至呕吐。

薯类应该去了皮食用。薯类的皮里含有比较多的碱性物质，食用以后容易产生便秘的问题，尤其是老年人。碱性物质还可能导致人体中毒。

PART 2

蔬菜水果
食用误区

蔬菜食用误区

误区8　蔬菜就是绿叶菜

现代人把吃蔬菜看成一种健康、时尚的标签，但是很多人对蔬菜的认识不正确，有人觉得绿叶菜才是真正的蔬菜，每天不吃点绿叶菜就感觉没吃蔬菜，心里不舒服；有人觉得"世上蔬菜千万种，唯有绿色最营养"，绿叶菜是蔬菜中营养最丰富的，其他蔬菜都不如它。

健康膳食应每天摄入蔬菜，但上面的观点不对、不全面。

⊙ 蔬菜大家族"五颜六色"

说到蔬菜，很多人都会首先联想到绿色，但其实蔬菜家族是"五颜六色"的。由于所含色素不同，蔬菜形成不同的颜色，绿色是叶绿素，黄色是胡萝卜素，红色是番茄红素，紫色是花青素，白色不含色素。

蔬菜按照颜色不同可以分为很多种，绿色的如菠菜、芹菜、西蓝花；黄色的如胡萝卜、南瓜；红色的如西红柿、红辣椒；紫色的有紫色洋葱、紫甘蓝；白色的有茭白、莲藕等；还有黑色的，如黑木耳。

蔬菜还可以按照食用部位分类，可分为根菜类、茎菜类、叶菜类、花菜类和果菜类。总之，蔬菜是个大家族，不单单只有绿色。

⊙ 不同颜色蔬菜有不同营养——吃蔬菜要好"色"

不同颜色的蔬菜，有蔬菜共同的营养价值，普遍含有维生素、矿物质、膳食纤维和植物化学物，且能量低，能够增进食欲，帮助消化，对于满足人体微量营养素的需要、保持人体肠道正常功能，以及降低慢性疾病的发生风险有重要作用。同时，它们各自又有不同的营养特点。

绿色蔬菜营养价值：含有丰富的叶酸，叶酸对胎儿的作用极其重要，同时绿色蔬菜也是钙元素的很好来源，而且这类蔬菜还含有比较多的维生素C、类胡萝卜素、铁和硒等微量元素。

黄色、红色蔬菜营养价值：富含胡萝卜素和维生素C，其中黄色蔬菜还富含维生素A和维生素D，能提高食欲、刺激神经系统兴奋、改善夜盲症、缓解皮肤粗糙、强健骨骼。

紫色蔬菜营养价值：富含花青素，具有强有力的抗氧化作用，能预防心脑血管疾病，可提高机体的免疫力。

白色营养价值：富含膳食纤维以及钾、镁等微量元素，具有提高免疫力和保护心脏等功能。对调节视觉和安定情绪有一定的作用，对高血压和心肌病患者有益处。

黑色蔬菜营养价值：黑色蔬菜能刺激人体内分泌和造血系统。研究发现，黑木耳含有一种能抑制肿瘤的活性物质，与降低食道癌、肠癌、骨癌的发病风险有一定关系。

⊙ 深色蔬菜更具营养优势

根据颜色深浅，蔬菜可分为深色蔬菜和浅色蔬菜。深色蔬菜指深绿色、红色、橘红色和紫色蔬菜。

深色蔬菜更具有营养优势，富含 β-胡萝卜素，是我国居民膳食维生素A的主要来源；维生素B_2和维生素C的含量均相对较高，也富含更多的植物化学物。

植物化学物是食物中已知人体必需营养素以外的化学成分，如酚类、萜类、植物多糖等。随着营养科学的发展，研究发现，植物化学物具有多种生理功能，在抗氧化、调节免疫力、抗感染、降低胆固醇、延缓衰老等方面有一定作用，因而它具有保护人体健康和预防诸如心血管疾病和癌症等慢性疾病的作用。

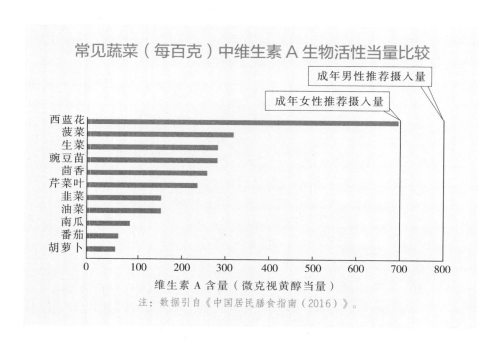

常见蔬菜（每百克）中维生素 A 生物活性当量比较

注：数据引自《中国居民膳食指南（2016）》。

⊙ 蔬菜的营养贡献

1. 合理摄入蔬菜能够降低心血管病的发病风险

国内外多项研究均证实，蔬菜输入量与心血管疾病发病风险有关。针对我国上海 13.48 万中老年居民的随访研究中发现，当男性的蔬菜摄入量从每天 144 克增加到 583 克，女性从每天 124 克增加到 506 克时，心血管疾病死亡风险男性和女性分别降低 36% 和 16%。

2. 合理摄入蔬菜能够降低消化道癌发病风险

经科学研究和科学分析，增加蔬菜摄入对预防食管鳞癌和食管腺癌均具有有益作用；增加蔬菜摄入总量和十字花科蔬菜摄入量可降低结肠癌的发病风险；葱类蔬菜和十字花科蔬菜有预防胃癌的作用。

3. 合理摄入蔬菜有利于降低糖尿病发病风险

关于蔬菜和糖尿病发生风险的研究很多，综述多种科学研究结果，蔬菜摄入总量增加，糖尿病的发病风险有下降的趋势，增加绿色叶菜摄入量可降低 2 型糖尿病风险。

⊙ 不要被"治病蔬菜"迷惑

对于"某某蔬菜的治病功效""某蔬菜能治某某病"等信息，要理智、科学地判断。

我们要珍惜食物、尊重食物，甚至敬畏食物，因为人的一生都在与食物交互，从中获取能量和营养。但是，食物就是食物，不能代替药物治疗；吃对食物有"预防疾病""降低疾病风险"和"辅助调理健康"的作用，并不等同于治疗疾病。

合理膳食在于合理摄入各种食物，健康饮食强调多样化，不要迷信某一种食物而忽略其他食物，容易造成某一种营养过剩而其他营养不足。

膳食建议

蔬菜每日推荐食用量：300~500 克

蔬菜是平衡膳食的重要组成部分，应该餐餐有蔬菜，保证每天摄入 300~500 克蔬菜，其中深色蔬菜所占比例应达到 1/2。

　　进餐时应讲究荤素搭配，偶尔一餐可以没有荤菜，但是不能没有蔬菜。餐餐有蔬菜，首先要保证在一餐的食物中，蔬菜比重达到1/2，才能满足一天"量"的目标。对于一个三口之家来说，一天三餐的蔬菜总量要购买1~1.5千克，中餐、晚餐每餐至少应该有2个蔬菜的菜肴。

不同人群蔬菜类食物建议摄入量

食物类别	单位	幼儿（岁）		儿童青少年（岁）			成人（岁）	
		2~	4~	7~	11~	14~	18~	65~
蔬菜	（克/天）	200~250	250~300	300	400~450	450~500	300~500	300~450
	（份/天）	2~2.5	2.5~3	3	4~4.5	4.5~5	3~5	3~4.5

注：数据引自《中国居民膳食指南（2016）》。

误区 9　反季节蔬菜不该吃

反季蔬菜有三种，一种是从远方跋山涉水运过来的，一种是冷冻设备储存的，最后一种是大棚蔬菜。人们普遍认为大棚蔬菜有安全隐患，大棚蔬菜＝激素＋农药！反季节蔬菜应该少吃，最好不吃。

比起少吃或不吃蔬菜，大棚蔬菜该吃还是得吃。

⊙ 植物激素没那么可怕

有些瓜果类蔬菜需要经过授粉才能结出果实，比如黄瓜、西红柿等。在大自然中，这项工作是蜜蜂等昆虫完成的，而大棚蔬菜的授粉工作须人工完成，工作量巨大，又有花期限制。因此，科研人员开发出了植物激素。植物激素是一种植物生长调节剂，作用原理是让植物以为自己已经授粉。

每一种植物激素都是经过了长时间的毒理研究，才进入到实用阶段，可以说允许使用的植物激素基本都是无毒或者低毒的。而且植物激素在植物体内会发生降解，浓度会随着时间而降低。总之，植物激素都有明确的适用范围和用量要求，只要合理使用，蔬菜的食用安全性是有保障的。

植物激素与人体激素是两回事，当然，作为人体不需要的物质，尽量减少摄入是应该的。但是绝大部分正常渠道的瓜果蔬菜使用的植物激素都在合理范围内，不会超过国家标准，不会对人体产生危害。

⊙ 残余农药没那么可怕

大棚蔬菜使用农药也是迫不得已，因为大棚环境湿热，不仅适合蔬菜生长，也适合害虫和病菌繁殖。

其实，自然环境生长的蔬菜大多数也是使用农药的，只要合理使用，不会危害人体。有经验的种植户不会超量使用农药，因为农药的使用量与杀虫效果不成正比，农药过量会伤害植物本身，而且会提高害虫的抗药性，得不偿失。

农药和植物激素一样，都是农业科研人员经过长时间的研究后才应用到生产中的，并没有那么可怕。

⊙ 吃的获益比不吃的损失大

当然，人们都希望吃到天然无污染、味道好、价格实惠的蔬菜，可是自然环境不允许，目前的栽培手段也难以满足。相对于没有反季蔬菜的营养缺乏，不如接受反季蔬菜，在现实与理想中寻找一个平衡点。与其在吃不吃中纠结，不如在怎么清洗、怎么烹调等食用方法上下功夫，正确的食用方法能最大限度降低反季蔬菜的不安全因素、最大限度地获取蔬菜的营养。

现在人们对生活品质的期望越来越高，如果连蔬菜都不能吃，或者吃的时候各种纠结，还有什么幸福感可言。特别是北方地区居民，如果没有反季蔬菜，那就只有土豆、白菜和高盐咸菜了，营养单一，还可能更不健康。所以，在吃对方法和用量的前提下，反季蔬菜应该吃。

膳食建议

蔬菜最好的食用方法是水煮

蔬菜烹调方法有很多种，推荐大家多用水煮和蒸的方式。蒸菜相对不好掌握火候和时间，水煮蔬菜更方便简单。

水煮蔬菜就是把蔬菜放水里煮一下，捞出沥干水之后再根据口味添加调料，即成。

　　水煮菜的优点：没有油烟、营养损失少、操作方便、食用安全。

　　水煮菜的烹调要点：煮菜的水不要过多，使蔬菜能够翻滚受热就行；在水里加一勺香油，能增加口感和保持色泽；时间不能长，熟了马上停火，避免维生素受热损失过多。

误区 10   吃茄子能吸走体内油脂

茄子是常见蔬菜，做菜时很吸油。很多患者朋友咨询我，茄子能吸体内油脂、降血脂、降胆固醇、帮助减肥，是不是真的？茄子具有很强的抗氧化作用，对很多病都有治疗效果，是不是真的？

这又是一个"食物能治病"的问题，过去和现在有很多人一直问我类似的问题，我的回答是：蔬菜要是能治病，那患者以后别去医院去菜市场得了，医院都改成菜场得了。

⊙ 茄子能吸油，但不能刮走体内油脂

茄子的确能吸油，吸的是烹调时的食用油，而不是体内的多余油脂，更不可能把体内的油脂带出体外。

茄子疏松多孔的"海绵"结构特别容易吸油，做菜的人都有这个经验，做茄子的时候往往要多放一些油才有放了油的样子。所以茄子做的菜往往油大，不适合多吃。

茄子裹着大量油进入体内之后，海绵体已被嚼烂破坏，不能继续吸收体内的油脂。食物在体内要经过长时间的消化，先在胃里停留几个小时，进入小肠还要停留十几个小时，不断地被胃和小肠进行"磨合吸收"，这时的茄子不可能再吸收体内的油脂。

⊙ 生吃茄子不能清除体内油脂，还有中毒风险

有人习惯直接生吃茄子，还有人一边吃猪蹄儿，一边生吃茄子，他们认为生吃法可以完美解决茄子吸收烹饪油的问题，同时这样吃茄子能"抹掉"猪蹄儿的油，所以吃起猪蹄儿更加无所顾忌。这是非常不好的饮食习惯。

不论生吃还是熟吃，茄子不可能达到帮助人体排油降脂的效果。而且茄子最好不要生吃，有中毒的危险。因为茄子含有一种有毒物质——茄碱，茄子皮颜色越深，茄碱含量越高，茄碱不仅存在于茄子皮中，茄子肉中也有。

● 小贴士：茄子中茄碱含量

一般每百克茄子中含有的茄碱最高不超过 8 毫克，健康成人就算生吃一般也不会吃到中毒的量，但老人、小孩、特殊状态的人要特别小心。

⊙ 茄子不是严格意义上的深色蔬菜

茄子有长条的、圆的，有紫色的还有绿色的。有人说吃茄子要吃长条的、紫皮的，长条茄子比圆茄子吸油能力强，紫茄是深色食物，营养更好。这些说法都是错误的。

我们是提倡多吃深色蔬菜，但严格说紫皮茄子不算是深色蔬菜。因为紫皮茄子的皮比重太小，茄子的可食部分大部分都是浅色的，而且茄子皮口感硬，不好下咽，很多人吃的时候都会去掉。

⊙ 茄子抗氧化作用不如紫甘蓝

紫茄含有深色蔬菜所含有的花青素，花青素有一定的抗氧化作用，但是茄子中的花青素主要存在在茄子皮中，往往吃的时候就被人丢弃了。

即使为了摄取花青素，也不必非要吃难以下咽的硬茄子皮，不如吃紫甘蓝，紫甘蓝是名副其实的深色蔬菜，花青素含量丰富，口感也好。

切记：任何食物的作用都是长期积累的结果，即使再有营养，也不可能吃下去后就立竿见影，产生神奇的效果。

膳食建议

茄子要蒸熟吃

茄子的最佳烹饪方法是蒸着吃，蒸熟之后蘸点儿喜欢的调味料，味道非常好，关键是油脂少、茄碱少。

不要迷信"茄子治病"，不要油煎、油炸茄子，更不要生吃茄子，好好享受它的家常味就好。

误区 11　吃芹菜降血压

芹菜是个谣言重灾区！爱美的女士们听说吃芹菜容易让人变黑，怕了！健身减重的男士们刚刚吃过低能量芹菜，却听说芹菜杀精，慌了！另一方面，关于芹菜还有降压、清血液、抗癌等诸多"治病"说法，很多老年人都十分迷信。

吃芹菜是福是祸？芹菜该不该吃？以上谣言需要一个粉碎机。

⊙芹菜杀精——胡说！

目前针对"芹菜杀精"的科学研究还没有可靠的结论，有些研究发现，给小鼠喂芹菜汁，会影响精子活动度；但有些研究显示，芹菜和精子活动度没什么关系；还有一些研究结论与之正相反，认为芹菜可能有助于改善生育能力。

总之，到目前为止，没有任何高质量的、公认的科学证据能够证明这个说法的正确性，而作为一种蔬菜，它的营养成分很确定，爱吃芹菜的男士不必担忧。

这个基于动物实验的"结论"还混淆了一个重要事实：实验动物和人体完全不一样，人的代谢过程更复杂，对小鼠有影响的东西，不见得对人体有效。

⊙芹菜"负卡路里"、使人"变黑"——错！

有一种说法，说芹菜是越吃越瘦的"负卡路里食物"，因为芹菜本身的能量低，芹菜又富含膳食纤维，需要身体支付更多的能量去消化，所以吃芹菜等于消耗能量，有相当于运动的效果，多吃能瘦身美容。

事实上，即使是消化起来最费劲的食物，消化它所需要的能量也不会超过食物本身能量的 35%。至于芹菜，研究显示吃一根芹菜茎，大概摄入 6 卡路里左右的能量，消化所需的能量大约是 1 卡路里，仍然"收"大于"支"的。

芹菜容易让人晒黑的传言也没有任何科学依据支持。芹菜的确是光敏物质较多的蔬菜之一，但研究者做过相关研究，吃芹菜并没有使人变黑的不良反应。

⊙ 芹菜不能替代降压药物

芹菜有一定控制血压的效果，但不能达到人们需要的降压效果。又说到食物代替药物的问题了，再次强调，食物就是食物，药物就是药物，不能互相替代。

芹菜本身很好，富含膳食纤维，能够增加饱腹感、帮助肠道蠕动，但它不治病。治疗高血压是专业医生的事情，作为患者需要第一时间找专业医生帮忙，谨遵医嘱。

⊙ 吃芹菜不能治疗癌症

芹菜含有一种叫芹菜素的物质，就目前的研究结果来看，芹菜素在杀伤癌细胞方面有着自己独到的作用。其原理很复杂，简单地说，就是芹菜素能起到加速癌细胞死亡的作用，但并不能直接杀死癌细胞。

那么芹菜就能治疗癌症了吗？答案，不是。

芹菜素要送到人体内合适的位置才能攻击癌细胞，这不是简单地"吃"芹菜能达到的。单单是把芹菜素送到合适的位置上，已经是非常复杂的事情。

另外，研究所用都是纯芹菜素制剂，折算成正常食用的芹菜，量十分惊人。就是说，人们平常饮食所吃的芹菜，远远达不到可以发挥作用的那个剂量。

膳食建议

吃芹菜不要丢芹菜叶

很多人吃芹菜会把芹菜叶丢掉，这种吃法是不科学、不明智的，因为芹菜叶的营养远远高于茎。

研究发现，芹菜叶中的胡萝卜素、维生素 C、维生素 B_1、蛋白质、钙物质的含量都高于芹菜茎，其中个别营养成分要高出芹菜茎几十倍；芹菜叶中还含有维生素 E，而芹菜茎中没有。

误区 12　　吃菠菜补铁

传言菠菜不能和豆腐一起吃，吃多会得结石，影响钙吸收，理论依据是：豆腐 + 菠菜 = 大量草酸 = 结石。这个"理论"看上去挺靠谱，于是很多人不敢这么吃了。另一方面，还有说法说应该多吃菠菜，菠菜能补铁，补铁首选就是菠菜。

菠菜是补铁佳肴还是结石祸首？吃还是不吃呢？应该怎么吃呢？

⊙ 菠菜豆腐汤——没啥毛病

菠菜富含草酸，豆腐富含钙，草酸与钙结合会产生草酸钙沉淀，所以吃菠菜豆腐容易在体内形成结石。这句话前半段是对的，但是后面结论不对。

菠菜中的草酸确实与结石的形成有关，但结石的形成不是菠菜和豆腐简单的相加，否则人体可能会充满结石。结石形成的关键还要看"原料"是否充足、比例是否合适。菠菜中的草酸在烹饪加热过程中会大量减少，不必过于担心会产生结石，科学实验显示，菠菜在开水中焯 60 秒，可以去除 80% 的草酸。

大豆也是草酸含量比较高的食物，不过在制成豆腐等豆制品时，草酸已所剩无几了。豆腐在制作时要添加氯化镁（卤水）或硫酸钙（石膏），这个过程不仅减少了草酸，钙和镁的含量也大幅度上升。有研究表明，镁对于预防肾结石十分有利；食物中的钙也是有利于预防结石的物质。因为研究发现食物中的钙（指的是天然食物中的钙，不是钙片等补钙产品）能够与草酸结合，从而减少人体对草酸的吸收，起到预防肾结石的作用。

诸多科学证据表明，"菠菜不能配豆腐"是一个极大的错误观念。

⊙ 菠菜补血——效果不理想

菠菜的补铁效果并不好，因为菠菜中所含的铁是非血红素铁，人体对这种铁的吸收利用率很低。

膳食中的铁分为血红素铁和非血红素铁，血红素铁容易被人体吸收，主要存在于动物红肉、肝脏血液中；植物性食物和豆类、谷类、蛋类中的铁，一般都是非血红素铁，不容易被人体吸收。

● 小贴士：植物性食物中铁的吸收率较低

对比来说，动物性食物中血红素铁的吸收率有 10 分的话，植物性食物中铁的吸收率还不到 1 分，只有零点几分，相差十几倍。

菠菜中铁的吸收率，理论上比其他植物性食物中非血红素铁的吸收率更低，因为草酸等物质会影响铁的吸收，再说菠菜的含铁量在蔬菜中也并不算高。所以，菠菜补铁效果并不好，没有多大的意义。

膳食建议

菠菜应该焯水后再吃

烹饪菠菜时应先在水中焯一下，这样就完全不必顾虑草酸的问题了。孕妇也不必谈菠菜色变，因为菠菜中除了含有草酸还含有叶酸，叶酸是胎儿发育的必需营养。

作为一种蔬菜，人们不必忌讳吃菠菜，不管搭配豆腐还是其他食物。虽说菠菜补铁效果跟人们的想象差得很远，但是它富含维生素 C，维生素 C 对于铁的吸收具有促进作用。

水果食用误区

维生素 C 片可以代替水果和蔬菜

　　水果和蔬菜经常被一起讨论，简称"蔬果"或"果蔬"，因为水果和蔬菜有很多共性。因此，有人觉得，不爱吃菜的多吃点水果，不爱吃水果的多吃点菜，挺好的，没什么不妥；工作忙碌时三餐都顾不上的都市上班族，用维生素 C 片来代替蔬果，方便又营养，也挺好；还有人经常把果汁等同于水果，认为果汁是水果的浓缩，喝果汁就是吃水果。

　　水果、蔬菜、果汁还有维生素片剂绝对不是可以互相代替的关系，食物给我们营养、给我们幸福感，我们要尊重食物，要对自己的健康负责，在吃的问题上不能图省事、贪方便。

⊙ 水果和蔬菜不能互相代替

　　水果和蔬菜在营养成分和健康效应方面的确有很多相似之处，蔬菜和水果是维生素、矿物质、膳食纤维和植物化学物的重要来源，对提高膳食微量营养素和植物化学物的摄入量具有重要作用。

　　但是，尽管水果和蔬菜有很多共同之处，他们却是不同种类的食物，营养价值优势不同。蔬菜尤其是深色蔬菜，其所含的维生素、矿物质、膳食纤维和植物化学物的含量都高于水果，因此水果不能代替蔬菜。

另外，膳食中水果可以补充蔬菜摄入不足的问题，水果中的碳水化合物、有机酸、芳香物质比新鲜蔬菜多，而且水果食用方便、不需烹调加热，营养成分不会因烹调而受损，所以，蔬菜也无法代替水果。

⊙ 维生素 C 片不能代替水果

水果中含有多种维生素，不只是维生素 C，还含有膳食纤维、矿物质和植物化学物。而维生素 C 片营养过于单一，长期用它代替水果，会造成很多营养素缺乏，不利于身体健康。即使是复合维生素片，营养还是不如多摄入水果和蔬菜来的全面。

常见水果中维生素 C 含量比较

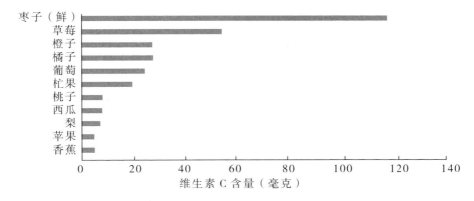

注：数据引自《中国居民膳食指南（2016）》。

⊙ 果汁等加工水果制品不能代替新鲜水果

由于新鲜水果难以长时间存储等原因，生产者研发了各种水果加工制品，比如果汁、水果罐头、果脯、干果等。水果加工制品，口感也许更美味诱人，但是营养价值已经不能与水果相提并论。

果汁是水果经压榨、过滤残渣等工序而制成，不仅营养有损失，还容易饮用过量，引发健康问题。

首先，水果榨汁过程会使水果中的营养成分，如维生素C、膳食纤维等产生损失，尤其是膳食纤维，随着丢弃的固体残渣将大量减少。

其次，家庭自制果汁通常要三四个橙子或苹果才能榨出一杯甜度满足口感需要的果汁，饮用下去，能量就超量了，如果为了口感再加糖或蜂蜜的话，就更糟糕了。果汁加工产品中往往都添加了许多额外的东西，营养价值比自制果汁更差。

另外，果汁代替水果对儿童健康和培养良好的饮食习惯不利，易使儿童产生对甜食的依赖，还会使儿童的牙齿缺乏锻炼、面部皮肤肌肉力量变弱、眼球调节功能减弱。

水果加工制品的营养价值远远不如新鲜水果，果汁如此，其他的加工产品更是如此。果脯的维生素损失很多，含糖量、含盐量很高；干果是水果脱水而成，维生素损失也很多。

总之，水果加工制品没有水果的新鲜感和自然香味，营养素成分流失很多，不能代替新鲜水果。

膳食建议

水果每日推荐食用量：200~350 克

合理膳食，应该天天吃水果；水果不可不吃，但也不宜大量摄食。健康成年人每天摄入200~350克新鲜水果是适宜的。

选择新鲜应季的水果、经常变换购买种类，是购买水果的两大基本原则。

　　不爱吃水果、经常忘记吃水果怎么办？建议大家把水果放在家中或工作单位显眼的地方，随时可见，有利于渐渐养成每天吃水果的良好饮食习惯。有小孩的家庭更要注意培养孩子天天吃水果的习惯。

不同人群水果类食物建议摄入量

食物类别	单位	幼儿（岁）		儿童青少年（岁）			成人（岁）	
		2~	4~	7~	11~	14~	18~	65~
水果	（克/天）	100~150	150	150~200	200~300	300~350	200~350	200~300
	（份/天）	1~1.5	1.5	1.5~2	2~3	3~3.5	2~3.5	2~3

注：数据引自《中国居民膳食指南（2016）》。

误区 14　用水果替代正餐可以减肥

水果和蔬菜，可以说是健康的代名词。很多人爱吃水果，尤其是女性，特别崇尚水果，甚至把水果当饭吃。除了满足口腹之欲外，她们认为水果能够满足美容和保持身材的需要。

每个人身边都会发现一两个这样的"水果主义者"。最后往往证实了一件事：人是铁，饭是钢，人不好好吃饭是不行的。

⊙ 水果不能代替正餐

正餐，谁也代替不了。每天好好吃三顿饭，是健康的基础。在主食误区中已经分析过，不吃主食减肥的方法不可行，蔬菜不能替代主食，水果也不能替代主食。水果只能作为正餐之外的补充。

人体必需的营养素及其膳食成分

必需的营养素	宏量营养素	蛋白质、脂肪、碳水化合物
	常量元素	钙、磷、钾、钠、镁、硫、氯
	微量元素	铁、碘、锌、硒、铜、铬、锰、钼、钴等
	维生素	维生素 A、维生素 B_1、维生素 B_2、维生素 B_6、维生素 B_{12}、维生素 C、维生素 D、维生素 E、维生素 K、叶酸、生物素、泛酸、烟酸、胆碱
其他膳食成分		膳食纤维、番茄红素、植物甾醇、原花青素、姜黄素、大豆异黄酮、叶黄素、花色苷、氨基葡萄糖

注：数据引自《中国居民膳食指南（2016）》。

目前已知人体需要的营养素有 40 多种，这些营养素都要从各种食物中获得。蛋白质、脂肪、碳水化合物是人体需求量最大的三种营养素，称为宏亮营养素，是人体必需营养素，具有重要的生理作用。水果的水分多，通常糖分也很高，但是蛋白质很少，而且几乎没有人体必需的脂肪酸，只吃水果，远远不能满足人体对宏量营养素的需求

所以，水果好吃，不吃不行，吃少了不行，吃多了也不行。

⊙ 吃水果减肥不科学

水果代替正餐，不行！想用多吃水果、不吃正餐的方法减肥，更不行！用这种方法减肥的人认为水果的能量少，但事实并非如此。水果中的糖分一般比较高，而且是容易消化吸收的糖类，虽然同等质量的水果比米饭所含能量要低，但是远远高于同等质量的蔬菜，水果需要适量食用。另外，水果很容易让人吃过量，因为它好吃，甜美可口，不知不觉就会摄入过多糖分，其结果很可能不减肥反而导致肥胖，同时可能发生营养不均衡的问题。

科学的减肥应该减量不减餐。所以，吃水果减肥不科学，是一个很大的误区。

⊙ 水果重"鲜"不在贵

水果要选择新鲜的，新鲜水果水分含量高、营养丰富、味道好，能使人体最大限度地获取水果中的维生素等营养物质。所以不建议一次购买许多水果，即使放在冰箱里，也不能阻止水果中的水分流失和口感变差，还容易被细菌污染。

进口水果是跋山涉水、漂洋过海来的，运输时间必然长；为了卖相好看，要么还没熟的时候就摘下来，要么添加保鲜化学药剂，人为地制造新鲜的模样，除了贵，没有特别的营养优势。

膳食建议

吃水果的三个最佳时间点

早餐：一般来说，大部分人早餐食物的质量不太好，应该适当地加一些水果。

两餐之间：两餐之间吃点水果，既能补充水分，又能获取丰富的营养素。对于糖尿病人而言，两餐之间（上午 10 点和下午 4 点）适量吃低糖水果，有助于控制血糖，可避免餐后立即吃水果可能导致的血糖负荷过大。

餐前：健康成人如有控制体重的需要，餐前吃水果比餐后吃效果好，有利于减少进食总量。

误区 15　荔枝，好吃可以多吃点儿

炎炎夏日，荔枝是消暑佳品，广受人们喜爱，粗陋的皮相之下，包裹着一颗晶莹剔透的果肉，甘甜可口，令人吃起来就停不了。很多人一堆一堆地往家买，好像真是奔着"日啖荔枝三百颗"去的，即使不到三百颗，吃个一两斤倒很可能。

提醒大家，荔枝好吃但不能多吃，而且食用不当危害很大。

⊙ 荔枝易使人血糖升高、"上火"

荔枝是含糖量高达16%的高糖水果，大家都知道西瓜很甜，含糖量高，但是西瓜的含糖量大约只有荔枝的1/3。

对于糖尿病患者来说，高糖荔枝是绝对要少吃或尽量不吃的，即使血糖控制得很稳定也不宜吃。荔枝含糖高而且多是果糖、葡萄糖、蔗糖等容易被人体吸收的糖类，食用之后升血糖速度比较快。

对于一般人而言，也不宜过多食用荔枝，俗话说"一颗荔枝三把火"，吃多了会口舌生疮、牙痛"上火"！高糖是产生"上火"问题的物质基础，大量摄入糖分，很多人会有饱胀感、胃肠不适、消化不良、食欲降低等问题，进而影响正餐。

荔枝甘甜可口，是建立在高糖的基础之上，吃的时候要记住这一点，不可贪多。

● 小贴士：荔枝冰一会儿更好

荔枝购买后最好在冰箱里放一会儿，拿出来后再静置一会儿，这样的荔枝吃的时候口感更甜，不那么容易使人"上火"。

⊙ 空腹多食可能会引发荔枝病

荔枝的传世美妙诗句不少："日啖荔枝三百颗,不辞长作岭南人""一骑红尘妃子笑,无人知是荔枝来""世间珍果更无加,玉雪肌肤罩绛纱"。

关于荔枝的"恐怖故事"也不少,比如说荔枝病致人死亡。提醒大家,荔枝病并不是谣言,确实有食用荔枝不当致死的事故,并不是故事。

荔枝病简单说是一种"低血糖症",很多人都不知道、很诧异,荔枝会升高血糖,怎么还会降低血糖呢?这是因为大量进食或者空腹进食荔枝后,人体会反射地分泌胰岛素去降低血糖,胰岛素分泌过多而引起了低血糖反应。另外,荔枝中有一些有毒物质,没有成熟的荔枝中含量更多,这些物质通过一些反应会干扰人体生成葡萄糖的能力,导致急性低血糖。

荔枝病症状轻者口服糖水可恢复正常,严重时会有生命危险,需要送医院抢救。国内外都有因食用荔枝不当致死的事件,尤其在一些盛产荔枝的地方。儿童吃荔枝更要注意方法和进食量。

⊙ 荔枝还是一种"酒驾水果"

有报道说,有人食用荔枝后,在酒驾测试时被查出酒精,因而被认定酒驾。荔枝"酒驾水果"的名称可能因此而来,还有吃荔枝"一个酒驾,三个醉驾"的说法。这些说法有一些夸张的成分,但食用荔枝等水果,确实会有"酒精产生"。

荔枝由于存储不当或时间过长,自身的一部分糖分会转化为乙醇和二氧化碳。很多水果可能都有这个现象,腐烂变质的水果会有一股酒精味儿。荔枝含糖量比较高,无氧呼吸产生的酒精含量也比较高,保存不当或细菌滋生的情况下,酒精含量便会更高。门诊病房里,每年都有荔枝食用不当就诊的患者,有一部分人就是因为食用荔枝过量导致的酒精过敏。

对于吃荔枝而产生的酒驾麻烦,人们不必过分担心。虽然荔枝会产生一些酒精，但正常人通常食用后几分钟内，酒精含量就会降低至正常水平。

● 小贴士：酒驾水果

有"酒驾水果"之称的水果还有榴莲，饮用或食用后会产生酒精的食物还有蛋黄蛋糕、漱口水、藿香正气水等。这些食物和药物引起的人体内短时间含有酒精的现象属于正常现象，但是酒精过敏的人要多注意一些。

膳食建议

荔枝食用量：一周两三次，每次四五个

食用荔枝，不要过量，不能空腹。现代医学认为，荔枝病发病的原因主要是"空腹进食大量"荔枝，引发反射性低血糖症，多见于 15 岁以下儿童。对于喜欢吃荔枝的儿童来说，家长要特别注意。

荔枝每次四五个、每周两三次即可，还要控制糖分总摄入量。一般情况，健康人群吃新鲜的成熟的荔枝，每次吃四五个比较合适。前提条件是一天就吃一次，且不要天天吃，一周吃两三次即可；另外，吃荔枝这一天，就不能再吃其他高糖食物或者喝含糖饮料了，应减少糖分的总摄入量。

注意食用荔枝的品种。权威医学期刊研究表明，荔枝病的发病与所进食荔枝的品种也有某种关系。我国常见的荔枝品种，一般来说是安全的。

PART 3

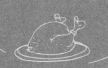

鱼禽肉蛋
食用误区

肉类食用误区

误区 16　　肉汤精华多，营养又美味

产妇要多喝鱼汤、鸡汤，伤筋动骨要多喝大骨汤，这些很多人都听说过并信以为真。关于肉汤，有一个流传很久、影响很广的饮食大误区："肉汤精华多，肉渣没营养"。所以很多人有喝汤弃肉的习惯，认为鸡、鱼、肉骨等经过长时间炖煮，营养物质都已经释放到汤里，汤不仅味道鲜美，而且营养丰富；至于煮汤的肉，其中营养已经所剩无几，已经成为"肉渣""骨渣"。

这是营养科学反复强调的饮食误区，它颠倒黑白、违反科学，却影响深远，给一代又一代人灌输了错误观念。

⊙ 喝汤所获营养远不及食肉本身

大量科学研究证明，肉汤里面的营养价值很低，不足肉本身的十分之一。此点毋庸置疑，大家应该改掉喝汤弃肉的习惯，喝汤弃肉是对食物和营养的极大浪费。而且长期大量喝浓肉汤有风险，肉汤中嘌呤含量高，可能引起体内尿酸偏高，进而导致高尿酸血症和痛风形成。

肉汤的营养全部来自于肉，肉类中含有水溶性的和非水溶性的两种营养成分。经过炖煮，汤里只有一些水溶性的物质，比如维生素C、氨基酸、小肽和钾元素，还有少量蛋白质会溶出来，但真的很少，只有1% ~ 2%。肉类所含的绝大多数营养物质是非水溶性的，钙、铁和90%以上的蛋白质等还保留在肉块中。

瓦罐鸡中肉和汤的主要营养素含量对比

营养素	鸡肉	鸡汤	营养素	鸡肉	鸡汤
能量（千卡）	190	27.0	烟酸（毫克）	0.5	0
蛋白质（克）	20.9	1.3	钙（毫克）	16.0	2.0
脂肪（克）	9.5	2.4	钠（毫克）	201	251
维生素 A（微克视黄醇当量）	63.0	0	铁（毫克）	1.9	0.3
核黄素（毫克）	0.21	0.07	锌（毫克）	2.2	0

注：数据引自《中国居民膳食指南（2016）》。

爱汤一族还说，不能溶在汤里的物质都是不易被人体消化的东西，吃了也没用。错！不要小瞧我们的牙齿，它有强大的咀嚼作用，更不要小瞧我们的胃，它有令人难以置信的消化能力。对于健康的成年人来说，喝汤弃肉，是舍本逐末的行为，得到的营养太少了，起不到补铁、补钙的作用，蛋白质的摄入也不足。

⊙ **肉汤里可能高盐、多油**

按照大部分人煮汤用盐的习惯，说一碗汤一克盐，并不夸张。自家做汤有控盐意识的还好，在外就餐时，那些美味鲜汤的含盐量往往很高，咕嘟咕嘟几碗汤下肚，再加上其他的食物，盐摄入量很容易就超标了（我国膳食推荐健康成人每人每天摄入盐量不应超过 6 克）。

很多人以做出乳白色的浓稠的汤汁作为烹饪成功的标准，认为乳白色的汤比较营养和滋补，其实，这种汤还不如清汤，它的脂肪含量高，常喝无益。汤能变成乳白色，要归功于脂肪，乳白色汤汁的形成过程就是脂肪乳化的过程。在长时间的熬制过程中，食用油与肉食自身所含的脂肪组织会被粉碎成细小微粒，而卵磷脂和一些蛋白质能起到乳化剂的作用，形成水包裹着油的乳化液，最终成为乳白色"奶汤"。乳白色的浓稠汤汁其实是脂肪在引诱你！

⊙ 痛风患者、三高患者不宜多喝肉汤

肉汤中嘌呤含量高，钠盐和脂肪含量也不少，痛风患者和三高人群喝汤尤其要注意进食量，最好远离鲜汤、浓汤、甜汤，以免脂肪和能量超标，否则会导致血压、血糖、血脂和尿酸增高，引发或加重病情。

三高人群如果无汤不欢，可以适量喝一些小菜清汤，比如白菜豆腐汤，既可以补充蛋白质，也不会加重病情。

⊙ 肉汤可以帮助虚弱人群补充少量营养

对于部分儿童、老人、术后体质虚弱、肠胃和消化功能不好的人来说，肉难以消化，是一种负担，而肉汤进食难度小，还可以提高和改善食欲，能够快速被人体吸收。肉汤中的营养虽不及肉本身的营养丰富，但是从肉中溶出来的游离氨基酸、小肽、谷氨酸、B 族维生素等都是人体所需的重要营养素，可以作为肠道细胞的快速能源供应。从这个角度来看，古人说"喝汤滋补"也有一定道理。但是，即便如此，喝汤也不要过量，要撇掉浮油，以免影响正餐，加重胃负担。

膳食建议

肉和肉汤的正确食用方式

鲜汤美味并非不能喝，但方法要对。

喝汤不要弃肉。喝汤吃肉两不误，营养又健康，何乐而不为。

身体状况特殊者不喝汤。高尿酸血症和痛风患者以及糖尿病、高血压、高血脂、肥胖症患者，尽量不喝或少喝汤。

烹调肉汤时要少放盐和油。咸汤喝多了会引起血压上升，喝汤时最好撇去上面的浮油，以免增肥。

不要喝太烫的汤。有人喜欢喝高热的汤，觉得特别舒爽美味，岂不知过热的汤会伤害口腔和食道黏膜。研究发现，长期喝65摄氏度以上的汤或热饮料，可能会增加患食道癌的风险。

不吃或少吃汤泡饭。汤泡饭，不是一个好习惯。对于孩子来说，会使孩子的咀嚼能力得不到锻炼。对于大多数人来说，它容易使饭粒整粒吞下去，也容易不小心进食过多，加重胃负担。

误区 17　西方人高大是因为吃牛肉

我们国家居民摄入的肉类以猪肉为主，西方国家是以牛肉为主。因此，有人认为"西方人长得高大强壮是因为常年吃牛肉""从小给孩子吃牛肉就能长得壮、长大个儿"，甚至还有足球迷调侃地说"输球是因为体力跟不上，吃猪肉的没有吃牛肉的体力好"。

这些想法和说法过于片面，牛肉没有那么神奇！

⊙ 西方人身材高大不单单是吃牛肉的关系

相比于东方人，西方人身形高大粗壮，不仅与饮食习惯、营养摄入有关，与生活习惯、地理环境也有很大关系，与不同种族的遗传基因更加关系密切，是先天因素与后天因素共同作用的结果。所以在不改变其他因素的情况下，单单靠吃牛肉吃出大高个儿是不可能的。

西方人吃牛肉与中国人吃猪肉的习惯，不是主动的营养选择的结果，更多的是客观环境造成的。首先是气候因素，欧美大部分地区在温带，适合牧草养牛，而我国适合种田；二是农业方式因素，我国是传统的农耕民族，牛是耕田种地的重要工具，所以很少宰牛食肉，而欧美地区牧草养牛，习惯吃牛肉；三是经济因素，牛能挤奶，养牛的经济价值更多一层，因此西方人养牛而不是养其他畜类。

⊙ 没腿的→两条腿的→四条腿的——国人最佳食肉顺序

肉的种类很多，四条腿的猪、牛、羊畜肉，两条腿的鸡、鸭、鹅禽肉，没有腿的鱼、虾肉，现在想吃什么肉都能吃到，但是不见得大家都吃得对、吃得营养。建议人们食用肉类的顺序是"没腿的→两条腿的→四条腿的"。没有腿儿的鱼、虾和两条腿儿的鸡、鸭、鹅等，可以作为首选，平时多食用些；四条腿的牛、羊、猪肉要降低摄入比例，适量食用。注意要避免单一食用一种肉类而造成营养单一。

肉类营养素含量对比

肉类	猪肉	牛肉	羊肉	鸡肉	鸭肉	鱼肉
蛋白质含量	20.6%	20.8%	20.3%	20.6%	20.1%	19.2%
脂肪含量	7.1%	4.6%	6.8%	4.3%	3.1%	3.5%
能量 （千卡/百克）	147	123	162	122	102	109

⊙ 肉类食用原则——多种肉类交替食用

"红、白搭配"多种肉类交替食用，才能保证营养摄入均衡。虽然猪肉在肉类的营养排名中很靠后，脂肪和饱和脂肪酸多，人们不易多食，但是同等质量下，猪肉的含铁量非常高，可提供人体所需的血红素铁和促进铁吸收的半胱氨酸，改善缺铁性贫血。不吃红肉，只吃鱼、虾和鸡、鸭，人体会缺少血红素铁，这个时候猪肉就是不错的选择。

每种肉类都有各自的营养特点，牛肉蛋白质含量高，鱼肉含有丰富的 ω-3 脂肪酸，猪肉有助于人体补铁。人们应该交替食用不同的肉类。

⊙ 鸡肉、鸭肉、猪肉营养特点

去皮鸡肉能量低、蛋白质高。鸡的皮下脂肪含量占其总脂肪量的30% 左右，去皮的鸡肉，与猪肉和牛肉相比，具有低能量的特点，同时蛋白质含量较高，还富含人体全部必需的氨基酸。鸡胸肉是最佳食用部位，含有较多的 B 族维生素，具有消除疲劳、保护皮肤的作用。鸡屁股吃不得！鸡屁股是淋巴最集中的地方，容易存储细菌、病菌和致癌物质！

鸭肉富含 B 族维生素和维生素 E，烹饪方式要掌握好。 鸭肉是含 B 族维生素和维生素 E 比较多的肉，北京烤鸭是享誉世界的一道名菜，麻辣鸭脖、鸭爪、鸭翅、鸭肠、鸭锁骨等小吃遍布大街小巷，可以说鸭肉是不可缺少的美食。但是，烤鸭这种烹调方式，易使食物产生过氧化物和致癌成分，烤鸭一个月吃一次解解馋就够了，不要多吃。各种麻辣"鸭货"也不要经常吃。辣味对胃肠道刺激很大，长期食用容易患上胃病；麻辣味儿开胃，也容易使人不知不觉中食用过量，造成肥胖。感冒、胃寒腹泻、痛经女性和腰痛的人应该少食用鸭肉。

猪肉饱和脂肪多但补铁效果好。 猪肉饱和脂肪含量高，且我国居民猪肉摄入比例过高，导致营养比例不协调，所以猪肉是相对靠后的肉类选择。但是不能完全不吃猪肉，它是含铁量和吸收率均比较高的肉类。建议人们降低猪肉摄入，平均每天吃 25~50 克即可。

膳食建议

肉类食物每日摄入量：120 ~ 200 克

最新的《中国居民膳食指南（2016）》推荐，鱼、禽、蛋、瘦肉等动物性食物平均每天摄入总量是 120 ~ 200 克。这个总量进一步可分解为：水产类 40 ~ 75 克，畜禽肉类 40 ~ 75 克，蛋类 40 ~ 50 克。

目前我国多数居民猪肉摄入较多，鱼类和禽类摄入较少，对营养健康不利，需要调整比例。鸡、鸭肉最好去皮再吃以减少脂肪摄入，同时要选择合适的烹饪方式。

不同人群动物性食物建议摄入量

食物类别	单位	幼儿（岁）		儿童青少年（岁）			成人（岁）	
		2~	4~	7~	11~	14~	18~	65~
畜禽肉	（克/天）	15~25	25~40	40	50	50~75	40~75	40~50
	（份/周）	2~3.5	3.5~5.5	5.5	7	7~10.5	7~10.5	5.5~7
蛋类	（克/天）	20~25	25	25~40	40~50	50	40~50	40~50
	（份/周）	2~3.5	3.5~5.5	3.5~5.5	5.5~7	7	5.5~7	5.5~7
水产品	（克/天）	15~20	20~40	40	50	50~75	40~75	40~50
	（份/周）	2~3	3~5.5	5.5	7	7~10.5	7~10.5	5.5~7

注：数据引自《中国居民膳食指南（2016）》。

误区 18   吃鱼就吃淡水活鱼

大家在吃鱼的时候，往往有两种顾虑：买鱼要买新鲜的活鱼，超市里的海鱼都是冷冻状态的，不新鲜、没营养、不能吃；还有一个可怕的事，比吃了不新鲜的冰冻海鱼更可怕，就是生鱼片有寄生虫，此类媒体报道非常多，不得不信。

这两种顾虑有一定的道理，但是也不全然正确。

⊙ 深海鱼类营养价值更高，富含 ω-3 脂肪酸

吃鱼好处多。第一，鱼肉富含蛋白质且含有种类比较全面的氨基酸，容易被人体吸收。第二，鱼肉的脂肪含量只有等量猪肉的一半，脂肪少。第三，鱼肉中含有不饱和脂肪酸，对调节血脂和预防心脑血管疾病有利。

提倡大家多吃深海鱼。与同等质量的淡水鱼相比，往往深海鱼营养价值更高。深海鱼含有比较丰富的 ω-3 脂肪酸，ω-3 脂肪酸比植物油中所含的 ω-6 脂肪酸，在调节血脂、降低炎性反应方面的作用更好，对预防老年痴呆也有助益。

⊙ 生鱼片没有那么可怕，偶尔尝鲜没问题

不爱生鱼片的人对它难以接受，爱的人却对它难以自拔。爱吃的人认为，生吃最能享受鱼的鲜美，生吃营养流失最少。

并不反对人们吃生鱼片，只是不鼓励多吃生鱼片。生鱼片能不能吃关键在于有没有经过严格的杀菌杀虫处理。合理的处理方式是针对鱼类寄生虫的有效防御手段，目前比较科学可靠的方法是急速冷冻。所以，生鱼片能吃，前提是要看鱼肉有没有经过有效处理。

日本人经常吃生鱼片，生鱼片已经成为日本料理文化中的一个标志。

日本料理中的生鱼片一般都是海鱼，经科学调查，淡水鱼中的寄生虫感染率非常高，可高达 60%，甚至更多，海鱼相对安全；生鱼片原料要选养殖的深海鱼，不要迷信打着"野生"标签的野生深海鱼，野生深海鱼的寄生虫感染也很高。

⊙ 急速冷冻处理的深海鱼和生鱼片，营养流失少、比较安全

人们对海鱼最大的误解，在于市面上的海鱼都是冷冻的、没有鲜活的。

海鱼长期生活在海水里，一旦被捕出水，由于外界压力的突然变化，鱼鳔会膨大爆裂，很快就死掉。但是，以现在的技术，海鱼在捕捞的时候就随船急速冷冻了，大部分海鱼冷冻的时候可能还是活的。海鱼在冰冻状态下营养流失相对不是很多，口感影响也不大。所以"冻鱼不新鲜"是一个技术可以弥补的问题，不必过于纠结。

说完新鲜的问题，再说说寄生虫的问题。通常对食物进行高温加热，是杀菌和杀寄生虫的最好方法。但对于生鱼片，急速冷冻是消灭寄生虫最有效的办法。急速冷冻是把鱼在零下 20 摄氏度以下冷冻七天，或在零下 35 摄氏度以下冷冻 15 个小时，是杀死寄生虫及其幼虫和虫卵的一个非常有效的手段，能有效防御寄生虫感染风险，又不过多地损害肉质口感。日料店里令人赞不绝口的生鱼片，很多都是冷冻后再解冻的。

⊙ 挑选新鲜海鱼的方法

海鱼虽然采用急速冷冻技术保留了新鲜口味和营养成分，杀灭了细菌，但在长时间的运输和售卖过程中，难免出现一些问题。买鱼的时候还是要了解一些挑选方法，以便做出最好的选择。

看鱼嘴。新鲜鱼的鱼嘴紧闭，口内干净没有污物；新鲜度差的鱼由于黏蛋白分解，会糊嘴。

看鱼鳃。新鲜鱼的鱼鳃盖紧闭，呈鲜红色，干净，无黏液、无臭味；

新鲜度差的鱼则鳃盖松开，色泽呈暗灰色。

看鱼眼。新鲜鱼的眼睛微凸、明亮、无白蒙，眼珠黑白分明；新鲜度差的鱼则黑眼珠发浑，有白蒙、眼珠下塌或瞎眼。

看鱼体。新鲜鱼的鱼体表面没有黏液，清洁、透明，略有腥味，肉质发硬、结实、有弹性，骨肉不分离，放入水中不沉，鱼肚充实完整，鳞片紧附鱼体，不易脱落；新鲜度差的鱼则鱼体没有光泽，黏液多，有较浓的腥臭味，鱼体变软，肉质松而无弹性。

膳食建议

鱼类最好的烹饪方式和最佳食用部位

清蒸是做鱼的最佳烹饪方法。清蒸可以最大限度保留鱼中的营养物质，同时可以最大限度减少油脂的摄入、做出鱼肉的鲜味儿。做鱼不提倡油炸和油煎的方法，煎鱼的油经过高温加热后，会产生大量反式脂肪酸，对心脏有害无益。

鱼头容易"藏污纳垢"，不建议多食。鱼头没什么营养，首先，鱼头相对于鱼身，胆固醇含量高，还有一些饱和脂肪。另外，鱼鳃周围的嫩肉是有毒物质、脏东西容易蓄积的部位。所以剁椒鱼头虽然是耳熟能详的名菜，美味，但营养价值一般。

鱼肚营养价值和口感俱佳。鱼肚上没有小刺，肉质滑嫩，虽然脂肪多点，但不用顾虑，相比于猪肉脂肪，人们多摄入一点鱼肉脂肪反而有好处。

误区 19　海参抗癌

海参，顾名思义就是"海中人参"，可见人们赋予海参很高的期望值。海参和鱼翅、燕窝等，都被认为是绝佳的药食同源的好东西，具有多种功效，能抗血栓、延缓衰老、强身健骨、促进造血，最重要的是能够抗癌。

海参作为食物来讲是不错的，但是迷信它的神奇功效，恐怕很多人就要失望了。

⊙ 海参蛋白"量"虽高但"质"不佳

干、鲜海参蛋白含量差别大。 海参一直被视为高蛋白、高营养的滋补品，但是海参中蛋白质含量的差别很大。鲜活海参中水分含量居多，蛋白质含量相对少很多。干海参的蛋白质含量确实不少，可以达到 50% 以上，但食用的时候需要用水泡发，含水量大增后，其蛋白质含量比例下降很多。

海参蛋白不利于被人体吸收利用。 即便把海参算作高蛋白食物，其蛋白质的品质却不怎么样。形象地说，海参蛋白质的"含金量"不足。蛋白质是由氨基酸组成，按照蛋白质中氨基酸被人体吸收利用的效率，蛋白质可以分成优质蛋白质和低质蛋白质。海参的蛋白质是胶体蛋白，胶体蛋白属于低质蛋白质，就是说人体对海参蛋白质的吸收利用率并不是很好。事实上，从蛋白质生物价值评分来看，海参与鱼虾类食物比较，并没有特殊的营养价值。

追捧海参还不如每天吃两个鸡蛋，营养又经济。

⊙ 海参中的抗癌"生物活性物质"的作用有待研究

目前，没有可靠的科学证据能够证明海参有治疗癌症、关节炎或者其他疾病的药效。海参的生物活性成分一直是研究的热点，海参中含有

"多糖、三萜皂苷"等多种功能性生物活性成分，研究发现这些成分有某方面的抗癌作用，可能会研究入药。但是这不意味着简单的吃个海参，就能防癌治癌了。

多糖功效没有科学依据。海参多糖是海参中含有的一类物质，不只是一种。有一些研究显示，经过科学的复杂的提取后，这类物质在抗凝血、降低血液黏度、调节血管平滑肌细胞、抑制肿瘤细胞等方面似乎有一定作用。科学家们还在使用"似乎、可能、有待进一步研究"等字眼，但保健品、滋补品在销售中已经宣称为"能够"了。其实多糖是很常见的糖类物质，很多生物体内都有，没道理海参中的多糖就特殊、就高贵。而且，不管什么多糖都要在体内转化成单糖后才能被人体吸收，单糖更普遍和普通，没有抗肿瘤的功效。

皂苷作用有待研究。海参中含有一些皂苷，皂苷是一种存在于植物中的成分，人参中有这种活性成分，大豆中也有。科学发现皂苷具有细胞毒性，对于特定的癌细胞展示了不错的抑制作用，似乎能够抗肿瘤。但是，研究人员也发现，皂苷不只是对特定的癌细胞有抑制作用，它似乎不分青红皂白，对于正常细胞也同样不客气。

海参中还发现一些其他生物活性物质，但其是否具有治疗肿瘤作用及其产生作用的机制、方式和方法，都还在研究阶段。

海参与鲫鱼、泥鳅营养成分对比

水产品（百克）	胆固醇（毫克）	铁（毫克）	钙（毫克）
海参	62.0	0.6	微量
鲫鱼	242.0	22.6	266.0
泥鳅	136.0	2.9	299.0

⊙ 海参自身的再生能力不能简单复制

海参具有"排脏逃生"的技能，遇到危险的时候，它们会迅速奋力地喷射出体内五脏六腑，弃卒保车。这么做，一方面，把内脏留给敌人享用可拖延时间，另一方面，可借着排脏的反冲力逃走。当然海参不会死，依然能够存活，大约 50 天它就会长出新内脏。不仅如此，海参具有像蚯蚓一样的再生能力，把它分成两段，不仅不会死，还会变成两个生命体。

海参这种强大的再生和修复能力，让人误以为可以通过吃海参达到某种修复的效果，比如迅速愈合伤口、修复受损的某些器官和系统、恢复造血功能等。但是，海参这种能力是不可能通过吃掉它就简单复制的。道理很简单，难道吃鸡就能下蛋吗？吃鸽子就会飞吗？吃鱼就会游泳了吗？显然不是。

● 小贴士：海黄瓜

海参隶属无脊椎动物中最高等的棘皮动物门、海参纲。海参种类丰富，全世界约有 1100 多种，我国约有 500 多种，其中全世界可食用海参有 40 多种，我国约有 20 多种。

海参有许多名称，国外有一种叫法是"海黄瓜"。这个名字与"海参"相比，高低立现。名字有时只是名字而已，不要联想太多，"海中人参"也就是一个叫法而已。

⊙ 食物的动物实验、体外实验效果不能等同于人体食用效果

对于一些所谓的"实验、研究"，大家要理智分析和分辨，不要被假象误导。

对于食物的实验研究，所用的物质成分往往是经过提纯的，就是说实验所用的某种物质的计量，换算成食物的话，往往是人们正常饮食达

不到的量。像海参这种价格不菲的食物，即使能够吃到那个量，从经济上考虑，也不现实。一切物质的作用也好、毒性也好，都是基于一定的量而言的，所以不能简单看实验研究所展示的功效。

在动物实验和体外实验中有效的食物，不一定对人体同样奏效。人体结构和体内反应比动物复杂得多，动物实验结果还要进一步研究才能应用在人身上。体外实验更不可信，还不如动物实验研究，它的证明力很弱。

膳食建议

吃鸡蛋可以替代吃海参

从营养的角度看，海参不过是一种蛋白质量不太好的高蛋白、低脂肪、低胆固醇食物，有很多食物都可以替代海参。鸡蛋蛋白质比海参蛋白质好，香菇多糖比海参多糖含量高，大豆中的皂苷、猪肉中的铁、鲫鱼和泥鳅所含的钙都不比海参差，甚至高出很多。

海参名列山珍海味中的八珍之一，但高昂的也许是它的味道和价格，并不是它的营养和"神奇"功效。不要迷信和夸大任何一种食物的营养功效。世界上除了母乳能够在一定时间段内满足婴儿的生命需求之外，没有任何一种食物能够单独支撑生命之重。

误区20　鱼翅——高贵的补品

从古代开始就有一种认知，那就是"鱼翅非常营养、非常滋补"，过去只有达官贵人才能吃到鱼翅，因为鱼翅很贵。现在国人富了，普通人也有机会吃鱼翅，为了补充营养，越来越多的人对鱼翅趋之若鹜。

在一碗碗鱼翅的驱使下，每年有大量鲨鱼被捕杀，还引发了一系列生态环保问题。然而这种代价并不值得，鱼翅的营养价值一般。

⊙ 鱼翅美味——都是调味品的功劳

营养研究早已证实，鱼翅没有很高或者特殊的营养价值。

吃过鱼翅的人，很多都表示失望，鱼翅看着就像是家中常吃的粉丝，口感呢，也就只比粉丝稍微好一点点，比粉丝脆一点。如果是高级餐厅大厨师的手艺，鱼翅味道会更好些，但是曾有美食研究者表示，鱼翅的美味都是调味品调出来的，其美味的奥妙全在汤中。

⊙ 鱼翅营养、美颜——您想多了

鱼翅的主要成分是胶原蛋白，生活中有一部分女性很迷信胶原蛋白，加上鱼翅本身的"滋补盛名"，因此对"吃鱼翅能美容养颜"深信不疑。

这是一个误区。首先，胶原蛋白流失确实会导致皮肤衰老，但是皮肤衰老不单单是因为胶原蛋白含量的减少。其次，鱼翅所含的胶原蛋白是一种低质蛋白质，不利于人体吸收。最后，任何蛋白质进入体内都要消化分解成氨基酸后才能被人体吸收，然后我们的身体再把氨基酸重新组装成需要的蛋白质，不是吃胶原蛋白就补充胶原蛋白。所以，吃鱼翅没有养颜美容的作用。

●● 小贴士：蛋白质

蛋白质是由氨基酸组成的，组成蛋白质的氨基酸共有20多种，含有全部20种氨基酸，叫作完全蛋白质，是优质蛋白质，营养价值较高，人体吸收利用率高；所含氨基酸不全面、缺乏某种氨基酸的，叫作不完全蛋白质，属于低质蛋白质，营养价值较低，人体吸收利用率低。

至于鱼翅中其他被认为营养的多糖、软骨素之类的物质，都没有科学证据支持，都是夸张的营销宣传，与神化海参的生物活性物质的手段如出一辙，而事实上，鱼翅没什么特别的营养。

⊙ 鱼翅高贵——只是价格高、贵

有人说他高贵、彰显身份、宴客有面子；也有人认为吃鱼翅违反伦理、有悖环保精神，是残忍的饮食消费。由此可见，鱼翅高不高贵，完全是个仁者见仁、智者见智的问题。不考虑人们加之于鱼翅的附加价值，鱼翅本身既没营养，何谈高贵。高的也许是人们的期许，贵的也只是价格。鱼翅高贵更多的是因为物以稀为贵，加工烹调费用贵。

以上都是基于真鱼翅而言，至于用"食用明胶"加工而成的"素鱼翅"，更无高贵可言。

⊙ 鱼翅"有毒"——金属污染严重

目前，不仅没有可以支持鱼翅对人体有益的科学依据，研究反而证实鲨鱼是汞含量最多的四种海产品之一。据国外一项检验分析显示，每克鲨鱼肉中含甲基汞1.4微克，食用200克鲨鱼肉就相当于摄取了280微克的甲基汞，这个量超出安全范围近40倍。

汞主要损害人的中枢神经系统、消化系统及肾脏，能通过母体进入胎儿体内，影响胎儿神经系统的发育。

除了汞之外，鱼翅中其他重金属污染也很严重。因为海水中汞和其他重金属含量比淡水中高，会影响海洋生物。而鲨鱼处于海洋食物链的顶端，由于食物链的富集作用，鲨鱼体内会累积大量的重金属。

⊙ 吃鱼翅引发严重生态问题

没有买卖就没有杀害，这是一句深入人心的公益广告语。如果没有吃鱼翅的人，就不会有捕杀鲨鱼的行为和交易。鲨鱼被割去背鳍，就无法保持平衡，会沉到海底活活饿死。有数据统计显示，由于大量捕杀，鲨鱼的数量减少了 90% 左右，在国际自然保护联盟的濒危物种统计中，有几十种已成为易危、濒危和极危的鲨鱼种类。

杀害鲨鱼不仅残忍，而且会破坏生态环境。如果鲨鱼灭绝，海洋生物食物链遭到破坏，其他海洋生物会失去控制，大量繁殖，海洋中的浮游生物就会被大量吃掉，导致海洋生态、地球气候失去平衡。

膳食建议

吃鱼翅不如吃猪蹄

无论从保护自然生态的角度还是从营养学角度来说，都应该抵制食用鱼翅。食用鱼翅是我国一个特有的饮食现象，我们国家的饮食文化博大精深，独特而富有魅力，但确实存在一些糟粕，需要摒弃。

其实一些所谓"珍贵"的食物，都可以找到同等营养价值的"平民替身"。鱼翅的主要成分是胶原蛋白，营养价值完全可以用一个猪蹄代替，类似能够提供人体胶原蛋白的食材还有很多。

误区 21　燕窝营养价值高

　　燕窝就是燕子的窝，燕子的窝是由唾液筑成，却成为了人们餐桌上的食物，其味道不怎么样，价格却特别贵，但是人们依然趋之若鹜。因为很多人都觉得，贵必然有贵的道理，燕窝非常营养，有很多不可替代的保健作用。

　　然而，事实上，跟鱼翅、海参一样，燕窝的营养价值一般！

⊙ 燕窝是什么

　　燕窝是一种叫金丝燕的小鸟筑成的窝。大家都知道，燕子是用口水和泥筑窝的，金丝燕也是用口水掺杂其他东西筑窝的。金丝燕的口腔能分泌一种胶质唾液，吐出后经海风吹干，就变成半透明而略带黄色的物质。燕窝采集后并不能直接食用，需要经过挑拣、清洁、去除羽毛和泥沙等杂质，再经重新塑型等工艺而制成，最后呈现给我们高档柜台里的那种样子。

　　不管怎么加工，燕窝的本质或者说主要成分，就是金丝燕的唾液。

⊙ 燕窝没什么营养

　　燕窝价格贵并不是因为营养价值高。市场往往物以稀为贵，尤其是燕窝这种食物，不仅产量有限、加工过程复杂，而且大部分工序都只能由人工加工完成的食物，价格自然更贵。

　　从营养学角度看，燕窝是一种非常普通的食物。燕窝的营养成分，在科技发达的今天已经被研究得一清二楚：干燕窝中含有约 50% 的蛋白质，30% 的碳水化合物，10% 左右的水分，以及一些矿物质。大部分食物中都有碳水化合物，燕窝中的碳水化合物没什么特别的；燕窝中的矿物质既没有特别之处，也没有量的优势；燕窝中的蛋白质是不完全蛋白质、低质蛋白质，品质还不如鸡蛋，食用量上也达不到人体所需的程度。

燕窝唾液酸对人体的作用不明确。 传言燕窝的"神奇"之处在于其特有的唾液酸，这种物质有诸多健康助益，能美容养颜、排毒、延年益寿等。然而科学研究显示，唾液酸是从燕窝蛋白质中提取出来的，在动物实验中对动物有一定的保健意义，但这种效果不能类比到人身上。

⊙ 血燕并不比白燕更高级

血燕，据说是金丝燕竭尽生命、呕心"沥血"而成，所以比唾液更加营养和珍贵。事实并非如此，血燕的颜色只是受了巢穴地点和位置的影响，并不是"心血"筑成。按筑巢的地方，燕窝可分为"洞燕"与"屋燕"两种，在岩石山洞内筑的巢是洞燕，在人工搭建的燕屋里筑的巢是屋燕。洞燕因为岩洞中矿物质渗入其中，会形成多种颜色。往往洞穴深处的燕窝，由于潮湿、闷热、不通风，矿物质更容易渗入其中而发生化学反应，因而形成铁锈红色的"血燕"。

● 小贴士："海燕窝"不是燕窝

有一种经济作物，其功效被传得神乎其神，这种作物还自诩为"海燕窝"，然而它根本就不是燕窝，只是一种红色的海藻。这个"海燕窝"是一种生长迅速、生长期短的经济作物，一点都不稀奇，跟燕窝的成分也一点都不搭界。称为"海燕窝"纯粹是一种营销手段，意图依傍着燕窝深入人心的养生功效拔高自己、推销自己。真燕窝尚且不靠谱，对"海燕窝"的营养作用也不要有什么期待。

⊙ 燕窝可能存在的风险

燕窝制作存在加工问题。 成品燕窝的加工过程有很多工序，比如采摘、挑毛、定型、烘干等。除了烘干外,其余都必须是机械无法替代的人工操作。加工前的燕窝中含有鸟羽、鸟粪、树枝,以及一些其他杂质,单单去除杂质这个过程就已经很烦琐,所以很多加工厂家为了省事儿,会使用漂白剂对燕窝进行漂白。还有,由于产地、燕子品种及人工挑毛等缘故,成品燕窝总会有好坏差异,颜色上有的偏灰,有的偏黄,为了成色好看,有些商家也会使用漂白剂装扮燕窝。

血燕的加工问题更严重。真正的血燕是自然形成的红色,但产量极少。市场上售卖的血燕很多是人工加工的,白燕窝或质量不好的燕窝,甚至是燕子的粪便,经过熏制或染色都可以做成血燕的样子以假乱真,而且加工过程中往往使用大量亚硝酸盐。

燕窝的这些加工手段,对人体健康极不利。建议大家在不辨真伪的情况下,少吃为好。

膳食建议

吃燕窝不如吃鸡蛋、豆制品

食用燕窝有安全隐患,且燕窝的营养价值并不高,所以吃燕窝还不如吃鸡蛋和豆制品。科学检测发现,豆制品所含的成分与燕窝所含成分比较靠近,而且豆制品中还存在植物雌激素和大豆异黄酮等燕窝所不具备的营养成分。另外,据报道,燕窝对儿童有致敏风险,而且概率不低,提醒大家注意。

误区 22　　吃胎盘"大补"

民间一直流行吃胎盘，不少人将胎盘视为"补品""良药"。这些人坚信：产妇食用胎盘可以减少疼痛、增强免疫系统、加快子宫恢复，还可以预防产后出血、产后抑郁、睡眠障碍和月经紊乱，促进乳汁分泌；普通人吃胎盘有益于健康，强身健体，甚至抗衰老。

科学证实，胎盘没有这些功效，盲目食用还会有风险。

⊙ 胎盘"功效"说并没有科学证据支持

关于胎盘对人体的作用，国内外科学家进行了一些研究。但是这些研究结果不明确，许多研究设计本身就缺乏严谨性，研究结果也没有充足的证据能证明胎盘的这些"功效"。

一项对过去有关食用胎盘的研究的综述分析认为，目前没有任何证据能够表明"食用胎盘对人有益"。原因有三点：第一，宣称"食用胎盘胶囊可改善泌乳"的研究本身就存在问题，不符合当前的科学标准。第二，无论是动物研究还是人类研究，都不能证明"食胎盘行为可以缓解分娩后的疼痛"的假说。第三，除产妇以外的人群，吃胎盘的作用缺乏研究数据。

● 小贴士：干细胞

出于巨大的商业利益，一些公司或组织宣称能够将脐带、胎盘作"救命良方"储存起来，提取"干细胞"，祖孙三代都能从中获益，以此治病。对此，干细胞研究和储存领域的专家明确表示，干细胞技术是我国生物技术的重要研究方向，但"脐带、胎盘储存"目前尚无国家标准。业内鱼龙混杂，部分无资质的机构往往夸大自身技术实力和干细胞治疗效果，混淆视听。

⊙ 胎盘的营养成分

人体胎盘是孕妇和胎儿之间交换物质的过渡性器官，同时胎盘还是一个重要的内分泌器官。胎盘为胎儿提供营养和氧气，同时带走代谢废物，是胎儿的生命保障系统。它会合成绒毛膜促性腺激素（HCG）、胎盘生乳素、雌激素和孕激素等多种激素，同时富含干扰素、免疫球蛋白和各种生长因子。

虽然不能说胎盘毫无营养价值，但是它也没有特别突出的营养作用。胎盘的化学组成很丰富，但是其中大部分物质都是蛋白质大分子，蛋白质大分子的生物活性经水煮或焙干会消失殆尽；即使一些蛋白质大分子进入人体，也不能被人体直接吸收和利用。胎盘中还含有雌激素、孕激素等，可以被人体利用，但这些激素是健康人体自身就能维持平衡的，不需要额外补充。

⊙ 胎盘有安全隐患和致病风险

胎盘不但没有不可替代的、特别的营养价值，而且还存在很大的安全隐患。胎盘是母体和胎儿之间的物质"交换器"，对胎儿而言，也是一个有害物质"过滤器"，往往是营养成分与病菌毒素"兼容并收"。

如果母体患病，那么胎盘内很可能会有致病因子，特别是母体患有血性传染病的情况下，胎盘内一定会有相应的病原体。医学专业期刊上曾发表文章指出，即使是健康产妇的胎盘，也有致病风险。顺产产妇的胎盘在经过产道时，可能受到多种细菌的污染。过期产的胎盘，除了有很多雌激素外，其他的营养成分很少。

⊙《中国药典》已不再收录胎盘及其中成药

我国传统中医学上，以胎盘入药的历史记载很早也很多，药典名著

《本草纲目》中即有记载。入药胎盘又名紫河车。民间逐渐兴起吃胎盘之风，可能是受胎盘药用功效的影响。但是紫河车是经过专业处理制成的，入药是有剂量差别的，用药需要针对不同病人、不同病症进行谨慎斟酌，不可随意食用。

随着现代医学的发展，越来越多的中医专家认为紫河车的药用功效完全可以用其他药物替代，而且从伦理学角度，紫河车属于人体器官，不应该入药。我国 2015 年最新版《中华人民共和国药典》的收载品种目录中，已将紫河车以及以紫河车配方的中成药删除。

膳食建议

胎盘可以"种植"，不可食用

人类胎盘属于医疗过程中产生的废弃物，无法保证它符合食品的安全卫生要求，不能食用。产妇自己的胎盘不要食用，私人倒卖的胎盘更不能食用。

产妇可以要求带走胎盘，也可以留给医院处理。按照卫生管理要求，医院通常会将胎盘按照医疗废物进行处置。如果不想孕育了胎儿的胎盘被医院当成废弃物扔掉，建议新妈妈可以把它带回家"种植"，将胎盘埋在地里，上面种一棵树苗，以此表达对新生儿、对生命美好的祝愿。

蛋类食用误区

误区 23　　鸡蛋生吃最营养

很多人喜欢吃溏心鸡蛋，就是那种蛋黄没有凝固的鸡蛋，煎鸡蛋也只煎一面，认为这种半生半熟的鸡蛋，晶莹剔透好看、爽滑柔嫩好吃，还认为这种做法更营养，鸡蛋本身的营养成分破坏较少。为了追求所谓的营养，有些人甚至在鸡蛋壳上敲个小洞，直接生吃鸡蛋。

其实这种吃法并不好，生吃鸡蛋存在风险。医院门诊、病房经常会接收一些因鸡蛋食用不当而就诊的患者。

⊙生鸡蛋容易被细菌感染

禽类的输卵管、输尿管和肠道在一个地方汇合，母鸡排粪、排尿和下蛋都是一个出口。鸡蛋是会"呼吸"的，鸡蛋壳上有气孔，并非密不透风。因此，鸡蛋是一种容易受到细菌污染的食物，最常见的细菌就是沙门氏菌。很有可能鸡蛋自母体出来的时候就已经带有细菌了；如果母鸡本身不够健康，那带菌的概率会增大；如果存放时间长，被细菌感染的概率又要增加。即使是正规鸡蛋厂经过处理的"清洁蛋"，看起来很干净，也不能保证没有细菌。

人体感染沙门氏菌后，通常 8~72 小时会出现症状，轻者腹泻、腹痛、发热，多数不需治疗，症状在 4~7 天之后会自行消失。但是重者可能会出现肠局部溃疡和坏死等情况，对于抵抗力较弱的老人、孩子、孕妇和病人来说，后果严重。

吃生鸡蛋、半熟鸡蛋，还可能增加弓形虫等寄生虫的感染概率。虽然目前还没有明确的鸡蛋弓形虫的感染概率分析，但是孕妇、儿童、体弱病人千万不要冒这个风险。

小贴士：含有生鸡蛋的食物

请大家远离溏心鸡蛋、单面煎蛋，也不要用开水或豆浆冲鸡蛋喝，开水和豆浆的温度根本不能把鸡蛋烫熟。生活中有一些食物，比如蛋黄酱、提拉米苏、自制冰激凌等，也要注意少吃，其中可能含有生鸡蛋。

⊙ 生鸡蛋营养价值不如熟鸡蛋

生鸡蛋中的多种营养成分不利于人体吸收和利用，加上液态食物在胃肠里停留时间比较短，更不利于其营养物质的良好吸收；生鸡蛋还有一股腥味，能抑制中枢神经，使人食欲减退、消化不良。

生鸡蛋蛋白质不易被吸收利用。 生鸡蛋的蛋白质结构致密，而且含抗胰蛋白酶和抗生物蛋白，能抑制胃肠道消化液对蛋白质的分解和吸收，影响人体对鸡蛋蛋白质的吸收利用。相反，鸡蛋煮熟以后，营养不仅不会被破坏，加热反而能够提高其中蛋白质的消化利用率。

生鸡蛋中有阻碍维生素 B_7 吸收的成分。 维生素 B_7 也叫维生素 H，就是目前人们称为"生物素"的物质，是合成维生素 C 的必要物质，是脂肪和蛋白质正常代谢不可或缺的物质。如果长期生吃鸡蛋不仅鸡蛋中的维生素 B_7 难以吸收，其他食物中的维生素 B_7 也会被阻碍吸收，容易导致脱发、嘴角长鳞屑等症状。

● 小贴士：煮鸡蛋的时间

煮蛋一般在水烧开后小火继续煮 5~6 分钟即可，时间过短容易不熟，有食用安全隐患，时间过长会使蛋白质过分凝固，影响消化吸收，口感也不好。日常生活中，可以把"蛋黄完全凝固"当作鸡蛋"熟透"的标志。

⊙ 好好吃鸡蛋，有益健康

鸡蛋是营养较为全面的天然食物，它含有丰富的蛋白质、脂肪、卵黄素、卵磷脂、DHA、维生素 A、维生素 D、维生素 E、大部分 B 族维生素及铁、钙、磷、钾等人体所需要的矿物质，唯一一点小缺陷是维生素 C 含量较少。

常见食物的生物价值

食物	生物价值	食物	生物价值
全鸡蛋	94	大豆	64
脱脂牛奶	85	大米	62
鱼肉	83	面粉	62
海参	80	玉米	60
虾	77	花生	59
牛肉	76	蚕豆	58
猪肉	74	小米	57

鸡蛋的蛋白质不仅含量丰富，而且其所含氨基酸的组成比例非常适合人体需要，人体对其利用率高达 95% 以上，是被称为"完全蛋白质"的优质蛋白质。鸡蛋在富含蛋白质的各类食物的生物价值评分中，位列

榜首。

鸡蛋中所含的 DHA 和卵磷脂，对神经系统和身体发育有很大好处，是幼儿比较好的食物选择，对各年龄段人群的记忆力有改善作用。

膳食建议

鸡蛋不能生吃

鸡蛋易被细菌感染，生吃有风险，但是充分煮熟的鸡蛋完全可以放心食用，这些细菌对于温度的耐受性都不高，加热后基本上可以灭杀干净。

鸡蛋最好的食用方法是蒸和煮

蛋类在蒸煮过程中营养素损失不多，而且有利于消化吸收和利用。食物界有两种食物是接近完美的，一个是牛奶，另一个就是鸡蛋，人们应该每天补充。

误区 24　　吃蛋白不吃蛋黄

蛋黄中胆固醇含量高，因而很多人不敢吃鸡蛋黄，尤其是血脂和血压异常的朋友，吃鸡蛋的时候往往把蛋黄丢弃，只吃蛋清。

蛋清与蛋黄相比，营养差远了，丢弃蛋黄只吃蛋清是非常浪费的吃法。即使患有高血脂、高胆固醇的人也可以吃蛋黄，并且应该吃蛋黄，适量即可。

⊙ 蛋黄营养价值丰富

蛋黄是蛋类中维生素和矿物质的主要集中部位，并且富含磷脂和胆碱，其脂肪组成以单不饱和脂肪酸为主，蛋黄是鸡蛋的精髓，对健康十分有益。蛋黄中还含有甜菜碱、叶黄素、叶酸等营养保健成分。适量食用蛋黄，与其他食物营养成分合理搭配，有利于降低心脏病、预防老年人眼睛黄斑变性等病症。

鸡蛋清和鸡蛋黄营养素含量对比（每百克可食部）

蛋黄		蛋清	
蛋白质	15.2 克	蛋白质	11.6 克
脂肪	28.2 克	脂肪	0.1 克
胆固醇	1510 毫克	胆固醇	0 毫克
维生素 A	438 微克视黄醇当量	维生素 A	0 微克视黄醇当量
维生素 B_1	0.33 毫克	维生素 B_1	0.04 毫克
维生素 B_2	0.29 毫克	维生素 B_2	0.31 毫克
钙	112 毫克	钙	9 毫克
锌	3.79 毫克	锌	0.02 毫克

注：数据引自《中国居民膳食指南（2016）》。

蛋黄还有一个小优点，不管用什么方法烹调，其营养成分变化都很小，能够比较完好地保存。有人认为蛋黄煎煮熟透会破坏其营养成分，完全是多余的担心。

蛋清的主要营养成分只有蛋白质，营养比蛋黄差远了，因此吃鸡蛋不要丢弃蛋黄。

⊙ 胆固醇高、血脂高的人也能吃蛋黄

蛋黄最受争议的是其胆固醇含量比较高，经检测 100 克蛋黄的胆固醇含量有 1510 毫克左右。但是，科学证据表明适量摄入蛋黄不会明显影响血清胆固醇水平，也不会成为引起心血管等疾病的危险因素；对于一般人群而言，与从不吃鸡蛋或者每周吃少于 1 个鸡蛋相比，每天吃 1 个鸡蛋与心血管疾病的发病风险没有关联。

常见动物性食物胆固醇含量（毫克 / 百克）

食物名称	含量	食物名称	含量	食物名称	含量
猪肉（肥瘦）	80	牛脑	2447	鸭蛋	565
猪肉（肥）	109	猪肾	354	咸鸭蛋	647
猪肉（瘦）	81	鸡（均值）	106	鲤鱼	84
牛肉（肥瘦）	84	鸭（均值）	94	青鱼	108
牛肉（瘦）	58	鹅	74	海鳗	71
羊肉（肥瘦）	92	鸡肝	356	带鱼	76
羊肉（瘦）	60	鸭肝	341	对虾	193
猪肝	288	鹅肝	285	海蟹	125
牛肝	297	鸡蛋	585	赤贝	144
猪脑	2571	鸡蛋黄	1510	乌贼	268

注：数据引自《中国居民膳食指南（2016）》。

已经确诊患有高血脂、高胆固醇的人也可以吃鸡蛋，包括蛋黄。考虑到风险因素，关键是要掌握好蛋黄的食用量，每天吃半个蛋黄，是一个既安全又营养的好习惯，而不该完全舍弃吃鸡蛋。蛋黄中含有丰富的卵磷脂，卵磷脂具有调节和控制血胆固醇的作用。就是说鸡蛋黄虽然胆固醇含量高，但同时其自身就具有一定的调节胆固醇的效用。相比蛋黄，高胆固醇患者更应该控制的食物是猪脑、鱿鱼、肥肉、动物内脏等。

⊙ 科学认识胆固醇

胆固醇属于脂类，人体各组织中皆含有胆固醇，它是许多生物膜的重要组成成分。胆固醇是体内合成维生素 D_3 及胆汁酸的前体，维生素 D_3 调节钙磷代谢，胆汁酸是脂类和脂溶性维生素消化与吸收的必需条件。胆固醇在体内还可以转变成多种激素。

人体内的胆固醇主要有两个来源：一种是内源性的，是人体肝脏自己产生的，占人体胆固醇总量的 70%~80%，是人体胆固醇的主要来源；另一种是外源性的，经膳食摄入，占人体胆固醇总量的 20%~30%。膳食胆固醇对血脂的影响因遗传和代谢状态等个人因素，存在很大的个体差异。因此，有的人胆固醇摄入量高反而会抑制自身内源性胆固醇的生成，体内总胆固醇并不会升高；有的人可能长期素食，膳食胆固醇摄入很低，但可能会出现高胆固醇的现象。

当然，以上并不意味着人们可以毫无节制地大量摄入胆固醇，患有慢性病或高胆固醇、高脂血症的人日常仍需注意胆固醇的膳食摄入量。

膳食建议

每天 1 个鸡蛋有益健康

中国膳食居民指南推荐成人每周蛋类摄入量为 280~350 克，吃鸡蛋不要丢弃蛋黄。这个量平均到每天，每天摄入量为 40~50 克，大约 1 个鸡蛋。

对于健康成年人，建议大家每天吃 1 个完整鸡蛋，是非常合理和必要的。鸡蛋对人体的营养贡献，远远大于它"可能"带来的"高胆固醇"风险。

患有高血脂、高胆固醇的人每周吃鸡蛋不要超过 3 个，大约隔一天吃一个比较合适，或者每天吃半个也不错。

对于患有高胆固醇的人，不吃鸡蛋未必能降低胆固醇，吃鸡蛋也未必一定会加重症状。至今没有任何科学研究表明鸡蛋中的胆固醇会对血清中的胆固醇造成明显影响。

误区 25　　"土"鸡蛋营养价值更高

随着生活水平的提高，人们对食物越来越挑剔，吃的东西最好是天然的、有机的、野生的，认为这样的食物更营养更健康，而批量生产的和工业化喂养的会存在种种问题。在这种思维模式下，人们认为土鸡蛋比普通鸡蛋更好，更愿意多花点钱买土鸡蛋。对于鸡蛋，人们的看法很多，诸如红皮鸡蛋比白皮鸡蛋好，蛋黄颜色越深越好等。

其实鸡蛋没有那么复杂，土鸡蛋、普通鸡蛋、红皮鸡蛋、白皮鸡蛋，蛋黄颜色深的和浅的鸡蛋，都差不多。

⊙ "土"鸡蛋、"有机"蛋、普通鸡蛋——营养差不多

所谓的土鸡蛋，也叫柴鸡蛋，是指农家散养的母鸡所下的蛋。普通鸡蛋就是指养鸡场饲养的鸡下的蛋。两者的关键差别是母鸡的喂养方式和食物有所不同：土鸡在自然环境中完全散养，以虫子、蔬菜、野草等为食物；养鸡场的鸡喂养专门的饲料，圈养在笼子里。

从外观上说，土鸡蛋一般比普通鸡蛋小，但是蛋黄比例大。养鸡场的鸡经过选种、喂养科学配比的饲料，所以鸡蛋个头比较大。这方面二者各有千秋。

从口感的角度，有点不好评判，因为口感是个太主观的问题，而且不同的烹饪方法也可以改变鸡蛋的味道。

从营养的角度分析，由于母鸡的品种、养殖方式的不同，土鸡蛋和普通鸡蛋确实有一定的差别，但这个差别对人体营养需求的影响不大，并且两种鸡蛋能提供给人体的营养成分种类都是一样的。土鸡蛋由于蛋黄大，其胆固醇含量更高一点。土鸡蛋的钙、锌、铜的含量也略高一些，而维生素 A、烟酸、硒的含量要略低一些。同时，这种细微的差异在不

同品种的土鸡蛋和不同品种的普通鸡蛋之间也会存在。所以说，土鸡蛋和普通鸡蛋的营养差别不大，没有必要太计较。

从食品卫生和安全上说，普通鸡蛋的生产方式可能使它受细菌感染的概率要低一些，土鸡蛋被环境污染物感染的风险相对更高。但是这个风险都可以通过加热煮熟来避免，同时，即使是安全风险低的普通鸡蛋也不宜生吃。

土鸡蛋和普通鸡蛋营养素一览表

营养成分	100 克土鸡蛋	100 克普通鸡蛋
脂肪（克）	15.6	11.6
蛋白质（克）	11.1	14.7
水（克）	64	71
钙（毫克）	34	55
铁（毫克）	4.1	2.7
维生素 A（毫克）	0.192	0.432

至于"有机"蛋，似乎冠上"有机"两个字就自带光环，其实它的营养成分跟土鸡蛋和普通鸡蛋都差不多，但价钱贵很多，建议大家不必一味追求"有机"。

⊙ 红皮鸡蛋并不比白皮鸡蛋更好

蔬菜，推荐大家多吃一些深色的，但是鸡蛋就没有必要在乎蛋皮的颜色了。有人觉得红皮鸡蛋比白皮鸡蛋好，完全没有科学道理。经过测定，红皮鸡蛋和白皮鸡蛋的营养成分种类和含量并无显著差别。

红皮鸡蛋、白皮鸡蛋和土鸡蛋营养素含量一览表（每百克可食部）

营养成分	白皮鸡蛋	红皮鸡蛋	土鸡蛋
蛋白质（克）	12.7	12.8	14.4
脂肪（克）	9	11.1	6.4
碳水化合物（克）	1.5	1.3	5.6
胆固醇（毫克）	585	585	1338
维生素 A （微克视黄醇当量）	310	194	199
维生素 E（毫克）	1.23	2.29	1.36
维生素 B$_1$（毫克）	0.09	0.13	0.12
维生素 B$_2$（毫克）	0.31	0.32	0.19
烟酸（毫克）	0.2	0.2	0
钙（毫克）	48	44	76
镁（毫克）	14	11	5
铁（毫克）	2	2.3	1.7
锌（毫克）	1	1.01	1.3
硒（微克）	16.55	14.98	11.5
铜（毫克）	0.06	0.07	0.32
锰（毫克）	0.03	0.04	0.06

注：数据引自《中国居民膳食指南（2016）》。

　　只要是新鲜的，红皮蛋和白皮蛋一样好，不要"以色取蛋"。蛋壳的颜色主要是由一种叫作卵壳卟啉的物质决定的。卵壳卟啉对鸡蛋的营养成分和含量没有影响。如果鸡血液中有这种物质，鸡蛋壳就是红色的，而有没有这种物质是由鸡的遗传基因决定的。另外，母鸡的年龄、健康状态、饲料成分等因素，对蛋皮颜色也有些许影响，但是不能改变基本颜色。

⊙ 蛋黄颜色不是越深越好

影响蛋黄颜色的主要是鸡吃的食物。放养的家鸡，夏天吃的青草、虫子多，蛋黄颜色就深，冬天食青草不多，蛋黄颜色相对就会浅一点。养鸡场鸡饲料中的叶黄素少，蛋黄就浅；反之，叶黄素越多，蛋黄就越黄一点，就越符合大众对"鸡蛋的审美误区"。

好看就营养吗？显然不是。叶黄素虽然属于类胡萝卜素家族，但它不能转化为维生素 A，不能让蛋黄的营养价值有质的飞跃。即使深色蛋黄是因为放养而天然形成的，其营养价值也没有值得注意的显著提升，不会有特殊的保健作用。

所以，蛋黄颜色并不是越深越好。如果在鸡饲料中加入辣椒粉或者工业用的红色素，还能下出蛋黄偏红的鸡蛋。对于这样的鸡蛋要注意，辣椒粉喂养的还好，工业用红色素喂养的就不安全了。

● 小贴士："假鸡蛋"

凭借现在的科技手段，理论上能够做出假鸡蛋。但现实是，制造假鸡蛋的技术难度大，成本高，做假鸡蛋生意不划算，不符合牟利的目的。而且采用粗糙手段做出的假鸡蛋，很容易就能被识别出来，人们不必担心吃到假鸡蛋。

事实上，曾经报道的像乒乓球一样能弹起来的"橡皮蛋"，经过检测证实是真鸡蛋。产生这种现象有多种原因，可能是储存不当，低温保存时间过长；可能是母鸡食用了较多含有棉籽饼的食物或饲料中棉酚含量过高，导致鸡蛋弹性增大。

⊙ 鸡蛋要冷藏储存

低温冷藏。低温冷藏对鸡蛋有类似冬眠的效果。温度越低，鸡蛋重量丢失越少，同时有利于延缓鸡蛋的各种变化。经测试，冰箱中 4 摄氏度冷藏下，鸡蛋一般能放 1 个多月；22 摄氏度的室温下大概 2~3 周后，鸡蛋就变质了；夏天室温下存放时间要更短。

大头朝上。鸡蛋摆放方式有讲究，大头朝上比较好。鸡蛋大头的一端有气室，大头朝上时，蛋黄会保持浮在蛋清中间，不会偏向一边的蛋壳，不会出现某一端蛋清很薄的现象。

无需清洗。蛋壳表面不是特别脏的话，可以直接存放不要清洗，因为清洗会使蛋壳的保护作用变差。如果是煮蛋要清洗一下再下锅煮，不是煮蛋的话直接打蛋去壳，无需清洗。摸过鸡蛋的手要清洗后再操作食物。

膳食建议

鸡蛋要吃新鲜的

判断鸡蛋是否新鲜，可以从以下几方面着手。

一看。看鸡蛋外壳是否完整、干净，有破损的鸡蛋不要买。

二摸。摸上去有一层薄薄的白粉、感觉不是很光滑的鸡蛋往往更新鲜。

三晃。晃一晃，有水声的鸡蛋不新鲜。

四照。照着强光观察鸡蛋，如果里面气室很大，肯定不新鲜。

五泡。泡在水里会上浮的鸡蛋，不新鲜。

六摊。摊鸡蛋时，新鲜鸡蛋的蛋黄是鼓着的，比较立体，摊出来的面积小，形状比较圆和完整；不新鲜鸡蛋的蛋黄比较扁，会往边上流，甚至是散着的，形状不规则。

七剥。剥熟鸡蛋时，新鲜鸡蛋比较不好剥，剥的时候往往会连带下来部分蛋清；不新鲜的则很容易剥开。但是，新鲜鸡蛋煮熟后用凉水多泡一会儿，也会变得好剥。

误区 26　毛鸡蛋是营养"大补"佳品

一位患者朋友说他很怀念小时候和奶奶一起在乡下生活的日子，那段记忆很温暖。奶奶家每年都会孵小鸡，每次都会有孵不成功的毛鸡蛋，奶奶经常把毛鸡蛋用火烧熟弄给自己吃，或者是留给体力劳动多的爷爷和爸爸吃。奶奶说毛鸡蛋是大补的好东西！一般都是先紧着他吃，他也吃得特高兴，甚至不懂事地盼着一窝蛋都孵不出来小鸡，都做毛鸡蛋最好。

记忆很美好，故事很温暖，毛鸡蛋的味道可能也别有一番风味。但是，这是一个必须纠正的错误认知，吃毛鸡蛋可不是什么健康的事儿。

⊙ 食用毛鸡蛋对人体健康极为不利

马路边经常能看到油炸和烧烤毛鸡蛋的小摊位，毛鸡蛋的"样子"，不喜欢的人觉得吓人，不敢吃；喜欢的人却认为它不仅好吃而且营养价值高。可能很多人都觉得"毛鸡蛋营养价很高"，因为里面含有胚胎。

毛鸡蛋就是死胎蛋，是孵化不成功的鸡蛋。受精鸡蛋孵化成小鸡，大概要 14~21 天，这期间，有些鸡蛋由于气温、湿度、细菌感染等原因会孵化不成功，胎死腹中。这种鸡蛋食用后，对健康极为不利，把它认为是一种高营养食品，更是大错特错。

⊙ 毛鸡蛋营养成分很差、很少

有的人觉得胚胎营养很高，毛鸡蛋含有胚胎，所以毛鸡蛋营养价值很高。

而事实是，受精蛋在孵化过程中，自身所含的蛋白质、脂肪、微量元素、糖类、无机盐和维生素等营养物质都已经发生变化，大多数营养已经在胚胎发育过程中消耗殆尽。

⊙ 毛鸡蛋含有大量病菌

据监测，几乎100%的毛鸡蛋都能测出大肠杆菌、葡萄球菌、伤寒杆菌、变形杆菌等。除此之外，毛鸡蛋极易感染寄生虫和寄生虫卵。若胚胎死亡时间较长，还会产生大量的硫化氢、胺类等有毒物质。

做毛鸡蛋生意的商贩对毛鸡蛋的运输、存储不可能严格按照卫生标准去操作，烹饪时也不太可能进行充分的清洗和足够时间的高温加热，卫生情况令人担忧。这样的毛鸡蛋，食用后容易引起消化道疾病，出现恶心、呕吐、腹泻、腹痛等病症，甚至可能导致肠源性感染。

膳食建议

毛鸡蛋，不能吃

毛鸡蛋中含有生理活性物质，如雌激素、孕激素等，孕妇、儿童、青少年不能食用，否则会造成内分泌失调，引起性早熟。

切记：毛鸡蛋不能吃！为了健康，一定要管住自己的嘴。

PART 4

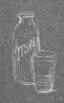

乳类、大豆和
坚果食用误区

奶制品食用误区

误区 27　喝牛奶易致癌

传言说，为了利益，生产商都会给奶牛打大量的荷尔蒙，使其一直保持非正常的泌乳，农场的奶牛几乎都有乳腺癌，这样的牛奶喝了会致癌！"科学依据"是牛奶中含有 IGF-1 和酪蛋白，它们是两种致癌因子，IGF-1 可使女性患乳腺癌、男性患前列腺癌的比例大大增高，酪蛋白会提高人体许多种慢性疾病的风险。

"牛奶致癌"的言论，不是真的。事实上，牛奶是非常非常好的营养食物，人们应该正确认识它、好好享有它。

⊙ 奶牛都打了荷尔蒙——过度猜想

奶牛的产奶期大致是 305 天。奶牛在生下小牛后开始分泌乳汁，产后 2 个月左右达到产奶量高峰，之后产奶量逐渐下降，大概产乳 305 天后就会停止乳汁分泌，进入干奶期。干奶期一般 2 个月，等待新一轮的受孕、生产和泌乳。

为了休养生息，奶牛都会有 2 个月左右的干奶期。奶牛不是天天产奶的机器，365 天每天产奶，是奶农们的理想。但是，综合考虑过度开发的弊端和奶牛长远的经济价值，科学的养殖方法不会人为延长奶牛产奶期。

正规企业的奶制品从奶源到产品运输都有科学的选择和质量监控。所谓"奶牛都打了大量荷尔蒙以维持持续泌乳"，是人们过度的猜想和担心。

⊙ 牛奶中 IGF-1 和酪蛋白致癌——科学误解

牛奶中所含的生长因子和酪蛋白均在人体能接受的安全范围之内，正常饮用不仅不会伤身，而且有益健康。

IGF-1，是一种类胰岛素生长因子，它是人体中正常的调控因子，只要不过量，它可以一直与人体相安无事，还可以促进生长。牛奶中的确含有 IGF-1，但是含量非常少，以纳克计，日常饮用牛奶，不会导致人体中的 IGF-1 过量。

牛奶致癌的说法，最初可能来源于人们对康奈尔大学坎贝尔教授的"大鼠实验"的误解。实验中，先喂给大鼠致癌物质黄曲霉素，再分别给大鼠喂食谷蛋白和酪蛋白，结果发现使用酪蛋白的大鼠对于癌症的易感性增高。牛奶中含有酪蛋白，于是，实验结论就被误解误传成牛奶能够致癌。

对这个研究的误解主要有两方面。第一，忽略了大鼠先被喂养了黄曲霉素这种致癌物质的事实，所以，不能认为是酪蛋白导致大鼠患癌。第二，动物实验研究中酪蛋白的喂食量非常高，牛奶中酪蛋白含量不可能达到实验研究所用的量级，所以，不能用动物实验研究结果来类推奶类作用于人体的促癌效果。坎贝尔教授本人在后来的采访中也澄清过此事，他表示他的研究不能证明乳制品会致癌。

⊙ 适量饮奶能降低患高血压、肥胖症的风险

1. 高钙饮食有利于控制血压
国际上很多调查显示，高血压患者往往是高钠低钙饮食习惯，就是

说高血压不仅与高钠饮食有关，还与低钙饮食有关。而增加奶类制品摄入可以降低患高血压的风险。研究发现，人在合理补钙时，患高血压的风险降低 50% 左右。

随着年龄的增加，收缩压(血压的高压)有增高的趋势。在低钙情况下，收缩压升高的幅度会变大；而在高钙饮食下，幅度则会降低。

2. 高钙饮食有利于控制体重

美国第三次国民健康普查发现：将基础膳食中钙含量相对低的人群和获得充足钙质的人群进行对比，高钙人群平均一年体重可下降 4.9 公斤。

人体在低钙情况下，1，25 二羟维生素 D_3 和甲状旁腺激素的水平会增高，这两种激素的增高会刺激脂肪细胞钙的内流，进而促进脂肪细胞合成作用的增加和脂肪细胞分解作用的降低，最后导致体脂增高。研究发现，合理补钙可以纠正这一过程。

● ● 小贴士：我国居民普遍钙摄入不足

2010—2012 年中国居民营养与健康监测结果显示，我国城乡居民平均每人每天奶类及其制品的摄入量为 24.7 克，还不到推荐量的 1/10，其中农村居民的摄入量更低，仅为 12.1 克。相应地，我国居民每人每天钙摄入量也低，为 366.1 毫克，与膳食营养素钙的摄入目标 800 克相差甚远。

膳食建议

每天饮奶 300 克——有效补钙

根据最新《中国居民膳食指南（2016）》，推荐我国健康成年居民每人每天饮用 300 克奶制品，大概就是袋装牛奶 1~2 袋。

　　牛奶含有人体生长发育、保持健康的所需营养元素，是最理想的钙源，而且容易被人体消化吸收，是公认的自然界最接近完美的食物。

300 毫升牛奶的营养价值

营养成分	占膳食营养素推荐摄入量的百分比	
	成年女性	成年男性
蛋白质（克）	16%	14%
维生素 B$_2$（毫克）	35%	30%
钙（毫克）	39%	39%
镁（毫克）	10%	10%
锌（毫克）	17%	10%
硒（微克）	10%	10%

注：数据引自《中国居民膳食指南（2016）》。

误区 28　把牛奶当水喝

牛奶营养成分高，喝牛奶有很多好处，比如能补钙、促进睡眠、缓解疲劳、饱腹充饥等。小孩儿要多喝牛奶补钙，老人要多喝牛奶预防骨质疏松，女性要多喝牛奶保持皮肤细腻光滑。有人觉得喝牛奶是多多益善的事儿，拿牛奶当水喝，认为这是既补充了奶又补充了水，一举两得，甚至还用牛奶服药，一举三得！

把牛奶当水喝，绝对不行。牛奶确实营养，但牛奶再好，也不能饮用过量。

⊙ 牛奶送药——大错特错

俗话说"祸从口出，病从口入"，对待饮食不能过于随意，不能拿自己的健康不当回事。但生活中有些人常常随意拿起手边的饮品就服药，还认为牛奶、果汁等饮品是有营养的东西，服药效果会更好。实际上，用牛奶服药，不仅降低了药效，还可能会对身体造成危害。因为牛奶中的钙和镁等矿物质离子与药物会发生化学反应，容易使药物表面形成一层膜，导致药物不能正常被人体消化吸收，还有可能造成人体不适。有报道表明，感冒药与牛奶同服，会降低药效；治疗便秘的药物与牛奶同服，容易造成呕吐等不适。

所以，药品不能用牛奶送服，服药前后一两个小时内也最好别喝牛奶。

⊙ 牛奶当水喝有致病风险

牛奶中蛋白质和脂肪是 3% 左右、含糖量约 5%、含钙约 1‰。根据最新的《中国居民膳食指南（2016）》，每日应该饮水 1500~1700 毫升，如果按照这个量喝牛奶，钙的供给就会超量，脂肪和能量也超量很多。

即使饮用日饮水量一半的牛奶——800毫升，摄入的脂肪和能量也多。除此之外要注意的是，牛奶所含的脂肪中，有一半是不健康的饱和脂肪酸，饱和脂肪酸被视为是导致动脉硬化、冠心病、血栓性中风、乳癌、大肠直肠癌和前列腺癌的主要危险因素。

牛奶当水喝，意味着高蛋白、高脂肪、高能量饮食。而这"三高"饮食已经成为糖尿病、心脑血管病、肿瘤等现代"文明病"的罪魁祸首之一。

⊙ 蛋白质过量不利于补钙

按照上述饮水的量喝牛奶，还会导致体内摄入蛋白质过量。蛋白质过量会导致两个问题：一个是吸收的问题，过多的蛋白质供给，人体不能"照单全收"，吸收率反而会下降；另一个重要的问题是，高蛋白不利于补钙，因为高蛋白摄入会使人体内的钙更多地随着尿液流失。

由于现在食物供应的种类丰富，人们动物性食物摄入的比例相对较高，蛋白质供给已经不构成我国居民的营养问题。也许对偏远地区经济落后的居民来说，牛奶才具有一些改善蛋白质营养的作用，但是，即便如此，用饮水的量喝牛奶，既不现实也不营养。

⊙ 牛奶再多也不能补水

人体的70%是由水分构成，水是生命之源，为了保证正常的生理代谢，人必需每天饮用足量的水。成人每天应饮水1500~1700毫升（7~8杯），在此基础上，如果身体活动多、气温高出汗多等情况时，还要增加饮水。

牛奶当水喝，能补一点儿营养，但不能补水。牛奶当水喝一方面会造成某些营养过剩，对人体不利；另一方面会造成水量摄入减少。人体缺水是万万不行的，会导致多种不适症状甚至死亡。

膳食建议

饮用牛奶要适量

牛奶饮用少了不能发挥作用，饮用多了有不良后果。牛奶不能代替水，不能用牛奶服药。

牛奶确实是好东西，是最接近完美的食品。但是，好东西发挥作用的关键是要科学饮用。

不同人群乳类食物建议摄入量

食物类别	单位	幼儿（岁）		儿童青少年（岁）			成人（岁）	
		2~	4~	7~	11~	14~	18~	65~
乳类	（克/天）	500	350~500	300	300	300	300	300
	（份/天）	2.5	2~2.5	1.5	1.5	1.5	1.5	1.5

注：数据引自《中国居民膳食指南（2016）》。

误区 29　　酸奶不是奶

　　酸奶是很多人心中的健康饮品，女性更偏爱酸奶，认为它是调理肠胃、减肥、美白的小零食。不仅如此，很多人觉得酸奶比牛奶更有营养、酸奶老少皆宜、酸奶中益生菌越多越好、浓稠的"老酸奶"特别营养。生活中很多人对酸奶的营养和功效过度推崇而导致盲目喝酸奶；另一方面，也有人认为酸奶只是一种口感、口味重于营养的饮料，没什么营养价值可言。

　　这是两种对酸奶认识的常见误区，都不正确。

⊙ 酸奶 = 牛奶

　　商场货架上有很多具有酸奶口味的饮品，它们是一种饮料，不是牛奶，营养成分大概只有酸奶的 1/3。按照乳品行业的规定，每 100 克酸奶的蛋白质含量应 ≥ 2.9 克，而酸奶饮料的蛋白质含量却只有 1 克左右。酸奶饮料的营养价值不能与牛奶和酸奶相提并论。

　　真正的酸奶本质上就是牛奶。真正的酸奶由纯牛奶经过乳酸菌发酵而成，保留了牛奶的所有营养成分，此外，乳酸菌发酵过程中，还产生了一些人体营养所需的维生素。酸奶更易于消化和吸收，而且乳糖含量很少，喝酸奶基本不会发生腹胀、腹泻的问题。所以，乳糖不耐受者和不爱喝牛奶的人，完全可以通过喝酸奶来替代牛奶。

　　等量酸奶与牛奶等质。由于酸奶比牛奶更易消化吸收、没有乳糖不耐受反应，有人便认为酸奶比牛奶更营养更好，过分夸大酸奶的作用。事实上，从营养价值来说，两者没有什么差异，两者的营养价值是等质的，根据个人口味选择即可。酸奶跟牛奶一样，每天的最佳饮用量是 300 毫升左右，大约 2~3 杯方形杯包装，并不是多多益善。酸奶不适宜空腹饮用，一是因为酸奶比较凉，二是因为空腹时胃内的酸度较大，不利于乳酸菌保持活性。

乳制品互换表

食物名称	重量（克）
鲜牛奶	100
酸奶	100
奶粉	12.5
奶酪	10

注：乳制品按照与鲜奶的蛋白质比折算；数据引自《中国居民膳食指南（2016）》。

⊙ 个别患病人群不易喝酸奶

大多情况下，酸奶确实是放之四海、老少皆宜的食品，但这是针对健康的普通人群而言，对于一些身体状况不是很好的人和某些疾病人群而言，喝酸奶要谨慎些。比如胃肠敏感人群或其他肠道疾病患者，肠道损伤时最好别喝酸奶；糖尿病患者、动脉粥样硬化患者、胆囊炎和胰腺炎患者，不能喝含糖的全脂酸奶，否则会加重病情；1 岁以下的小宝宝不能食用酸奶。

⊙ 浓稠"老酸奶"并非更好

浓稠并不意味着酸奶营养价值升高，相反，浓稠意味着添加了增稠剂。浓稠度与酸奶的含钙量和其他营养素含量并没有正比例关系。在购买酸奶时，应该选择稀一点的，仔细阅读包装上标注的成分及其含量。

有些生产企业售卖的"老酸奶"，但实际上只是添加了增稠剂的普通酸奶而已，并非真正老酸奶。传统老酸奶有特殊的制作方法，工业化生产"老酸奶"并不是按照传统方法制作的。

没必要过于热衷老酸奶。传统老酸奶的浓稠厚实是因为原料奶的蛋白质含量高，但蛋白质不是酸奶对人体的主要营养贡献。现在工业化生产"老酸奶"的浓稠，是靠增稠剂调出来的，更加不必追捧。

⊙ 益生菌的营养价值只是锦上添花

酸奶营销中经常对"益生菌"的营养价值进行浓墨重彩的描绘，但其实益生菌对酸奶的营养价值只是锦上添花而已。酸奶本身营养价值就已经很好，无需额外添加。

益生菌的功能必需通过"连续食用""活的""特定剂量"的"特定菌株"才能实现。而酸奶从生产到售卖给消费者，再到消费者饮用的过程中，随着时间、温度等条件的变化，其菌种、菌数、活性已经不能确保符合标准。所以，喝酸奶注重的是酸奶本身钙等成分的营养价值，而不应该被各种"益生菌"所迷惑。

酸奶中常见的菌大概有四种，在包装上常标注为 ABSL 或 LABS。

L 是保加利亚乳杆菌，S 是嗜热链球菌。它们是发酵酸奶的基本菌，普通酸奶都是这两种菌共同发酵而成。但是它们达不到科学所定义的益生菌的功能和作用，因为这两种菌经受不住胃液和胆汁的杀伤力，很少能活着到达大肠。

A 是嗜酸乳杆菌(A)，B 是双歧杆菌。这两种菌可以看作真正的益生菌，有调整肠道菌群平衡、抑制肠道不良微生物增殖的作用。但由于存储方法和饮用时间等因素，它们最终是否还具备最初的"生命力"和"战斗力"就无法得知了。

膳食建议

酸奶稍微加温可有效避免饮用后的不适

有些胃肠敏感的人喝酸奶会拉肚子，是因为酸奶温度低，饮用后胃肠受凉的缘故，并不是过敏反应，喝酸奶拉肚子的概率比喝牛奶腹泻的概率要低 30% 以上。

饮用前稍稍把酸奶加温一下，能有效减少拉肚子的情况。加温方法很多，比如在室温下放置一会儿、用手焐一会儿、喝时在口腔里含一会儿、连包装把酸奶在 45 摄氏度左右的温水中放一会儿。

注意，酸奶不能高温加热，高温会杀死有益菌，而且影响口感。

误区 30　空腹喝牛奶

很多人早晨起来，习惯咕嘟咕嘟先喝杯牛奶，这是不科学的。尤其是很多上班族，早餐除了一盒早餐奶之外就什么都不吃了，这种习惯不利于健康。

牛奶是好东西，但好东西吃的方法不对也是白搭。什么时间喝牛奶，什么搭配牛奶更营养，都应有所了解，饮用时多注意，才能更好地摄取营养。

⊙ 空腹喝牛奶易发生乳糖不耐受

据统计，我国有 2/3 左右的成年人体内缺少乳糖酶。这类人群喝牛奶会产生腹胀、腹泻现象，称为乳糖不耐受。乳糖不耐受者不能空腹喝牛奶，也不能一次大量饮用牛奶，否则肯定会发生腹胀、腹泻。

另外，空腹喝牛奶，牛奶在胃内停留时间会变短，加快胃排空时间。牛奶在胃肠道排出的时间变快，会导致人体对牛奶中营养物质的吸收效率降低。

● 小贴士：避免喝牛奶腹泻的方法

牛奶是最佳的补钙食物，那乳糖不耐受的人怎么补钙呢？常见的成人型乳糖酶缺乏人群，可以通过以下方法，逐渐适应和恢复消化乳糖能力。

第一，少量多次饮用牛奶，分次进食可以非常有效地降低乳糖不耐受的反应。

第二，用酸奶代替牛奶，酸奶中的乳糖比牛奶少很多，可以用等量酸奶代替牛奶。

第三，用去乳糖奶制品代替牛奶，舒化奶、无乳糖奶粉都是不错的选择。

第四，用豆浆、豆奶补充，虽然补钙效果不及牛奶，但也可以作为最后的备用方法。

⊙ 牛奶和糖，不是好伴侣

喝牛奶时，最好不要加糖。加糖可以"败火"、加糖能够更好消化之类的说法，都没有科学证据支持。

加糖解决的是口味的问题，有的人觉得纯牛奶没味道，加了糖更好喝，仅此而已。如果健康人依据个人口味，加一点点糖能够促使自己多喝点牛奶，还可以接受，但是肥胖或糖尿病人群千万不要加糖。儿童最好喝原味奶，不要额外加糖，以免养成孩子爱吃甜食的习惯。

建议煮奶时有加糖习惯的人，改变这种做法。因为牛奶本身的营养已经很好，各中营养成分的组成比例完美，不需要用糖来加分，也可以避免加糖可能会带来的减分问题。

至于"牛奶中加糖会产生有毒物质"的说法，缺少科学依据，不必过于担心，曾经有这种习惯的人只要目前身体没有什么不适，以后改变这种习惯就可以了。

⊙ 牛奶不爱咖啡、茶

健康监测数据表明，长期大量喝（浓）茶和咖啡的人，发生骨质疏松的概率相对要高，主要原因是喝浓茶和过量咖啡会影响人体钙的摄入和吸收。

牛奶中的钙离子和茶叶中的单宁酸会发生反应，产生不溶解的钙盐，从而影响牛奶中钙的吸收；而且咖啡和茶叶中所含咖啡因是一种强脱钙剂，所以，咖啡、茶最好不要与牛奶一起饮用。

⊙ 牛奶 + 果汁，没啥不可以

关于牛奶的"谣言"很多，比如牛奶和果汁不能一起喝，喝牛奶前后 1 小时内不能吃水果，牛奶遇酸会产生絮状沉淀，不利于营养的吸收和利用。

牛奶中兑入橙汁这类高酸的果汁，其所含的蛋白质遇酸会发生蛋白质变性，产生沉淀。但是这种沉淀十分正常，不影响吸收，也不会伤害人体。即便不与果汁、酸性水果一起吃，酸奶进入胃里遇到胃酸也会产生沉淀。制作酸奶本身就有一道工序是让牛奶蛋白质受乳酸菌作用产生沉淀。所以，喝牛奶的同时喝点果汁，没什么危害；但是也不鼓励和提倡"牛奶中兑果汁"的喝法，坚持牛奶的本质最好。

与果汁不同，完整的水果富含维生素、矿物质、膳食纤维，有益健康。喝牛奶的同时，吃点水果，有利于膳食平衡，没什么不好。

⊙ 牛奶不用煮沸喝

正规厂家的牛奶都是经过消毒杀菌的，大家不必担忧牛奶的卫生问题，如果想用加热的方式消毒就多此一举了。

牛奶不宜高温久煮。高温久煮会使牛奶中的蛋白质由溶胶状态变成凝胶状态，会使乳糖出现焦化现象，不利健康，而且会使钙出现磷酸沉淀现象，导致牛奶的营养价值降低。

牛奶加热到 60 ~ 70 摄氏度比较好。其实牛奶的最佳饮用温度是和体温差不多的温度，这个温度不会刺激肠胃，还利于吸收。

膳食建议

早餐：牛奶 + 面包等碳水化合物食物

既然空腹喝牛奶不好，那就该搭配个牛奶"伴侣"。不少人认为牛奶配鸡蛋，是非常营养的早餐。实际上，牛奶和鸡蛋并不是好的早餐搭档。

牛奶和鸡蛋都是蛋白质含量比较高但缺少葡萄糖成分的食物，而大脑处理工作和学习需要人体提供葡萄糖，当体内葡萄糖供应不足，人就会感到困倦、缺少活力。同时，因为牛奶和鸡蛋蛋白质含量高，往往食用后再吃不下别的食物来补充葡萄糖。所以，早餐喝牛奶时不宜吃鸡蛋。

早餐用牛奶搭配一些面包、蛋糕、饼干等富含碳水化合物的固体主食，更完美，可使一上午精力充沛。

喝牛奶要喝纯牛奶，不要添加乱七八糟的东西。

误区 31　牛奶，越贵越好

市面上各种牛奶琳琅满目，令人眼花缭乱，有各种包装的、各种口味的、各种名称的，究竟怎么选很有讲究。但不少人往往跟着感觉走，胡乱选购，有的人认为一分钱一分货，越贵的肯定就越好；有的人一味喜欢买便宜的或口味好的。

对于选牛奶，贵的不一定是对的、口味好的未必营养好，选适合自己的最重要。

⊙ 高钙奶——不见得补钙更好

高钙奶，在牛奶之外添加了大量的钙，不少消费者觉得钙越多补钙效果越好，其实不然。人体对钙的吸收能力是有限的，并非给多少就能利用多少。喝牛奶最重要的是钙的吸收率，高钙奶中多添加的钙不一定能被吸收，同时，过量补钙有时反而会适得其反，事与愿违。

牛奶本身的钙，无论从量还是质上，都比较好且能满足人体需要，无需专门喝"高钙奶"。一般情况下，每天喝 300 克牛奶（市场上 245 毫升包装牛奶大概是 250 克），再加上其他食物中的钙质，就能满足人每天所需钙量。有特别补钙需求的人，如孕产妇、骨折患者，可以每天喝两袋牛奶，经常晒晒太阳，饮食上再注意搭配一些含钙高的食物，比如豆制品、鱼虾等。

⊙ 有机奶——没有更营养

很多牛奶广告中声称有机牛奶更健康，更营养。其实从营养成分上看，有机牛奶和其他牛奶所含有的钙、脂肪、蛋白质、维生素等营养成分并没有明显的差异。

有机奶是指在奶牛饲养的过程中实现有机化，有机牛奶的认证一般着重于其天然的生长环境及饲养方式，但营养价值并没有特别的高。但是有机奶的价格一般都要比纯牛奶贵一倍，所以从性价比的角度来看，并不值得推荐。

⊙ 舒化奶——适合乳糖不耐受人群

舒化奶是特别针对乳糖不耐受人群生产的。

牛奶中的乳糖进入人体后，需要乳糖酶来分解，乳糖只有被分解后，其中的单糖才能够通过小肠壁进入血液，被人体吸收利用。但是，很多人体内没有乳糖酶分泌或分泌较少时，乳糖进入小肠后不能被分解，会直接完整地进入大肠，在大肠细菌的作用下产酸产气，最终导致腹胀、腹泻。

舒化奶在生产时对乳糖进行了一定程度的分解，有效降低了乳糖不耐受反应的发生。但是，如果不是乳糖不耐受，根本没有多花钱买舒化奶的必要，因为牛奶中的乳糖还具有促进钙吸收的作用。

⊙ 脱脂奶——针对肥胖、糖尿病等人群

脱脂奶比较适合血脂高、肥胖、糖尿病、脂肪肝等人群，除这些人群外，大部分人应该选择全脂奶，适量摄入牛奶中的脂肪是必要的。

脱脂奶在口感上没有全脂奶香醇好喝，在脱脂过程中也损失了一部分营养物质，除了特定人群需要它之外，普通人没必要喝脱脂的牛奶，尤其是孩子。

⊙ 早餐奶——"稀释"的牛奶

早餐奶中通常都添加谷物、核桃、红枣等成分，一袋牛奶的总量不会变，那么添加就意味着"稀释"，稀释了牛奶中原有的营养成分，降

低了牛奶本身的营养密度。通常牛奶中蛋白质含量应不低于3%，消费者购买时多留心看营养成分表就会发现，各种早餐奶中蛋白质含量都有所降低。

早餐奶添加的只是早餐的"概念"和口感，同时添加了水、固体麦精、白砂糖等对健康无益的食品添加剂。早餐奶既不如普通牛奶本身的营养，也代替不了一顿正经的早餐，根本不是广告宣传的那样的"营养""扛饿""一举两得"，而是多花钱少营养。

⊙ 生原奶——直接喝有风险

原始的并非都是好的，根据研究资料，牛奶在离开乳头的时候就往往带有细菌，挤出的鲜乳暴露在常温环境下会滋生更多细菌。即使经过充分加热灭菌，鲜乳也并不会比正规企业生产的常温奶营养价值高。

饮用所谓新鲜"生原奶"不是明智之举，在不了解生原奶安全隐患的情况下，饮用生原奶是一件有风险的事情。

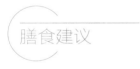

膳食建议

选购牛奶的方法

选奶不是价钱越贵越好，选奶最关键是要看配料表、营养成分表、杀菌方式，当然还有生产日期和保质期。

看配料表：牛奶的配料表中第一位肯定是生牛乳，有的牛奶只有生牛乳，没有其他配料。要注意，现在市场上有很多牛奶饮料、乳酸饮料，容易被误认为是牛奶而买回家，但它们是属于饮品，并非牛奶，配料表第一位一般都是水。

看营养成分表：纯牛奶的蛋白质含量应不低于 3%，纯酸奶的蛋白质含量应不低于 2.9%。低于上述两个基准线的就不是纯正的牛奶、酸奶。

看灭菌方式：不同的灭菌方式对奶饮品的营养价值略有影响。牛奶常见的杀菌方式有巴氏杀菌和高温杀菌。巴氏杀菌奶采用 70 摄氏度低温杀菌，营养损失少，营养价值更高一点，需要冷藏保存，保质期 7 天左右，价格较贵。高温杀菌奶采用 100 摄氏度以上高温杀菌，营养损失多些，常温保存即可，保质期可长达 45 天甚至几个月，价格也低很多。从营养价值角度说，巴氏杀菌奶比高温杀菌奶好一些。

看生产日期和保质期：奶制品尤其是需要冷藏的奶制品，饮用日期一定要在保质期内，距离生产日期越近越好。

误区 32　进口奶粉比国产奶粉好

　　父母都想给孩子最好的东西，尤其是奶粉，除了母乳，奶粉可是宝宝很长一段时间内主要的甚至是唯一的口粮。自从 2008 年某品牌奶粉曝出含有有毒物质三聚氰胺之后，国人对国产奶粉的信任跌至谷底，纷纷购买进口奶粉。近年来，年轻父母不满足市场上常规渠道的进口奶粉，逐渐开始偏听偏信和追捧各种海淘的国外奶粉，认为国外的奶粉更营养、更安全。

　　进口奶粉比国产奶粉好，是一个选购误区。婴幼儿奶粉的类似选购误区很多，如鲜奶比配方奶粉好、羊奶粉比牛奶粉好、奶粉含钙量越高越好等，这些论调和观念都经不起科学的推敲和检验。

⊙ 进口奶粉不一定比国产奶粉好

　　进口奶粉的安全性不一定比国产奶粉好。宝宝奶粉的安全性是第一位的，国产奶粉在经历"毒奶粉"事件的惨痛代价后，从国家到各方生产者都加强了奶粉生产的质量管理和监督，从奶源到运输各环节都有很大的质量提升。近几年来监管部门的抽检数据表明，正规大企业的奶粉产品质量稳定向好；同时没有数据能证明进口奶粉百分百都没有质量问题。

　　食品安全隐患不论国产的还是进口的奶粉都有可能存在，而海淘奶粉的安全更加缺乏保障，它的购买途径本身就存在安全风险，万一买到质量有问题的奶粉，也不方便维权。

　　国产奶粉在营养价值上更适合我国婴幼儿。国人通常认为国外奶粉的标准一定比中国高，实际上，目前我国婴幼儿奶粉的营养标准可以说是世界上比较严格的，而且更适合我国的婴幼儿。首先，我国婴幼儿奶粉标准对矿物质含量的要求既有下限还有上限，而欧洲标准却没有此要求。其次，我国婴幼儿奶粉标准中2段、3段奶粉的蛋白质含量要求比国外高。对于1段奶粉的标准而言，欧盟、澳洲、美国和我国的标准基本差不多，但是2段、3段奶粉的标准各国根据不同的膳食习惯而定，各有不同。出生6个月后，孩子能够吃辅食了，我国的饮食习惯使我国婴幼儿高蛋白食物摄入相对较少，所以我国2段、3段奶粉的蛋白质含量要求更高。国产奶粉一直是针对我国婴幼儿体质研究生产的，国外奶粉在这一点上并不能比我们做得更好。

⊙ 羊奶粉与牛奶粉难分伯仲

羊奶粉指的是用山羊奶蛋白质作为蛋白质来源加工而成的婴儿配方奶粉。而其他奶粉绝大多数是利用牛奶蛋白质作为蛋白质来源生产的。有宣传称羊奶粉比牛奶粉更接近母乳，婴幼儿更容易吸收、不会过敏。事实上，两者在制作成奶粉后，营养成分的差别基本可以忽略。

成熟的母乳中，乳清蛋白和酪蛋白的比例通常在60∶40左右，而羊奶和牛奶的这一比例分别只有22∶78和18∶82左右。看上去羊奶中乳清蛋白的比例比牛奶确实略高一点，但与母乳相去甚远。羊奶和牛奶在制成奶粉之前都是不能直接食用的食品，而在制作奶粉的过程中，两者都在尽力"模仿"母乳的成分，把成分比例统一化了。至于其他营养成分的含量、质量、特性等，也都是通过添加和调整等方式在向母乳"看齐"。对于两者的过敏概率，科学界研究观察的结论是"目前没有足够的证据能够证明羊奶粉比牛奶粉更不容易引起过敏反应"。

⊙ 鲜奶不适合婴幼儿饮用

鲜奶真正意义上指的是脱离牛体24小时之内的生鲜乳、生原奶，是未经任何加工处理的牛奶，这样的牛奶带有细菌，是不能直接饮用的。人们常说的鲜奶是经过巴氏杀菌加工的"巴氏奶"，这样的鲜奶也不适合婴儿直接喝，对健康十分不利。

相对于配方奶，鲜奶中的营养成分比例不合适婴儿：鲜奶中磷含量高，会影响钙的吸收，酪蛋白比例也高，不易被胃肠道吸收；鲜奶中的乳糖主要是 α^+ 型乳糖，会抑制双歧杆菌并促进大肠杆菌生成，可诱发婴幼儿胃肠道疾病；鲜奶中的矿物质可加重婴幼儿肾脏负担，出现慢性脱水、大便干燥等症状；鲜奶中主要是动物性脂肪，会刺激婴幼儿肠道。还有，鲜奶中缺乏婴幼儿脑发育所需的不饱和脂肪酸。

"鲜奶制作的奶粉才营养""鲜奶比例越高奶粉品质越好"等说法是在混淆视听。婴儿配方奶的配方原料中都有生牛乳，但是比例一般只有20%左右，其余80%的配方原料才是使配方奶营养成分接近于母乳的关键。

⊙ 营养成分不是越多越好，含钙量也不是越多越好

奶粉中的钙、铁、锌、维生素、DHA 等，确实是宝宝生长发育所需的营养元素，但并不是这些营养元素的含量越高越好，没有任何一种元素是含量越高越好。事实上，市场上正规的婴幼儿配方奶粉，不管国产的还是进口的、不管什么品牌的，只要是给 0~1 岁宝宝食用的，其营养成分都大致与母乳接近，都差不多。

每个年龄段的婴幼儿都有合适的身高、体重范围，只要达到了相应标准，就说明身体基本健康。盲目过多食用营养奶粉，会引发超重肥胖、某种元素过剩等问题，反而对其健康不利。有些产品为了寻求卖点，人为地在配方奶中添加化学钙或铁，但是过多的钙不能被婴幼儿吸收，还会使大便变得坚硬，导致排便困难，甚至可能造成结石；婴幼儿体内铁过多可能导致肠道致病菌增多、吸收不良和便秘。

只有在孩子出现某些问题的时候，选择某种特殊营养成分的奶粉才具有一定的意义，否则没有必要过于追求更多的营养成分，也不必精挑细选某种营养成分。对于健康宝宝，选购质量可靠的奶粉才是最重要的。

另外，6 个月以上的婴儿，除了喝奶以外，还要吃辅食，许多营养成分在辅食中都可以得到补充。

⊙ 溶解快、没有泡泡的奶粉质量并非更好

冲奶粉时产生泡沫是正常现象，与奶粉本身的特性、水温、奶瓶容器都有关系。虽然宝宝喝气泡多的奶粉容易吐奶或腹胀，气泡越少越好，但是如果冲泡时一点气泡也没有，却不一定是好奶粉。奶粉冲泡时完全没有泡沫，可能是奶粉中添加了消泡剂，只是提高了奶粉的一项外在感官指标，不能说明奶粉的质量更好，反而可能对宝宝健康有影响。决定奶粉质量的关键因素是奶粉生产原料的质量，并不是冲泡时的溶解速度。

⊙ 奶粉味道越香并不意味营养含量越高

奶粉中添加一些奶香精、香兰素等芳香物质，会使奶粉在冲泡时更加香浓，但是，这并不能增加奶粉的营养价值，只是改变了口感而已。婴幼儿的食品应以安全为主，尽量选择"少添加"的，以免孩子养成对香味、甜味的偏好而造成挑食、厌食。

膳食建议

婴儿配方奶选对的不选贵的

国产奶粉在营养价值上更适合我国婴幼儿，只要质量合格，不必纠结原料是羊奶还是牛奶，不必追求微量营养素的含量，不要迷信所谓的附加功能，另外注意，鲜奶不适合婴幼儿饮用。

大豆食用误区

误区 33　　吃大豆会导致性早熟和乳腺癌

传言经常吃大豆会导致女童性早熟、还会导致成人乳腺增生、乳腺癌，不仅如此，大豆及其制品还会导致痛风，豆浆、豆腐等豆制品应该能不吃就不吃、能少吃就少吃。

好好的营养食物被误解成这样，大豆真的很委屈。

⊙ 大豆致乳腺癌是胡扯

大豆及其制品中含有大豆异黄酮，是一种类雌激素，人体内雌激素水平过高，有引发乳腺疾病的风险，因此常有"常喝自磨豆浆，7 岁女童性早熟""男子胸部 D 罩杯，只因天天喝豆浆"等"大豆致乳腺癌"的谣言传出。

大豆异黄酮比真正的雌激素作用要微弱很多，而且按人们一般的豆制品食用量没有致癌的可能。另外，大豆异黄酮的调节作用是双向的，它能够帮助人体雌激素保持稳定，"遇低而补，遇高而抗"。人体雌激素水平不足时，它能稍微弥补雌激素的不足；人体雌激素水平较高时，它能和雌激素受体结合，一定程度上限制人体雌激素和雌激素受体的正常结合，反而有利于降低体内的雌激素水平。

所以，正常食用豆制品，根本不会导致体内雌激素水平过高，男性不会变"娘"，女性也不必担心患乳腺癌等病症。国内外多个研究结果表明，食用豆制品不但不会导致乳腺癌等，而且它对预防乳腺癌、降低乳腺癌患者死亡风险和复发概率都有积极作用。

⊙ 大豆异黄酮可以降低骨质疏松的发病风险

大豆是名副其实的好东西，经常食用豆制品不但能降低乳腺癌发病风险，综合研究结果显示，大豆中异黄酮的摄入还可以降低骨质疏松的发病风险。有研究明确表明，6~12 个月平均每天摄入 82 毫克大豆异黄酮（47~150 克大豆），可显著增加腰椎骨密度，比研究对照组增加 2.38%。

⊙ 正确食用大豆不会导致痛风

很多尿酸高的人，谈"豆"色变。因为一个固有观念在他们脑子里：豆类食品嘌呤高，坚决不能吃。

食用大豆摄入的嘌呤有限。大豆中的嘌呤含量确实不低，每 100 克干大豆含嘌呤 190 毫克，与肉类近似。但是这里说的是"干大豆"，人一天吃 100 克肉很容易，而且还会不知不觉超量，但是人一天吃 100 克干大豆是蛮难的一件事。

大豆制品制作时嘌呤大量流失。大部分豆制品在制作过程中，大豆中的嘌呤会大量地减少，因为嘌呤易溶于水。生活中，人们也不可能吃干大豆，干大豆经发泡、炖煮等加工后，大豆中的嘌呤已经减少。

适量、正确食用大豆不会引发痛风。相比于肉类，对于尿酸高的人来说，大豆和其他杂豆类食物，要比肉类食物安全。植物嘌呤比肉类嘌呤造成痛风的风险要低，这一点已有科学研究证实。临床研究结果也表明，与摄入大豆制品较少的痛风患者相比，摄入大豆制品较多的痛风患者发生急性痛风的概率并没有明显增高。当然风险低不代表没有风险，而是说，对于大豆这种营养价值很高、对健康有诸多益处、膳食指南鼓励人们多吃的食物，我们不能轻易放弃；尿酸高的人与其纠结到底能不能吃大豆，不如关注怎么吃和吃多少，什么是正确的方法和正确的食用量，才是问题的关键。

豆类食物互换图（按蛋白质含量折算）

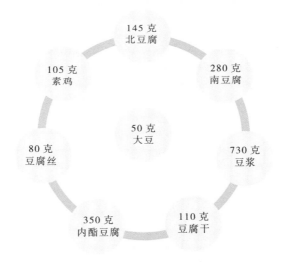

注：数据引自《中国居民膳食指南（2016）》。

● 小贴士：糖尿病肾病患者食用大豆要注意方法和用量

单纯的糖尿病患者适量适当食用大豆是有助于控制血糖的，但是合并肾病的糖尿病朋友，对于蛋白质的要求比较特殊，食用豆制品需要特别注意方法和用量。糖尿病肾病轻微的，可以吃豆制品，但要严格控制用量，定期检查肾功能和尿蛋白；糖尿病肾病严重者，不能吃大豆及其制品，饮食应谨遵医嘱。

⊙ 大豆"神话"要理智看待

有一些资料把大豆的保健和治病功效写得神乎其神，似乎能包治百病——"聪明大脑""美白皮肤""抗癌治癌""防治耳聋、中风"等。这些都只是"神话"，大家不要盲目轻信。

如前所述，大豆的营养价值的确很好，但是要理智地正确地看待食物的营养价值，毕竟食物不是药物，不能代替药物治疗。已确诊患乳腺癌、骨质疏松、耳聋、中风等疾病的患者，想单纯地依靠吃大豆治病是不现实的，不要因此延误治疗。食物的营养作用需要长期积累才能发挥出来，没有药物作用那么快、那么强，食物更多的作用在于预防以及辅助控制病情或康复身体。

⊙ 大豆包括黄豆、青豆和黑豆

生活在钢筋水泥城市里的人，"五谷不分"不足为奇，很多人不知道"大豆究竟是哪些豆"。其实，人们夏天常吃的脆生生、绿油油的毛豆，与榨豆浆用的干黄豆是一种东西，毛豆、青豆、黄豆、黑豆都是大豆，只是成熟程度不同或者种皮的颜色不同而已。

大豆制品通常分为非发酵豆制品和发酵豆制品两种。非发酵豆制品有豆浆、豆腐、豆腐干、豆腐丝、豆腐脑、豆腐皮、香干等，发酵豆制品有豆腐乳、豆豉等。豆芽也算是豆制品，大豆做成豆芽后，除了原有的营养素外，维生素 C 的含量明显增加。

绿豆、红豆、豌豆、蚕豆、芸豆等不在大豆的范围之内，它们淀粉含量高，也称为淀粉豆。淀粉豆类不含大豆异黄酮、蛋白质含量也不如大豆高，其营养成分更接近粮食，可部分代替主食。

⊙ 大豆膳食贡献

　　大豆的膳食贡献是能为人体提供优质蛋白质、钙、钾等营养物质，对降低绝经期和绝经后女性乳腺癌、骨质疏松的发生风险有一定益处。大豆中还含有磷脂、低聚糖以及异黄酮、植物固醇等多种有益于健康的成分，具有多种健康功效，尤其对老年人和心血管病患者是一类很好的食物。

膳食建议

大豆每日食用量：25 克左右

　　健康成年人每天食用大豆 25 克比较适宜。食用豆制品的适宜量可以参考"豆类食物互换图"。身体状况特殊的人群应咨询营养医生确定适宜的摄入量。

不同人群大豆类食物建议摄入量

食物类别	单位	幼儿（岁）		儿童青少年（岁）			成人（岁）	
		2~	4~	7~	11~	14~	18~	65~
大豆	（克/周）	35~105	105	105	105	105~175	105~175	105
	（份/周）	1.5~4	4	4	4	4~7	4~7	4

注：数据引自《中国居民膳食指南（2016）》。

误区 34　豆浆不如牛奶好

豆浆经常被拿来和牛奶比较，并且"输"给牛奶，被标上"会使人中毒"的标签、扣上"没有牛奶好"的帽子。

要问"牛奶好还是豆浆好"，就好像在问"爸爸好还是妈妈好""北大好还是清华好"。这个问题的科学答案是：都好，各有各的好。

⊙ 豆浆、牛奶都是营养好食物

牛奶被评价为"最接近完美的食物"，被称为"白色血液"。牛奶最大的营养优势就是补钙，豆浆远不能与之相比。

豆浆是我国传统美食，是具有中国民族特色的"国民饮品"，在欧美享有"植物奶"的美誉。国人天天喝牛奶的时间不长，但喝豆浆的历史很长。豆浆的优势在于，其脂肪多是不饱和脂肪酸，饱和脂肪酸和碳水化合物含量低于牛奶，且不含胆固醇，这使豆浆更适合心血管患者饮用；另外，大豆还有多种有益健康的成分，如异黄酮、植物淄醇等，这是牛奶不具备的。

在补充蛋白质方面，豆浆中蛋白质含量与牛奶相当，两者都属于优质蛋白质，是补充蛋白质的高效食品。

总之，豆浆和牛奶一样好，各有特点，可以互补，大家根据身体需要选择即可，最好两种都适量喝一些或者轮着喝。

⊙ 喝豆浆会中毒——没有的事儿

"喝豆浆会使人中毒"的说法，不正确、不全面。此事的真相是：饮用没有烹煮熟透的或生豆浆会有中毒风险。

大豆中含有一些抗营养因子，如胰蛋白酶抑制因子、脂肪氧化酶和植物红细胞凝集素，喝了生豆浆或未煮熟的豆浆后，数分钟至 1 小时内可能引起恶心、呕吐、腹痛、腹胀和腹泻等胃肠症状。但是喝煮熟的豆浆绝对安全，大豆中的抗营养因子遇热不稳定，加热处理即可消除。

⊙ 豆浆和鸡蛋搭配，没有问题

"豆浆不能跟鸡蛋一起吃"的理由是豆浆中的胰蛋白酶抑制因子会抑制蛋白质的消化，影响鸡蛋的营养吸收。这个论调站不住脚，因为我们喝的豆浆都是煮熟的，胰蛋白酶抑制物在煮豆浆的过程中已经失活。否则别说鸡蛋中的蛋白质，豆浆本身的蛋白质也吸收不了，还会产生胃肠问题。

所以，喝豆浆可以搭配鸡蛋。当然，鸡蛋的食用量要合理，而且请搭配熟鸡蛋，生鸡蛋不在讨论范围内。

膳食建议

豆浆应该这样喝——煮透、无糖

喝豆浆必须要煮熟、煮透。生豆浆必须先用大火煮沸，再改用文火持续煮 5 分钟左右。因为豆浆在煮到 80 摄氏度时，会出现"假沸"现象，泡沫上浮，不小心就溢出，但此时并没有煮熟，应该再文火煮 5 分钟。

建议大家尽量喝无糖豆浆。原因很简单，加糖会增加能量，常喝加糖豆浆会引发肥胖等一系列问题。一次喝不完剩下的豆浆，需要冷藏保存。

坚果食用误区

误区 35　吃坚果等于喝油

坚果是很受大众欢迎的传统零食，尤其在过年的时候，亲朋好友聚会聊天时，磕嗑瓜子、吃点坚果，很有气氛。但是近几年，随着肥胖问题的日益突出，人们开始对坚果产生警惕，认为吃坚果就等于喝油，会发胖，会导致多种疾病，应该尽量少吃，能不吃就别吃。

其实，坚果本身是营养很好的食物，但是要讲究吃法，多多益善不对，一点儿不吃也不对。

⊙坚果是有益健康的食物

坚果是人们休闲、接待嘉宾、馈赠亲友的常见食品，是较好的零食，也可以做菜。研究证实每周吃适量坚果，对人体健康有诸多益处，因为坚果中有多种有益健康的营养成分。

坚果富含脂肪和蛋白质，是一种高能量食物，同时含有丰富的矿物质、维生素 E 和 B 族维生素。坚果中的脂肪多是对人体有益的"好脂肪"：大部分坚果中的脂肪酸以单不饱和脂肪酸为主，核桃和松子中多不饱和脂肪酸含量较高；葵花籽和西瓜子、南瓜子中的亚油酸含量较高；核桃是 α-亚麻酸的良好来源，α-亚麻酸是 DHA 的前体物质，对大脑发育有好处。花生中的烟酸含量较高，杏仁中的维生素 B_2 含量较高。

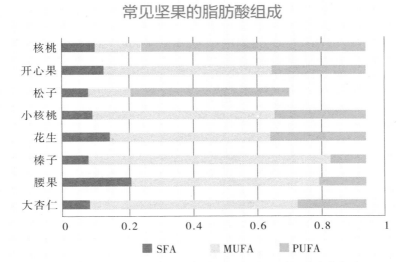

常见坚果的脂肪酸组成

注：SFA 饱和脂肪酸，MUFA 单不饱和脂肪酸，PUFA 多不饱和脂肪酸；
数据引自《中国居民膳食指南（2016）》。。

⊙ 坚果有助于控制胆固醇，可以降低心血管疾病的发病风险

临床对照研究表明，坚果干预组比几乎不摄入坚果的人群的胆固醇和低密度脂蛋白胆固醇水平，都有所下降，从而改善了血脂异常症状。

坚果可以通过调节胆固醇、改善血脂异常，进而降低心血管疾病的发病风险，已经被多项科学研究证实。

此外，适量摄入坚果的人比几乎不食用坚果的人，患高血压、糖尿病等代谢综合征的概率都要低一些。

⊙ 坚果有助于减肥

吃坚果会发胖的观点流传已久，因为坚果中油脂较多。这种观点并非全然正确，事实是适量食用坚果有助于控制体重。

坚果中油脂含量确实较高，但坚果中所含脂肪多为不饱和脂肪酸，是对人体健康有益的；坚果还富含膳食纤维和蛋白质、碳水化合物，有很好的饱腹感，尤其是杏仁、腰果、核桃、松子等树生坚果，适量食用是有助于减肥的。国外一些研究也发现，食用坚果与发胖率增加无关，推荐把坚果作为预防肥胖和其他慢性疾病的一种饮食。

⊙ 坚果有益但不能过量——吃坚果关键在于"适量"

坚果有这么多益处，但所有的益处都建立在食用"适量"的基础上。坚果不是应不应该吃的问题，而是吃对量的问题。

坚果中油脂含量高，碳水化合物和蛋白质也不少。一边聊天看电视一边吃坚果，很容易不知不觉吃过量，不加节制地吃坚果必然导致肥胖，还容易引起嘴角起泡等"上火"症状。

● 小贴士：高脂肪坚果和高碳水化合物坚果

脂肪含量大于 40% 的坚果有：核桃、胡桃、松子、榛子、花生、葵花子、南瓜子、杏仁、开心果等。"过量"吃坚果等于喝油，虽然夸张，却有一定的道理。

碳水化合物大于 40% 的坚果有白果、栗子、莲子、芡实米等。

⊙ 原味坚果为食用首选

除了注意食用量之外，吃坚果还要注意以下几点。

坚果最好食用原味的。不要选经过调味的和油炸的坚果。椒盐腰果、油炸花生之类的不要吃，以免盐分摄入过量，不利于健康。

发霉变质的坚果千万不能吃。发霉的坚果含有黄曲霉毒素，是一种强烈的致癌物。产生"哈喇味"的坚果也不能吃，这是脂肪氧化所致，脂肪氧化是自由基反应，会促进人体衰老，对皮肤也会有影响。

特殊状况人群别吃坚果。对坚果过敏的人、幼儿、腹泻者还有咽喉疾病患者最好别吃坚果。

膳食建议

坚果每日推荐食用量：10 克

推荐大家每周摄入坚果 50~70 克，平均每天摄入 10 克左右即可，糖尿病人的食用量要再减少一些。

10g 坚果相当于葵花子一大把、中等大小的核桃 2 个、板栗 4 个、花生 15 粒、开心果 20 个。

如果一次食用坚果过多，就要减少一日三餐的饮食总能量。在每日摄入能量总量不变的情况下，坚果是一日三餐外最好的加餐。

误区 36　　吃核桃补脑

核桃很像一个微型的"大脑"，有左半脑、右半脑、上部大脑和下部大脑，甚至还有类似大脑皮层的褶皱和折叠，因此很多人对"核桃能补脑"的说法深信不疑。很多核桃食品为了推销产品，大肆渲染核桃补脑的功能：小孩多吃核桃能更聪明；长者多吃核桃能防治老年痴呆；学生、上班族等用脑人群多吃核桃能迅速补充脑力，增强学习和工作能力。

核桃中确实含有一些有益于大脑发育的物质，但是不能够达到人们所谓的"补脑"效果。而对于核桃长得像大脑所以能补脑的"以形补形"的观点，更是一点科学原理都没有。

⊙ 普遍的"补脑"误区——急功近利与过量

核桃具有"补脑"的功能，迷信于此的人容易陷入"过量食用"和"急功近利"的误区。有很多孕妇为了给胎儿"补脑"，大量吃核桃，结果造成妊娠高血糖。这类就医患者很多，后果很危险。

食物营养的作用是长期积累的效果。核桃的补脑作用需要长时间的摄入积累才能发挥出来，不能急功近利。核桃中的不饱和脂肪酸被吸收之后，再运输到大脑参与大脑细胞膜是一个长时间的代谢过程。所以，核桃具有一定程度上的"补脑"功效，但是不能过于迷信这点作用而盲目吃核桃或者其他坚果。

⊙ "补脑"理解有偏差

"补脑"本身就是一个很具争议的话题，"补脑"没有准确的定义。目前没有可靠的研究数据能证明核桃具有提高或改善大脑功能的作用。

观察消费动机，大多数消费者对"补脑"的期待是：能够开发智商、提升智力甚至治疗弱智、快速补充脑力、缓解大脑疲劳、增强学习能力、提高工作能力等。

但是目前，科学对大脑的主要研究领域是"发育"和"衰老"，这与消费者的期望不完全是一回事儿。人的智力会在 20~30 岁左右达到顶峰，之后则很难提升。正确的饮食包括日常摄入少量核桃等坚果，确实有利于延缓大脑的衰老过程，减少某些疾病风险。但这跟人们期望的"吃了核桃马上就反应快了，记忆好了，智力噌噌往上跑了。"是两回事。

⊙ "补脑"其实是促进发育和延缓衰老

目前的科学研究结果说明，坚果在大脑的"发育"和"衰老"方面有一些作用和价值，长期吃核桃等坚果能改善一些与大脑功能相关的指标。

坚果和橄榄油等食物中富含维生素 E、多酚类物质，维生素 E 和维生素C 有助预防老年痴呆症。一些研究进一步发现，维生素 E、多酚类物质，具有很好的抗氧化能力。人体大脑组织对氧化损伤十分敏感，摄入充足的抗氧化物质是很有必要的。

国内外多项研究结果显示，在膳食中加入一些核桃或其他坚果、坚果油，能够对身体起到有益效果，进而可以间接促进大脑功能的健康状态。

⊙ "核桃补脑"其实是"坚果补脑"

核桃中确实具有"补脑"的物质基础，比如 α-亚麻酸、蛋白质、锌等，但是，这些物质并不是核桃特有的，而是坚果类共有的特性，甚至其他种类食物也具备这种特性，比如深海鱼。所以"补脑"作用，是坚果类食物共同的营养特点。

补脑物质基础1——α-亚麻酸。 DHA 是婴幼儿配方奶粉中的重要营养物质，对婴幼儿大脑发育很重要，对老年人延缓大脑衰老也有重要意义。DHA 俗称"脑黄金"，α-亚麻酸是 DHA 的前体，可以间接补充 DHA。核桃是 α－亚麻酸的良好来源，但是，核桃并不是 α－亚麻酸的唯一植物来源，也不是含量最高的坚果。

补脑物质基础 2——蛋白质。蛋白质是人体大脑的主要成分，但是，并非蛋白质摄入越多就越好，人脑发育到一定程度之后，脑细胞数量开始呈下降趋势并不可逆转，吃再多蛋白质也于事无补。所以，坚果的补脑作用是有限的。

补脑物质基础 3——锌。锌是脑垂体的重要成分，对人体智力的生长发育具有重要作用。锌缺乏会影响人的记忆力，但是，并不是锌越多，记忆力就越好。过量的摄入锌，还有可能造成锌中毒。核桃中锌含量相对多一点，但大部分坚果中都有含量不错的锌。

补脑物质基础 4——维生素 B、维生素 E 等。维生素 B、维生素 E 可防止细胞老化，增强记忆力，延缓衰老，坚果类食物中普遍含有这两种物质。

膳食建议

吃坚果不可过量

核桃等坚果很香，容易进食过量，所以要特别注意限量。坚果类食物高油脂，容易消化不良，导致腹泻，食用过量会造成体内脂肪堆积和某些营养素过剩，如锌元素在体内积累过多，会引起中毒反应，后果严重。

PART 5

油、盐、糖
食用误区

吃油的误区

误区 37   油 = 肥胖和高血脂，不吃油！

相信大多数人都知道饭菜油大了不好，只是有的人控制不好用量而已；还有一些人由于惧怕肥胖、高血脂等疾病的困扰，把油看得过于不好，拒绝吃油，每天清汤寡水，长期不吃油。

长期不吃油会导致身体营养不协调和代谢性疾病。对于食用油，我们要计较的是用量的问题，而非吃不吃的问题。

⊙ 长期不吃油对身体有伤害

食用油是一种脂质，大家现在有点谈脂色变，但是不要忘了脂质是人体必要的六大营养素之一。人体必需适当摄入脂质才能保证正常的生理功能，长期不吃油会导致体内脂质不足，引发多种疾病。

长期不吃油会导致体内必需脂肪酸缺乏或不足。食用油能够为身体提供能量，更重要的作用是为身体提供必需的脂肪酸。必需脂肪酸是指人体不能自我合成，必须由食物供应的脂肪酸，如亚油酸和 α - 亚麻酸。人体如果缺乏必需脂肪酸，会影响机体免疫力、伤口愈合、视力、脑功能及心血管健康，还会产生生长发育迟缓、生殖能力下降、皮肤感染风险增加等症状。

长期不吃油会导致脂溶性维生素营养不良。人体的很多生理活动都得益于体内的脂质，脂溶性维生素 A、维生素 D、维生素 E、维生素 K 以及胡萝卜素等营养素的吸收都需要脂质的协助；血脂的调节、血栓的清理也需要油脂的参与。长期不吃油或油脂消化产生吸收障碍时，身体会出现脂溶性维生素不足或缺乏的症状。

食用油不仅给我们的食物提供香味，更重要的是给人体提供营养。长期不吃油不仅会导致饭食无味、食欲下降，更严重的是会导致人体营养缺失。

⊙ 油摄入过量对健康有害

人不能不吃油，但是也不能多吃油。根据我国居民食油用量监测结果显示，现在人们面临的问题不是缺油、少油的问题，而是食油摄入量过多及其给人体带来的健康危害。

调查显示，2010—2012 年间，我国城乡居民平均每人每天食用油的摄入量为 42.1 克，与 10 年前相比，人们食用植物油的比例有所提高，食用动物油的比例有所下降，但是摄入总量没有下降，基本持平。我国仅有 45% 成年居民烹调用油摄入量符合推荐标准（≤ 30 克 / 天），约 26% 的居民每天用油超过 50 克。

综合分析国内外研究文献，结果表明总油脂及动物脂肪摄入量增加可增加肥胖的发病风险，并可能增加高脂血症、糖尿病、心脏病等疾病的发病风险。早有调查显示，不良生活方式对健康的负面影响很大，全球早逝人群中，约一半的人有慢性疾病，而其慢性疾病的发生和发展与油脂摄入量和油脂类型不当有一定关系。

☉ 减少烹调油摄入量的方法

使用烹调油量具。将每天全家应该食用的烹调油的总量倒入量具内，可以有效控制用油量，逐渐养成习惯，对预防慢性病大有好处。

合理选择烹饪方式。多采用蒸、煮、炖、焖、汆、凉拌等烹调方式，少用油炸和油煎的方式。

多使用不粘锅、微波炉等炊具。合理使用炊具可以帮助减少烹调油的用量。

减少外出就餐。餐馆做菜往往用油偏大，而且烹调油质量没有保障。

少吃油炸食品，少摄入饱和脂肪。油炸食品油脂多，而且高温油炸会产生多种有害物质，对人体不利。

☉ 注意食物中"隐藏油"

除了烹调用油，生活中有很多食物中含有大量油脂，除了控制烹调油摄入量，对这些看不见的隐藏油也要控制。

坚果类食品含有大量隐藏油。花生、瓜子、核桃、杏仁、开心果、松子等都富含油脂，形象地说，吃25克花生或40克葵花籽或3个核桃，就相当于摄入10克食用油。虽然坚果油一般都是"好"油，但是好油过量同样会引发身体肥胖等一系列问题，所以好油也要限量。

生活中还有很多隐藏大量油脂的食物，比如冰淇淋、膨化食品、饼干，还有速冻食品和沙拉酱等。冰淇淋在制作过程中经常需要加入奶油之类的东西；膨化食品和饼干油脂很多，放在餐巾纸上，餐巾纸很快就会被油渍浸透；速冻食品为了好吃，也会在里面添加油脂；一直是小清新形象用来拌蔬菜的沙拉酱，其实并不是那么清新，脂肪也不少。

膳食建议

食用油每日推荐用量:25~30 克

　　成人每天烹调油的摄入量应为 25~30 克，而且要采用植物油烹调。

　　目前我国居民每人每天的烹调油摄入量普遍偏高，应减少烹调油和动物脂肪用量，培养清淡饮食习惯，少吃油炸食品。食物多样化也包括食用油多样化，日常生活中应该经常更换烹调油的种类。

不同人群（轻身体活动水平）烹调油推荐摄入量

项目	幼儿（岁）		儿童青少年（岁）			成人（岁）	
	2~	4~	7~	11~	14~	18~	65~
烹调油（克/天）	15~20	20~25	20~25	25~30			

注：数据引自《中国居民膳食指南（2016）》。

误区 38　　所有的植物油都是好油

随着肥胖问题被广泛关注，人们开始越来越注重食用油的安全性和质量，在嫌弃动物油的同时，盲目地只看到植物油的好处。有些人对橄榄油的保健作用深信不疑，认为橄榄油是最好的油，最适合人体营养需要，把食用橄榄油当成一种健康的标志。近年来，橄榄油逐渐演变成一种送礼的时尚。

从以上误区可以看出，人们对植物油和橄榄油的认知很不全面，对于动物油的认识也不够正确。

⊙ 动物油有"过"也有"功"

烹调油按照原料来源可以分为动物油和植物油两种。现在普遍强调减少动物油的摄入量，提高植物油的摄入量，但是动物油并非"罪大恶极"。动物油并非没有优点：其一，动物油中有较多的饱和脂肪酸，对人体不利，但是并非所有动物油的饱和脂肪酸含量都很高，比如鸡油、鸭油；其二，除了饱和脂肪酸，动物油还含有胆固醇，动物油是人体外源性胆固醇摄入来源的一种。人体内胆固醇过多自然不健康，但过少也不行。胆固醇是人体组织细胞的重要成分，能够合成和转化为维生素 D_3、胆汁酸及人体某些重要的激素。

所以偶尔食用动物油，对身体是没有危害的。人们要科学地看待动物油，选择比较"好"的动物油食用，无可厚非。当然，一定要遵守"少量"的基本前提。

糖尿病患者和心血管疾病患者最好远离动物油和动物脂肪。

常见动物油的脂肪酸构成表

食物	饱和脂肪酸 （百分比）	多不饱和脂肪酸 （百分比）	单不饱和脂肪酸 （百分比）
牛油	61.8	4.0	34.0
羊油	57.3	5.3	36.1
猪油	43.2	8.9	47.9
鸡油	25.9	26.0	45.8
鸭油	29.3	9.9	59.2

⊙ 植物油有"好"也有"坏"

提倡多选择植物油来烹调食物，也不是说所有植物油都是有益健康的，植物油也有"好""坏"之分。

"坏"植物油比如棕榈油和椰子油等，它们虽然是植物原料，但是其所含脂肪酸比例与大部分植物油的比例不同，他们的不饱和脂肪酸低而饱和脂肪酸高，甚至比某些动物油的饱和脂肪酸含量要高。这样的植物油不推荐人们常食用。

常见植物油的脂肪酸构成表

食物	饱和脂肪酸 （百分比）	多不饱和脂肪酸 （百分比）	单不饱和脂肪酸 （百分比）
豆油	15.9	58.4	24.7
花生油	18.5	38.3	40.8
玉米油	14.5	54.6	27.7
橄榄油	15.5	11.10	71.2
棕榈油	43.4	12.1	44.4
色拉油	14.4	40.2	45.1

⊙ 不要迷信橄榄油

橄榄油是一种比较好的植物油，它的优势在于单不饱和脂肪酸含量高而胆固醇含量为零，对胆固醇和血脂的调节作用要优于其他种类的油，有利于冠心病等心血管疾病的预防；另外，冷榨橄榄油中维生素 E 和多酚类化合物的含量比较高，这两种物质具有抗氧化作用。

但是不能迷信橄榄油，原因有三：其一，若以单不饱和脂肪酸含量高低论好坏，橄榄油并非唯一选择，茶油和橄榄油不相上下；其二，不含胆固醇不是橄榄油独有的特征，很多植物油中都不含胆固醇；其三，橄榄油在 190 摄氏度下才能有效发挥其营养价值，也就是说橄榄油不适合煎炸，因为高温（超过 190 摄氏度）加热会破坏其中的抗氧化成分，失去其营养优势。

觉得橄榄油好，不论炒、溜，还是煎、炸都使用橄榄油的做法，是一种浪费。橄榄油不具备 "防癌" "防辐射" "预防和治疗心脑血管疾病" 的功效，商品广告中如此宣传，一味夸大橄榄油的营养价值，是不科学的。事实上没有任何一种油是完美无缺的，大部分植物油中所含的人体必需脂肪酸——亚油酸和 α - 亚麻酸的量都比较少。而且，即使是好油，也要切记不能多吃，每天总量不能超过 25~30 克。

⊙ 买油不贪多、贪大

购买植物油时要根据家庭的用量选择合适的包装，不要贪多贪大，以便经常变换烹调油种类，还可以避免浪费。食用过期的油会产生健康隐患，烹调油一定要在保质期内食用，开封后要尽快吃掉。

植物油的存储要注意以下几点：第一要避免阳光直射；第二要密封好，减少氧化反应发生；第三要避免高温，放在阴凉的地方；第四要防止进水。简而言之就是八个字 "避光、密封、低温、防水"。

过期的油，不能吃。一般常见植物油的保质期只有半年，超过保质期的油会发生酸败，食用后对人体不利。有哈喇味的油绝对不能吃，有哈喇味说明油的氧化已经很严重，氧化不仅会破坏油脂中的不饱和脂肪酸和维生素，还会产生对人体有害的物质。

小贴士：家中应常备两种植物油

不同的植物油有不同的特性，适合的烹饪方法也不同，按照最好、最理想的状态，家里需要准备至少三种油来配合不同的烹饪方式，但是容易造成浪费，按照推荐食用油摄入量，可能还没吃完就过期了。所以，建议人们选择一种适合最经常使用的烹饪方式的油常备家中，再准备一种备用油配合其他烹饪方式，足以满足一般家庭所需。

⊙ 不要反复使用高温加热过的油

在烹调时，不要等到油热到冒烟了才下菜，油热到七分就好。冒烟说明油温已经非常高，超过了油的烟点，这时的油容易发生氧化聚合反应，生成一些有害物质，同时容易破坏食物中的营养成分。

千万不要反复用油，这个习惯实在不划算，省了一点点油，可能毁了健康。反复使用的高温油，很多成分都变了，会产生致癌物质。

膳食建议

吃油要"花心"：多种植物油换着吃

不同的植物油营养特点不同，适合的温度不同，烹饪时应该根据不同的烹饪方法选择不同烹调油。

高温爆炒和煎炸：可以选择棕榈油，椰子油等。这些油饱和脂肪含量高，饱和脂肪是最稳定、保质期最久、发烟点最高的一种油脂。

凉拌：特级初榨橄榄油、茶油、芝麻油比较适合做凉拌菜或沙拉。凉拌能够发挥其营养优势，因为其所含单不饱和脂肪酸相对不稳定，高温煎炸下易氧化，产生有害物质。

普通炒菜：可以选择一般的花生油，大豆油、葵花籽油、玉米油等，这些油的脂肪酸相对稳定，炒菜的温度也不会很高，所以适合炒的烹饪方式。

提醒大家，不要以为"调和油能完美解决脂肪酸比例和稳定性"的问题，图省事行不通，目前调和油中脂肪酸不全面，调配比例也没有标准。

误区 39　反式脂肪酸危害没那么严重

反式脂肪酸、氢化植物油，这些专有名词对很多人来说比较陌生。我国的油氢化技术是舶来品，国人对反式脂肪酸的认识也相对滞后，又因为反式脂肪酸的危害是长期积累后发作的，以致人们对此不重视。很多人即使知道奶油蛋糕、方便面、炸鸡腿、炸薯条等食物吃多了不好，但是仍然在食用，对其危害不以为然。

对反式脂肪酸这种无所谓的态度一定要纠正，反式脂肪酸应该是人人喊打喊杀的公敌，比喻其为"餐桌上的定时炸弹"一点儿不过分。

⊙ 认识反式脂肪酸，从食用油说起

常温下，脂肪以固体形式存在，油以液体形式存在，油脂是油与脂肪的合称，科学上称为三酸甘油酯，油脂水解即变成甘油与脂肪酸。

食用油中，除少量脂溶性维生素 E 和维生素 K 外，几乎都是脂肪酸成分。根据是否含有不饱和键，脂肪酸可以分为饱和脂肪酸、不饱和脂肪酸；根据含有不饱和键的数目，不饱和脂肪酸分为单不饱和脂肪酸、多不饱和脂肪酸。

反式脂肪酸，主要来自经过"氢化"的植物油，经氢化处理的油更耐高温、稳定性更强、售卖保质期更长，用它烹饪还能增添食品酥脆口感，因此，受到食品生产企业的追捧。

⊙ 不同脂肪酸对人体作用不同

饱和脂肪酸：主要存在于动物性食品中，如动物油、肥肉、黄油等，某些植物油中也含有大量饱和脂肪，如椰子油、棕榈油等。长期食用大量饱和脂肪对人体会造成伤害，所以建议大家减少动物性油的摄入比例。

不饱和脂肪酸： 主要来自植物性食物，含有单不饱和脂肪酸的食物比如橄榄油、茶油、牛油果、夏威夷果等；含有多不饱和脂肪酸的食物比如菜籽油、玉米油、花生油、大豆油等。适量摄入不饱和脂肪酸对维护人体健康有益。

根据不饱和化学键的位置不同，不饱和脂肪酸还可以分为 n-9、n-6 和 n-3 系脂肪酸。近几年，营养学分析发现，提高 n-3 系列脂肪酸和 n-6 系列脂肪酸比例对人体具有重要意义，二者的含量可以作为选购烹调油的一个重要标准。

n-9 系列脂肪酸： 以油酸为代表，大部分为单不饱和脂肪酸，在橄榄油和茶油中含量丰富，有降低血胆固醇、甘油三酯和低密度脂蛋白（坏胆固醇），升高高密度脂蛋白（好胆固醇）的作用。单不饱和脂肪酸对延缓血糖的升高、改善胰岛素抵抗、保护心血管、预防心脏病等方面都有利。

n-6 系列脂肪酸： 以亚油酸为代表，大部分为多不饱和脂肪酸，在玉米油、葵花籽油中含量丰富，是人体必需脂肪酸，具有重要生理作用。

n-3 系列脂肪酸： 包括 α-亚麻酸、二十碳五烯酸（EPA）和二十二碳六烯酸（DHA），大部分为多不饱和脂肪酸。胡麻油中富含 α-亚麻酸。α-亚麻酸是人体必需脂肪酸，在体内可以转化为 EPA 和 DHA，DHA 是婴幼儿视力和大脑发育不可缺少的。对于成年人，n-3 系列脂肪酸能有起到降血脂、改善血液循环、抑制血小板凝集、阻抑动脉粥样硬化斑块和血栓形成的作用，对心血管疾病的防治有良好效果。

反式脂肪酸： 是最伤人的脂肪酸，广泛存在于加工食品中，生活中常见的人造脂肪、人造黄油、人造奶油、人造植物黄油、起酥油、植物脂末、代可可脂、奶精等，都是反式脂肪酸的代名词，经常食用含有这些物质的食品，对人体非常不利。

常见油脂中脂肪酸组成图

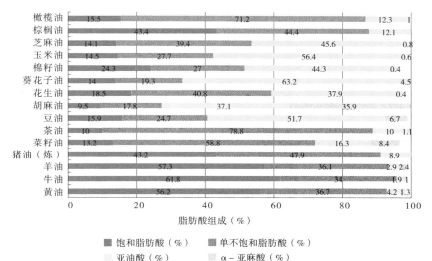

	饱和脂肪酸（%）	单不饱和脂肪酸（%）
	亚油酸（%）	α-亚麻酸（%）

注：数据引自《中国居民膳食指南（2016）》。

● 小贴士：天然反式脂肪酸

在一些天然食物中也存在反式脂肪酸，如奶制品等，不过含量极少。奶类食物对人体的营养补充作用很重要，不必因噎废食。天然反式脂肪酸对人体是否有害，还存在争议，有待研究，目前有少数研究表明天然反式脂肪酸并不会像人造反式脂肪酸一样导致冠心病等心血管疾病。

⊙ 反式脂肪酸的危害

反式脂肪酸对人体的危害是多方面的，而且后果严重，要特别禁食反式脂肪酸的群体及原因如下。

儿童和青少年：反式脂肪酸会损害大脑发育，甚至导致行为障碍。

孕妇和乳母：反式脂肪酸会损害胎儿及婴儿的大脑发育。

育龄青年：反式脂肪酸可能导致男性精子功能异常，女性流产发生风险增高。

心脏病患者：研究表明，反式脂肪酸摄入量过多可引起低密度脂蛋白（坏胆固醇）升高、高密度脂蛋白（好胆固醇）降低，增加患动脉粥样硬化和冠心病等心脑血管疾病的风险。

神经系统疾病患者：反式脂肪酸损害神经组织及其机能。

糖尿病患者：反式脂肪酸会增加胰岛素抵抗，引发或加重糖尿病患者的病情。

老年人：反式脂肪酸会导致大脑机能衰退加速，增加老年人患痴呆症的风险。

常见加工食品反式脂肪酸含量

反式脂肪酸来源	食品名称	贡献率（%）
加工来源	植物油	49.8
	糕点（包括蛋糕、派、萨其马、其他糕点）	4.05
	比萨、汉堡、三明治	2.65
	饼干	2.50
	油饼、油条	2.36
	面包（牛角、奶油等）	2.31
	其他	7.49
	小计	71.17

注："其他"食品如巧克力、速溶咖啡、奶茶/奶精、速冻食品、方便面等；数据引自《中国居民膳食指南（2016）》。

膳食建议

反式脂肪酸每日摄入上限：2 克

按照世界卫生组织的建议，一个人一天反式脂肪酸的摄入量平均不宜超过 2 克。2 克反式脂肪酸相当于一个小份的炸薯条或者一杯珍珠奶茶。

有些反式脂肪酸的摄入是无法避免的，因为很多食物中都含有反式脂肪酸，它广泛存在于加工食品中，而且有些天然食物中也含有少量的这种成分。所以，注意不食用含有反式脂肪酸的加工食品，变得尤为重要。

吃盐的误区

误区 40　钾盐好，应该多吃点儿

有的人口味重，不知道高盐饮食的危害；有的人知道饮食应该少盐，但是却控制不好；还有的人认为钾盐的钠含量比较低，可以多吃点儿，久而久之，引发一系列高盐饮食的麻烦，甚至疾病。

高盐饮食非常不利健康，高钾低钠盐是各种盐中比较好的选择，但是钾盐也是盐，依然要注意控制用量。

⊙ 高盐饮食有害健康

根据国民营养和健康状况监测结果，我国每人日平均食盐的摄入量为 10.5 克，远远高于膳食推荐摄入量（6 克 / 天）；65% 成年居民都超过了建议摄入量， 34% 成年居民的食盐摄入量超过了推荐量的 10%。研究证据表明，高血压、脑卒中和胃癌等都与盐摄入过多有关。

1. 高盐摄入增加高血压的发病风险

高血压是脑卒中等心血管疾病的重要危险因素，因此高盐摄入会导致脑卒中等心血管疾病的发病风险。高盐摄入引起高血压的机制主要有四点：钠离子过多会引起水钠潴留，导致血容量增加，血压上升；钠离子可引起细胞水肿，使血管腔变窄；钠离子能增加血管对儿茶酚胺类缩血管因子的敏感性；细胞内钠离子增加后，会抑制钠–钙交换，导致血管平滑肌内钙离子浓度上升而引起血管平滑肌收缩。高盐饮食还可以改变血压昼高夜低的变化规律，变成昼高夜也高，发生心血管意外的危险性大大增加。

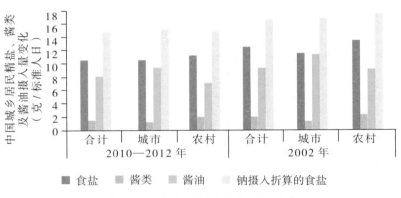

中国居民食盐摄入量及来源变化（2002—2012 年）

注：数据引自《中国居民膳食指南（2016）》。

2. 高盐摄入可增加胃癌的发病风险

长期高盐饮食会造成胃黏细胞与外界较高的渗透压，可导致胃黏膜直接损伤，发生广泛性的弥漫性充血、水肿、糜烂、溃疡等病理改变，增加胃黏膜细胞发生癌变的风险；摄入过量盐分还会使胃酸分泌减少，从而抑制前列腺素 e 的合成，降低胃黏膜的防卫能力，增加胃部病变及发生胃癌的风险。

3. 高盐摄入可能会诱发肾脏疾病和骨质疏松

盐分是经肾脏排泄的，有关研究发现，高盐饮食会使人排出的尿液中的蛋白质含量增加，尿液中蛋白质含量增加是肾脏损伤、肾脏疾病的一个危险信号。超过身体需要的盐分，会加重肾脏的负担，多余盐分越多，肾脏负担就越重，导致肾脏疾病的可能性越大。钠离子代谢和排出人体时，会携带部分钙离子流失。长期高盐饮食的人尿液中的钙水平普遍比较高，长此以往，体内钙流失过多会增加骨质疏松症的发病风险，还会增加肾结石的风险。

⊙ 认识"碘盐"：预防甲状腺疾病

食盐是烹调食物的主要调味品，也是加工食物的重要调味品。饮食中不能没有盐，人体也需要盐分。市面上有各种各样的盐：健康平衡盐、低碘盐、无碘盐，海盐、湖盐、岩盐、竹盐等，可谓"盐花缭乱"，我们要会分辨出合适自己的盐。

碘盐是最普通的盐，适合广泛的健康人群。食盐的主要成分是钠和氯，在食盐中加碘是为了预防和缓解"碘缺乏病"。我国从 20 世纪 90 年代开始实施食盐加碘措施，有效地控制了曾流行一时的碘缺乏病。碘是人体必需的微量营养素，缺碘会造成"大脖子病"，就是甲状腺肿大。除此之外，碘缺乏还会造成儿童呆小症，甚至还有可能造成儿童脑发育障碍。我国除个别地区属于环境高碘地区外，大部分地区环境是碘缺乏、碘含量低地区。除了高碘地区，推荐健康的普通大众首选碘盐，尤其家中有孕妇、乳母和孩子的家庭，更应该食用碘盐、预防碘缺乏。

● 小贴士：适量食用碘盐与甲状腺疾病无关

现在，我国基本消除了碘缺乏病，碘盐"无功反而受过"，成为颇受争议的调味品，有人说近年来越来越多的甲状腺疾病与碘摄入过多有关。其实，健康人合理摄入碘盐是不会造成甲状腺疾病的，就是说，甲状腺疾病的发病因素跟正常食用碘盐没有关系。当然，摄入碘盐过多就另当别论。

甲状腺疾病患者不能盲目拒绝碘食物，要谨遵医嘱，有些症状是要补充碘的。通常情况下，甲状腺功能亢进、部分甲状腺肿瘤患者需要无碘盐或低碘盐饮食；甲状腺功能减退症患者需要补充碘元素。

⊙ 认识"钾盐"：预防高血压

钾盐即所谓的"高钾低钠盐"，钾和钠对高血压的作用，正好相反，钾离子对心血管系统具有保护作用。研究证实，当把盐摄入量从 10 克降到 4 克的时候，收缩压会有 2 毫米汞柱的下降，如果同时再适量摄入钾离子，可以进一步使血压下降 2 毫米汞柱。钾盐中的主要成分是钾离子而不是钠离子，是预防高血压的一个好的用盐选择。

注意，钾盐虽好，也要适量。高钾低钠盐与普通盐比较，味道要轻，不要因此而多放多吃，依然要控制用量。另外，钾盐不适合肾功能不全的人食用，否则可能引发高钾血症。

⊙ 加锌盐、加钙盐、加铁盐、加硒盐

与普通盐（碘盐）相比，根据钠、锌、钙、铁等元素的有无以及含量的多少，便有了如此多种类的食盐。但是这些分类与碘无关，没有明确提示均应视为含碘的盐，且碘含量与碘盐相同。

加锌盐、加钙盐、加铁盐、加硒盐，这些盐似乎自带营养光环，但是不要期待太多，本身食盐推荐量只有 6 克，这些微量元素的含量就更少了。

食盐包装袋上井研、海盐、湖盐、岩盐、竹盐等字样，与食盐的成分无关，说的是食盐的出处。

⊙ 注意"隐形盐"

生活中，很多食物含有盐分，它们不像食盐那么明显，也不好控制，很容易被忽略，不知不觉中摄入过量盐分。

调味品中有"隐藏盐"。家庭常备的酱油、味精中都含有钠离子。经测试，1克味精含有0.5克盐，100克酱油约含有15克盐。

腌制食品和预包装食品是高钠食品。比如腌肉、酱菜、榨菜等不仅含盐，而且是高盐食品。预包装食品营养标签中，钠是强制标示项目，注意，超过钠30%NRV（NRV是营养素参考值）的食品要少买少吃。

加工食品中"隐藏盐"多。香肠、火腿、薯片、虾条、咸饼干、山楂脯、话梅干等加工食品中含钠，因为盐分一方面能增加食品的美味；另一方面有助于食品的保存，是食品保存中最常用的抑菌剂。100克的香肠大约含有4克食盐，吃一根100克的香肠分分钟的事，一天标准量的2/3就吃进去了。

许多蔬菜、水果中含有天然钠元素：如空心菜、豆芽、紫菜、香蕉等，可谓自带"盐分"。

每百克高盐食物含钠离子及食盐量

食物	钠离子（毫克）	盐量（克）
榨菜	4250	11
腌芥菜头	7250	19
腌雪里蕻	3300	8.5
酱萝卜	6880	18
香肠、火腿	1000	4
黄酱	3600	9
酱油	5800	15

我们国家居民长期高盐饮食，舌尖上的味蕾对盐分可能已经不那么敏感，不能单靠味觉去分辨食物盐分的高低。而且有些食物甜味、辣味很重，咸味会被掩盖，不易被察觉。因此，人们选购食品的时候要注意看包装上标注的营养成分表和配料表，对于"盐""钠"等词和含量要敏感。

⊙ 减少食盐用量技巧

1. 量化用盐

改变重口味、培养清淡饮食，要逐渐习惯量化用盐。家中要备有限盐勺罐，逐渐减少食盐摄入，直到减至推荐用量。

2. 调味品替代法

烹调时可以多用一点醋、柠檬汁、香料、姜等调味品替代一部分盐和酱油，既增加了食物的美味，又减少了用盐。

3. 烹饪方法多样

多采用蒸、烤、煮等烹调方式，享受食物天然的味道，不是每道菜都需要放盐的。有些食物自带盐分或其他香味，比如洋葱、青椒等食物本身的味道已经很好，可以不放盐，很多汤也不需要放盐。

4. 烹饪后放盐

烹饪菜肴时最好等到快出锅时再加盐，后放盐能在保持同样咸度的情况下，减少食盐用量。凉拌菜等菜品等到食用之前再放盐更好，口感更脆爽，因为菜会"吸盐"，同时挤出汁液。总之，放盐步骤越晚越好。

5. 少喝菜汤

放了盐的菜，最好不要喝汤。

6. 少吃含盐零食

很多加工零食都是高盐食物，要学会看标签，拒绝高盐食品。

膳食建议

食盐每日推荐用量：总盐量＜6克，烹调用盐＜4克

我国居民膳食指南推荐成人每天食盐不超过6克，这其中实际用于炒菜的量应该是4克，因为人们日常所吃的很多食物和食材本身会含有盐分。4克盐相当于把一个普通啤酒瓶盖铺平的量。

不同人群（轻身体活动水平）食盐推荐摄入量

项目	幼儿（岁）		儿童青少年（岁）			成人（岁）	
	2~	4~	7~	11~	14~	18~	65~
食盐（克/天）	＜2	＜3	＜4	＜6	＜6	＜6	＜5

注：数据引自《中国居民膳食指南（2016）》。

误区 41　少吃盐，多来点儿酱油调味

酱油是家庭必备的调味品，它能给食物提鲜、着色，有人还喜欢拿酱油当食盐用。酱油似乎成了全能选手，"一瓶在手，色香味都有"。酱油比食盐"淡"，本身又具有独特的调味功能，在提倡少盐饮食的今天，很多人觉得"少用食盐，多来点酱油，是聪明的做法"。

很多人怀有这种想法，结果一不小心就盐分摄入过量了。提醒大家，酱油也不能任性吃！

⊙ 酱油"盐值"高，6 毫升酱油 ≈ 1 克盐

在食盐的误区中，介绍过控盐的一个方法是用调味品替代食盐，可以替代部分食盐的调味品有醋、葱姜蒜、柠檬汁等，但是酱油不行，因为酱油的含盐量比较高。

酱油中添加盐是为了调节自身的味道，也为了防止酱油腐败变质。酱油的含盐量高达 18% 左右，大约食用 6 毫升酱油就相当于吃 1 克盐。如果烹调时放了酱油提鲜上色，还用酱油替代了一部分食盐，最后再放点儿盐，那烹饪用盐很可能已经超过 4 克了，甚至可能超过一天食盐摄入总量（6 克）上限了。

烹调时，如果真能做到用酱油替代食盐，能够控制好用量，确实不错。但事实上，按 4 克盐用量换算的酱油量（约 24 毫升），不能满足人们对咸味的要求，所以最终的结果往往是增加了盐分摄入。

⊙ "吃酱油皮肤会黑"——毫无根据

有传言说"吃酱油会使皮肤变黑，吃得越多越黑"，这种传言毫无根据。如果吃酱油使人变黑是真的，那吃到今天，我们可能都不是黄种人，

早变成黑种人了吧。

从科学的角度，皮肤的颜色是由体内的"黑色素"决定的，酱油里没有黑色素，吃进体内也不能促进黑色素的合成。黑色素是由"酪氨酸"经过一系列复杂反应而生成的。虽然酱油里含有酪氨酸，但是含量非常少，而牛奶和豆浆等食物含有丰富酪氨酸，为什么只说"酱油会使人变黑"？这是对酱油"以貌取人"，一点儿不科学。

⊙ 酱油是营养价值比较高的调味品

酱油是家庭中常见、必备的调味品。其重要性虽不如食用油和食盐，并非不可或缺，但它却是其他调味品中营养价值比较高的。

酱油含有多达 17 种氨基酸，还有各种 B 族维生素，以及一定量的钙、磷、铁等微量元素。在控制好用量的情况下，比许多调味品要有益人体健康。

● 小贴士：选购时关注氨基酸态氮数值

选购酱油时，要关注一个关键的指标——氨基酸态氮，氨基酸态氮的数值是酱油分级的重要指标，它的数值越高酱油品质越好。

⊙ 吃酱油有讲究

酱油是我国传统的调味品，主要由大豆、小麦、食盐经过制油、发酵等程序酿制而成。它能给食物增色，还能给食物提味儿。

生抽提味。生抽是将发酵的液体直接分离出来，不加入其他成分的酱油，颜色较浅、咸味较浓、鲜味明显。所以"生抽提味"，适合炒菜和凉拌。

老抽上色。老抽是在生抽的基础上加入焦糖、糖蜜等成分，再进行发酵等工艺而制成，颜色更深，液体比生抽黏稠，鲜味比较淡，但酱味明显，合适用来给食物着色，比如红烧肉等菜肴常常用到老抽。

生抽、老抽各有用途，不要弄错。举例说红烧肉，如果用生抽给肉上色，那么为了达到满意的色泽可能要加很多酱油，导致盐分很高，食物味道也会打折扣。再如，用老抽来凉拌菜，也不好，首先视觉非常糟糕，菜肴会变得黑乎乎，味道也不好。

烹饪酱油应该熟着吃。生吃烹饪酱油容易导致病菌性腹泻。酱油中容易滋生细菌，研究表明，痢疾杆菌在酱油中能生存 2 天，副伤寒杆菌、沙门氏菌、致病性大肠杆菌能生存 23 天，伤寒杆菌可存活 29 天。消灭这些细菌的最佳方法就是加热熟吃。

凉拌酱油生吃不会有伤害。凉拌酱油微生物指标比烹调酱油要求严格，佐餐凉拌酱油通常是不经加热生吃的，国家标准规定，用于佐餐凉拌的酱油每毫升检出的菌落总数不能大于 3 万个，在这个范围内，即使生吃也不会对人体造成伤害。

膳食建议

酱油烹调技巧

尽量晚放酱油。在烹饪菜肴时，酱油最好起锅时再放。后放酱油、食盐等调味品，有助于减少盐分。炖肉时尤其不要早放酱油，酱油能加速肉中蛋白质的凝固，使肉不容易煮烂，炖肉放酱油的最佳时机是肉煮到七分熟的时候。

尽量点、蘸着吃。家中应常备一瓶老抽一瓶生抽，食用时，要分清是烹调用的酱油还是佐餐用的酱油。而且能用点、蘸的方式就不要把酱油直接倒在菜肴里，酱油蘸着吃更能减少用量。

吃糖的误区

误区42　吃糖多就会得糖尿病

很多人有一个误区，认为糖尿病是吃糖吃出来的，平时很少吃糖的人就不会得糖尿病。

这个看法是不正确的。如果只是单纯地多吃了点儿糖，不见得会引发糖尿病。当然，喜欢吃糖的人不要以此为借口放任自己大量吃糖，健康饮食提倡要少吃糖。

⊙ 糖尿病就是糖惹的祸吗？不是！

糖尿病是以高血糖为特征的一种慢性、全身性、代谢性疾病，是人体自身胰岛素分泌缺陷或胰岛素抵抗引发的，是遗传因素、环境因素等内外因素长期共同作用所致。

简单地说，糖尿病是自身出现了问题，而不是吃糖多。健康人胰岛素分泌正常，偶尔多吃些糖，身体都能承受，血糖值不会超出正常范围。自身有胰岛素分泌缺陷或受损的话，身体无法有效消化、利用和代谢所摄入的糖，就会导致血糖升高。

糖尿病人需要控制糖的摄入，但是不能完全拒绝糖，相反，有时候糖尿病患者需要糖来救命。糖尿病最可怕的不是血糖高，而是发生低血糖，低血糖的后果严重，救治不及时会致人死亡。糖尿病人往往时刻保持着对高血糖的警惕，而对低血糖的防范不够，这是很危险的。用药剂量过大、过分少吃主食等，极易导致低血糖的发生。

　　长期高糖饮食，是可能导致糖尿病发生的一个间接的外部环境因素，不是直接的、关键的、唯一的因素。当然，高糖饮食不健康，健康饮食应该少糖、控糖。

　　⊙ 糖——让人不能放肆爱的食物

　　很多人爱吃甜食，尤其是女性和孩子，一吃就停不下来。但是，糖是个让人又爱又恨的矛盾体，有好处也有隐患，像个甜蜜的陷阱。

　　糖会增加食欲，也会引发肥胖。糖或者说甜味儿，会增加人的食欲，会让人对甜食产生依赖。甜食容易越吃越多，本身能量又比较多，所以很容易引发肥胖，而肥胖是很多病症的土壤。

　　糖会让人产生饱腹感，也会影响正餐。比如很饿但又不方便就餐的时候，吃一块糖很有用。相应地，如果餐前甜食吃多了，会影响正餐，长此以往，膳食不均衡，会导致营养不良。

　　甜食会让人产生愉悦感，也会产生负面情绪。适量吃甜食确实会让人愉悦、高兴，但是糖摄入过量的话，其作用恰好相反。糖代谢时会消耗 B 族维生素，糖摄入过多会消耗大量 B 族维生素，缺少 B 族维生素会产生精神、神经方面不好的负面的反应，比如抑郁情绪。国外在这方面有一些研究，结果显示：超大量进食甜食，抑郁的症状会加重。提醒大家，不要把这点理解为"吃甜食就会得抑郁症"，否则就陷入了"吃糖就会得糖尿病"一样的误区。

　　⊙ 认识添加糖：人工加入到食品中的糖类

　　根据世界卫生组织（WHO）和联合国粮农组织（FAO）的定义，糖是对单糖、双糖和糖醇的统称。从定义里可以看出，糖大致可以分为三类，即单糖、双糖、糖醇。单糖包括葡萄糖、果糖和半乳糖；双糖包括蔗糖、乳糖和麦芽糖等；糖醇有山梨醇、甘露醇和木糖醇等。单糖和双糖都自然存在于植物性食物中。

存在于食物中的糖，我们称作"天然糖"，相对的，添加糖是指在食品生产和制备过程中，添加到食品中的糖及糖浆，包括单糖和双糖，常见的有果糖，葡萄糖，蔗糖（白砂糖、绵白糖、红糖等都是蔗糖）等，主要用于生产加工饮料、果汁、甜点和糖果等食品。

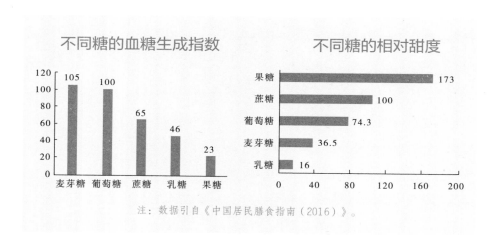

注：数据引自《中国居民膳食指南（2016）》。

糖分给人体提供能量，很多食物中含有"天然糖"而且含量还不低，典型的比如大米、白面还有荔枝等水果。人体正常的生理活动需要糖分提供能量，正常的适量的通过食用食物摄入"天然糖"有必要，有益健康，而且正常饮食足够满足身体糖分需求，添加糖完全不需要。

我们现在所讨论和需要限制的糖指的是添加糖。添加糖是纯能量物质，对人体其他营养需求没有贡献，日常饮食要注意少吃含糖多的加工食品，烹调时也要少用糖。

⊙ 高糖饮食的危害——增加龋齿，引发肥胖等多种慢性病

过量摄入添加糖会增加龋齿的发病风险。青少年儿童尤其要注意少吃糖、少喝含糖饮料。含糖饮料是青少年儿童中添加糖的主要来源，长期过多饮用不但增加龋齿发病风险，还会引发超重肥胖以及多种慢性病。无论青少年儿童还是成人的龋齿研究均显示：糖摄入会增加龋齿风险，而当添加糖摄入量 < 10% 能量（约 50 克）时，龋齿发生率开始下降，当添加糖摄入量 < 5%（约 25 克）时，龋齿发生率会显著下降。还有研究数据显示，每天喝碳酸饮料与 2 年后龋齿发生有关，可增加 46% 的患龋齿风险。

糖与肥胖等慢性代谢性疾病的发病风险有关。研究人员对多个研究项目进行综合分析发现，过多摄入含糖饮料会增加肥胖的发病风险；还可因为导致肥胖而增加 2 型糖尿病的发病风险，国外一项系统评价认为，与低含糖饮料摄入人群（每月少于 1 次或不喝糖饮料）相比，高糖摄入人群（每天喝糖饮料 1~2 次）发生 2 型糖尿病的风险增加 26%。

膳食建议

控制添加糖摄入：每天摄入不超过 50 克，少喝含糖饮料

饮食中要控制添加糖的摄入量，健康成人每天摄入糖应该不超过 50 克，最好限制在 25 克以内。

特别强调：要少喝含糖饮料，尤其是儿童。根据统计，虽然，目前我国居民的糖摄入总量并不是很高，但是隐性"添加糖"（如各种甜饮料等）摄入比例比较高，必须加以重视并逐步改善。

误区43　红糖比白糖营养、滋补

红糖被人们赋予很高的营养价值："红糖能补铁、补血""红糖是月经期间的滋补佳品""红糖比白糖营养"，很多人对于添加了枣汁、姜汁、桂圆汁等成分的红糖商品非常热衷，认为这样的红糖产品"营养加倍、功效加倍"。

事实上，红糖没有那么好，滋补作用一般，不能多吃，需要限量。

⊙ 科学认识三大类糖：单糖、双糖和多糖

糖的形式众多，按照分子结构可分为单糖、双糖和多糖。

单糖：是最简单、分子量最小的糖。人们常吃的单糖有3种：葡萄糖、半乳糖和果糖。平时吃的各种糖类，必须分解成单糖的形式才能被人体吸收利用。分解的过程就是人体"消化"的过程，需要各类糖酶的参与。不同的糖需要不同的糖酶去负责消化，糖酶之间分工很细致，如果人体内缺少某种糖酶，就会导致身体无法消化对应的糖类，一些人对牛奶的乳糖不耐受反应，即使如此。

双糖：由2～10个单糖组成的糖类，比如蔗糖（葡萄糖+果糖）、乳糖（葡萄糖+半乳糖）和麦芽糖（葡萄糖+葡萄糖）等。双糖的种类非常丰富。

多糖：比较多的（>10个）单糖聚到一起就形成多糖。多糖的分布非常广泛，人们熟知的膳食纤维、淀粉、植物中的果胶中都有多糖。

⊙ 红糖与白糖

常用来烹调食物的红糖、白糖、冰糖等都是蔗糖，只不过制作工艺稍有不同、纯度不同而已，本质是一样的。"白糖上火""冰糖败火""红糖滋补"等说法，非常不科学。红糖、白糖、冰糖都属于添加糖，容易消化吸收，升高血糖非常快，对糖尿病患者控制血糖非常不利。

红糖：通过把从植物中榨取的汁液进行过滤、熬煮、干燥等简单处理而制成。"红糖补铁""红糖能治痛经""红糖比白糖营养"这些说法都不正确。红糖加工简单，确实比白糖保留的营养物质多一些，但没有多大意义。红糖中铁含量很少且吸收率低，用红糖改善贫血的意义甚微。痛经时喝一杯温热的白开水和喝一杯红糖水，没什么差别，同样能使人舒服一点，红糖能治痛经恐怕只是心理上的错觉。

白糖：是在红糖的基础上，进行纯化、脱色、除杂质后而制成。如果把纯化脱色的糖水进行结晶操作，就会形成粒状结晶的白砂糖、冰状结晶的冰糖及小颗粒结晶的绵糖。白糖经过提纯加工，纯度高、甜味儿高，除了蔗糖和水以外就几乎不含其他营养素，不能多吃，红糖含糖量在 86% ~ 88%，精制成白糖和冰糖后含糖量高达 99.5% 以上。

⊙ 甜味剂

甜味剂是一种能赋予软饮料或其他食物甜味的食品添加剂，常见的有木糖醇、阿斯巴甜等。很多人以为它不含糖、能量低、不升高血糖、不会引发龋齿，可以任意吃，糖尿病患者更是以此为福音。这种观念是错的，不要以为甜味剂是多么健康的东西。即便它无糖无能量、不会升高血糖，但它会增加人的食欲，容易使人食量增加，进而会产生肥胖。它是一种食品添加剂，少量食用不会伤害身体，糖尿病患者可以适量吃点，满足一下口腹之欲，但长期大量食用对人体健康无益，仍然要限量。

⊙ 葡萄糖

葡萄糖是正常生理活动不可缺少的物质，在人体内直接参与新陈代谢过程，比任何其他单糖更容易被人体吸收利用，其他糖类都必须先转化为葡萄糖等单糖后，才能被人体组织所吸收利用。

葡萄糖容易消化吸收，能迅速增加人体能量、耐力，可用作发生血糖过低、感冒发烧、头晕虚脱、四肢无力及心肌炎等症状时的补充液，是病人在无法进食状态下比较好的选择。

葡萄糖除了提供能量，其他营养一般。作为糖类，过多摄入葡萄糖一样对健康不利。过量葡萄糖会造成胃肠消化酶分泌功能下降，消化功能减退；也会影响食欲，对身体不利；还会影响除葡萄糖以外的其他营养素的吸收，导致儿童贫血、某些维生素或微量元素缺乏、抵抗力降低等健康问题。

⊙ 果糖

果糖是一种单糖，它有两大特点：相比于其他类型的糖（甜味剂除外），果糖是升糖指数最低的糖，食用后血糖上升慢；果糖是目前已知天然糖中最甜的糖，还易溶于水、有清凉的口感，所以经常被添加到饮料或甜食当中。

从以上两点看，果糖似乎比较适合日常食用，糖尿病患者尤其高兴找到这样一种糖，能弥补疾病造成的甜味缺失。但事实是果糖不利于血糖的控制，因为果糖不会带来明显的饱腹感，很容易吃过量。除此之外，果糖摄入过多的话，会在肝脏中合成脂肪，引发甘油三酯升高；果糖还会妨碍人体对铬元素的吸收和利用；果糖对于一些消化能力差的人可能产生果糖不耐受反应，导致腹胀、腹痛、腹泻等不适。

因此，果糖也不能过多摄入，它没有看起来那么无害。

⊙ 果葡糖浆

简单地说，果葡糖浆就是果糖和葡萄糖的合体。除了白糖，甜饮料里加的最多的就是果葡糖浆。它综合葡萄糖和果糖的一些特点，味道很甜且口感清凉，非常适合用于生产清凉饮料和冷饮。至于营养方面，果葡糖浆跟白糖差不多。

⊙ 蜂蜜

蜂蜜是一种天然甜味来源，本身就是一种食物，而且被赋予很高的功能期许和评价。好品质的蜂蜜甚至经常被用来当作保健食品和礼品用于交际。蜂蜜是这些种类糖中比较有营养价值的，适量食用有益健康，比如可以缓解便秘、可以润肺止咳等。但是蜂蜜依然是含糖量高的食物，只能少量吃，不适合多吃。如果过量食用蜂蜜，其他糖所能引发的健康问题，它一样可以。

成熟蜂蜜中含糖总量可高达 85%，其主要成分是果糖、葡萄糖和蔗糖，不同品种蜂蜜中三者的比例会有所不同。基于葡萄糖和果糖的特点，通常人们认为葡萄糖比例高的蜂蜜具有"滋补"作用，果糖比例高的蜂蜜具有"润燥"功效。但是"基础"尚不牢固，何况加之其上"砖瓦"呢，糖类除了能量，没有特别的营养，不要把蜂蜜的保健作用看得太过神奇。

膳食建议

限制糖摄入，远离添加糖

形形色色的糖，即使看上去那么美好，即使有些糖是人体需要的，但是它们都不能过量摄入，多余的都是"糖衣炮弹"。健康饮食必须严格控制糖的摄入，尤其是添加糖。

其他调味品食用误区

误区 44　吃醋"功效"多，杀菌、减肥、软化血管

醋也是家庭常备的不可缺少的调味品之一，很多人认为醋有"杀菌""减肥""软化血管"的功效，吃什么都爱放很多醋，甚至有人直接喝醋。

醋确实有一些对人体有益的影响，但吃醋要限量，不能喝醋，醋吃多了，对人体有害。

⊙ 吃醋不能软化血管

"醋能软化血管、降血压"的说法在中老年人中流传已久，但这是一种错误的认知，没有科学依据。

血管硬化指的是血管内形成粥样斑块，血管弹性降低。醋酸有一定的降低血脂的作用，但食醋中醋酸含量很低且作用微弱，通过饮食的方式，进入人体内的醋酸达不到软化血管的目的。目前，国内外没有任何研究能证明或提示食醋有"软化血管、降血压"的作用。

⊙ 吃醋不能杀菌

"白醋熏蒸能杀菌"，事实上是过分地夸张和虚构了醋的作用，把一定程度的抑菌作用提高到了"杀菌"功能。不管从浓度、强度还是食用方式来讲，食醋都不能"杀菌"。目前的科学证据表明，熏醋并没有有效的消毒杀菌的作用。

杀菌不成，熏醋可能还会带来副作用。醋酸在室内挥发后，人体吸入含有醋酸的空气可能刺激呼吸道黏膜，导致咽喉不适，甚至呼吸困难。熏醋相当于加重了室内空气的污染，对呼吸道敏感的人而言，如有哮喘病史的人、老人和孩子，很有可能诱发呼吸系统疾病。

⊙ 吃醋不能减肥、不能帮助补钙

曾经"醋豆减肥法"风靡一时，醋豆就是在醋里腌渍过的黄豆或者黑豆。其所持论调是醋能提高身体的新陈代谢作用，防止脂肪堆积。目前并没有科学研究支持这种说法。多吃醋豆替代日常其他高能量食物的话，有可能会产生一点减肥效果，不过，这种方法无法持久，长期如此很容易造成营养素不均衡，甚至损坏肠胃，有害健康。喝醋饮料也不能减肥，还可能会增肥。因为醋饮料中会加入大量的糖来提升口感，能量很高。

醋和补钙没有关系，"在骨头汤里放醋，能置换出骨中的钙"，这是想当然。醋置换不了骨中的钙质，即便置换出来，肉骨中的钙人体是吸收不了的，就算直接吃骨髓也没有作用。

⊙ 喝醋不能软化鱼刺

有人认为鱼刺卡喉可以用喝醋的方法解决，还称这是生活妙招，殊不知很可能造成极大危害。

这种说法的理由是"喝醋能软化鱼刺"，可事实是，即使把鱼刺直接泡在醋里，也要等很长时间才能软化鱼刺，更别提喝醋了。生活中遇到这种情况，可以试着咳嗽，可能会把刺咳出来；看得见鱼刺的话还可以试着用镊子夹出来，这两种方法都不奏效的话，要赶紧就医。

⊙ 醋的真正好处：提味增食欲、去腥解腻、减少食盐、抑菌

醋能提味儿，增进食欲。在饭前吃些醋拌的小菜，对食欲不佳的人、患有慢性病的人和味觉退化的老年人来说，有较好的开胃作用，效果较为明显。另外，醋还能刺激胃酸分泌，从而达到促进消化的目的。醋对胃酸分泌较少的人很有帮助，但消化道功能正常的人并不需要通过喝醋来增进消化功能。

醋能去腥解腻。在烹制水产品或肚、肠、心等动物内脏时，醋可以消除食物的腥臭和异味，一些腥臭味道较重的食材可以提前用醋浸渍，同时，可以去除表面附着的油脂。

醋能"减盐"。对于爱吃咸味儿的人来说，不妨在菜里加点醋，多一点醋少一点盐，不仅不会感到咸度不够，反而会使菜变得更加鲜美可口，也更健康。在烹调时，少盐多醋不失为一种健康的饮食习惯，有利于减少盐分摄入，有利于避免口味越吃越咸。

醋能抑菌。食醋中含有 0.4% ~ 0.6% 的醋酸成分，可以在一定程度上抑制多种病菌的生长和繁殖。所以，在本地细菌和病毒类疾病流行的时候，人们可以在炒菜、拌凉菜时添加适量的醋，既可以开胃增食，又可以抑菌，一举两得。注意"抑菌"不是"杀菌"，抑菌作用有限。

⊙ 醋与醋口感不同，营养价值差不多

醋，主要成分都是水和醋酸。虽然有的醋还有少量的酒石酸、柠檬酸等，但决定酸度的还是醋酸。醋酸的含量越高，醋的酸味越浓。无论是哪种醋，除水和醋酸外，其他营养成分含量都很低。选购食醋时，除了稍微考虑醋的颜色对菜色的影响外，完全可根据口味喜好进行选择，

无需"见菜下醋"。

陈醋颜色深，酸度最高，醋味最浓。陈醋有一点上色的作用，适合做一些酸味突出而且颜色比较深的菜肴，比如西湖醋鱼等。

香醋醋味柔和且带一点香甜。因高温会破坏香味，香醋适合做凉拌菜或者用来点蘸做汁。

白醋无色或略带黄色，酸味柔和。白醋不会给菜上色，比较适合凉拌菜或者烹饪颜色淡的菜系，比如醋熘白菜。

果醋添加了各种水果或香料。果醋味道五花八门，日常生活中可以用它调味凉菜、搭配西餐。不要迷信果醋具有保健作用，没有数据和科学证据支持。

醋主要还是用来调味的，用它来补充营养远远不如吃水果和蔬菜。不同醋只是制作工艺不同、配料稍有不同，以致酸味、酸度略有不同，但营养价值相差不大。

⊙ 醋虽好，有些人却受不了

食醋虽然是比较不错的调味品，日常适量拌点醋、蘸点醋，对身体有益，但有些人不宜吃醋。

1. **正在服用某些西药的人不宜同时大量食醋**

醋酸能改变人体内局部环境的酸碱度，从而使某些药物不能发挥作用或者在体内发生不良反应。磺胺类药物在酸性环境中易在肾脏形成结晶，损害肾小管。醋酸可部分中和碳酸氢钠、氧化镁、胃舒平等碱性药，使其失效。庆大霉素、卡那霉素、链霉素、红霉素等抗生素药物，在酸性环境中的作用会降低，影响药效。服用地高辛（强心药）、利尿剂这类药物的人群一定要注意不要吃醋，可能会引起低钾血症。

2. **胃肠不适和牙齿、口腔、咽喉、不适的人不宜食醋**

醋会腐蚀胃肠黏膜从而加重溃疡的发展，而且醋本身含有丰富的有机酸，能使消化器官分泌大量消化液，从而加大胃酸的消化作用，加重胃溃疡病情。醋里的醋酸有腐蚀性，大量食醋或者喝醋，会对牙齿和口腔黏膜造成损伤，对咽喉也会有损伤。

因食醋而引起低钾血症的概率很低，但不是不可能，而一旦发生低钾症会引发各种不良的后果。所以，本身有低钾血症的人不宜食醋。

3. 对醋过敏的人不宜食醋

食醋会导致某些过敏体质的人出现皮疹、瘙痒、水肿、哮喘等症状。就像对海鲜过敏一样，对醋过敏是没办法改变的，趋利避害，最好就是远离醋。

膳食建议

好好吃醋，烹调妙招

吃醋要适量。 再好的食物、再好的调味品，也并非多多益善。醋没有多大保健意义，吃醋过量会损伤胃黏膜，造成反酸，伤害食道。

不要空腹喝醋。 即使一个人的胃肠十分健康，也不要在空腹情况下喝醋，因为它会刺激人体分泌过多胃酸，对胃肠造成不同程度的伤害，这样做对健康并无任何益处。就算吃了一些东西，也不能毫无控制地喝醋，醋是一种调味品，就应该把它当作调味品来食用。

绿叶菜"不爱"酸，土豆、山药"更爱"醋。 叶绿素对碱稳定对酸不稳定，遇到酸会发生反应，使菜色很难看，变成"枯叶菜色"。另一方面，醋酸能抑制多酚氧化酶的活性，烹调土豆、山药、藕等食物的时候放点醋，能保持食物本来的菜色。

误区 45　鸡精比味精有营养、上档次

味精是化学物质合成的，调味品鸡精是老母鸡熬制而成的精华，所以鸡精比味精营养更丰富、味道更鲜美。

这是很多人的误区，"鸡精是老母鸡熬制的"——错得离谱！

⊙ 鸡精并不比味精营养

味精是由细菌发酵而来，跟酿酒、酿醋的原理差不多，其发酵的原料主要是淀粉或者甜菜或者甘蔗，味精的主要成分是谷氨酸钠。

鸡精就是加了"鸡味香精"的味精，并没有比味精更营养。从鸡精的配料表中一看便知，鸡精配料表中最主要的成分、排在第一位的成分仍然是谷氨酸钠，这跟味精的主要成分是一样的。

鸡精有"鸡味"的原因在于，鸡精会在谷氨酸钠的基础上加入其他一些提味增鲜的物质——鸡味香精。当然不可否认，一些品质比较好的鸡精中，还会添加一些鸡肉粉之类的提取物，但是鸡精的主要成分依然是谷氨酸钠。

所以，味精、鸡精是一回事，鸡精跟鸡没啥关系。虽然我国居民有食用味精的习惯，可国外很多家庭里是不准备味精的，味精不是必不可少的调味品，能不吃就别吃。凡是带"精"字的食物添加剂，都没什么营养，奶精如此，鸡精也是如此。

⊙ 味精致癌——有点夸张

味精虽然没什么营养，应该少吃或不吃，但也不会致癌，造成饮食恐慌就不好了。科学家们早就研究过味精的安全性，并没有发现它能产生危害。营养学普遍认为味精对身体是无害的，世界卫生组织（WHO）

把味精归入"最安全"类别里。

"味精致癌"的论调认为,味精的主要成分谷氨酸钠经高温加热后会产生致癌物质。谷氨酸钠加热到120摄氏度,会产生焦谷氨酸钠。但科学已经证实,焦谷氨酸钠不会致癌,没有毒性,只是会变得失去提鲜作用。鸡精、味精中的主要成分——谷氨酸钠广泛存在于很多天然食物中,这就是为什么有的食物烹煮之后自带鲜味。所以,只要是合格的味精、鸡精产品,对人体是安全的,不必担心致癌。

⊙ 味精含盐:可以代替一部分盐,也可造就高钠饮食

味精、鸡精的主要成分是谷氨酸钠,其中钠含量可以说堪比食盐。每5克的鸡精里,含有1000毫克(1克)的钠。我们推荐从调味品中摄入的食盐每天4克左右,如果烹调中每道菜都习惯放味精,很容易使钠摄入总量超标。

但另一方面,如果能做到用味精替代一部分食盐,还是不错的。这是味精除了提鲜之外,唯一的可取之处。有研究显示,味精中的核苷酸和谷氨酸有"增强咸味"的作用,能够使人感知的咸味更多。烹调时,如果用味精来替代一部分盐,菜肴的味道会比只放盐的咸味更重,因此,有利于帮助人体减少钠的摄入。

味精、鸡精钠含量高这一特点,好似一把"双刃剑",用好了有好处,用不好会产生不利,这其中的关键是把握好量的使用。

膳食建议

味精不宜高温加热、不宜凉拌

味精不适合高温加热。烹调时，不要过早放味精、鸡精，菜肴起锅的时候放比较合适，而且用量越少越好。

味精不适合调味凉拌菜。味精、鸡精不易溶解，所以做凉拌菜最好不放，做馅料的时候也不宜使用味精。

做鸡汤、炒鸡肉时不必加味精。鸡汤、鸡肉，还有海带等食物自带鲜味，不必放味精、鸡精。

醋和味精不用同时放。如果菜肴中放了醋，就不必再放味精、鸡精了，两种调味品混在一起的味道也不怎么样。

误区 46　葱姜蒜椒，治病抗癌，多多益善

　　葱、姜、蒜、辣椒，都是人们比较喜爱的调味蔬菜，除了食用之外，很多人的观念中还认为他们具有不可小觑的治病功效，是很多小病小痛甚至癌症的食物小偏方、小妙招，葱白葱须能治感冒、生姜能养胃暖身、大蒜能防癌治癌、辣椒能除湿补维 C……

　　葱、姜、蒜、辣椒都具有很强的气味和刺激性，除了辣椒之外，绝大多数情况下都是作为调味品点缀菜肴的，日常食用量并不多，所以，且不说它们没有那些"伟大功效"，即使有也会因为食用量不够而难以致效。

⊙ 大蒜防癌不治癌

　　大蒜确实是一种防癌食品，一定程度上能降低恶性肿瘤的发生风险。但是指望大蒜治癌就错了，人如果得了肿瘤，把人放在蒜缸里也没有用，更别提吃蒜了。

　　大蒜治癌结论不够科学。研究认为，大蒜及其提取物有抗菌、抗病毒、抗肿瘤、降低血脂和血压、减少血小板凝集的作用，进而对心血管系统有益处。但是这些结论大多是根据体外研究和动物研究得出来的，是对大蒜及其提取物的研究，不是对"人体吃蒜"效果的研究。用这些研究结论说明"吃蒜"对"人体"具有治癌功效，不够科学严谨。

　　大蒜含有防癌的物质基础。科学证实大蒜确实具有一定的防癌原理：大蒜中的蒜氨酸、蒜酶，暴露在氧气中会反应产生大蒜素。大蒜素是大蒜药用价值的主要物质，具有抑菌、灭菌、杀菌等作用，对恶性肿瘤启动阶段有作用。就是说，大蒜素对肿瘤中后期没有什么作用，吃蒜不能治疗癌症。而且讨论药效、功效，不能避开剂量因素，说到底，蒜是一种食材和香料，即使它对健康有益，由于日常食用量非常有限，不可能

吃出特别的功效。

不要迷信"黑蒜"。传说黑蒜具有所谓"降血脂、降血压、降血糖、软化血管、改善睡眠、改善便秘、治疗癌症"等功效。黑蒜被发明至今，针对它的研究只有少量的动物研究，而研究局限于"成分变化检测"，其结论不能作为科学依据。黑蒜不仅没有宣传中那么多功效，而且可能还不如原来的生大蒜好。因为经过加工的大蒜，蒜氨酸、蒜酶两种物质都会发生改变或者会被破坏，进而影响大蒜素的生成。所以经过加工的蒜，黑蒜、糖蒜、腊八蒜等，防癌作用更加微弱。大家可以根据自己的喜好选择吃哪种蒜，舒适范围内可以多吃点蒜，但不要寄予蒜"治病救命的重任"。

⊙ 大蒜具有杀菌抑菌作用

与葱、姜相比，蒜的营养价值高一些。地震灾害后，药物不能及时足量供应时，我国医务人员曾采用过吃蒜、口罩上涂蒜汁等方法预防细菌。因为蒜中含有大蒜素，大蒜素具有杀菌、抑菌作用。但是大蒜素不是大蒜中天然存在的，它是大蒜中的蒜氨酸和蒜酶发生反应后的产物。这个反应发生的条件就是蒜氨酸和蒜酶两种物质在氧气中见面。所以大蒜最好的吃法是：拍碎或者切片，放上 10 分钟，然后生吃或者烹调。

独头蒜、白皮蒜、紫皮蒜，都差不多，没有紫皮蒜、独头蒜更好的科学证据。

⊙ 葱白更营养、能治病——没有科学依据

大葱是一种常用调味蔬菜，不是药物。大葱流传有很多治病的偏方妙招，但是都没有科学研究证据的支持。大葱确实含有一些营养成分，但是不能作为营养载体，作为调味蔬菜，每天食用量就那么一点儿，发挥不了保健作用。

葱叶中含有益成分，扔掉可惜。有些人认为大葱的葱白好，跟葱叶相比，

营养多，没那么辣，所以葱叶往往直接扔掉不吃。吃葱白弃葱叶的做法是不正确的，葱叶中很多有益成分比葱白中的含量要多，扔掉很可惜。

⊙ 洋葱营养价值较好

"葱家族"中洋葱的营养价值更出色，日常饮食中可以多吃一些，而且洋葱适合做成菜肴，与做调料相比，能多摄入一些营养物质。虽然，加热会破坏洋葱部分营养，但比不吃要好很多。炒洋葱时可以旺火快炒，稍微生一点儿没关系，可减少一些营养损失。

⊙ 晚吃姜吃砒霜——谣言

如果"晚上吃姜等同于吃砒霜"，按照我国居民的吃姜习惯，致死人数就相当可观了。事实上，从未听过有人吃姜致死的传闻。科学研究在"任何情况、任何剂量"下也没有发现吃姜中毒致死的数据。

姜外形长得有点像胃，还有人根据"以形补形"的理论，传言"吃姜能养胃"。这是不科学的，首先"以形补形"就是不成立的。生姜有一点养胃作用那是因为生姜、干姜含有姜辣素，具有抑菌抗氧化、减少幽门和胃黏膜损伤、抑制过多胃酸分泌的作用，而不是因为其形状像胃。其次，养胃要看怎么吃。大量吃姜丝、含姜片、喝姜汁姜汤也许可以，但是作为佐料的一点点姜末、姜丝、姜片，意义不大。

作为调味蔬菜，不管早晚冬夏，吃姜都不会有危害。至于吃姜的种种功效，哪些是真、哪些是假、真功效能有多强，目前并没有很好的科学证据。

● 小贴士：不要迷信姜产品

对"红糖姜茶、姜汁蜂蜜水等能养胃、治痛经"的说法，也不要迷信。胃不舒服、女性痛经的时候，喝些温热的白开水也能缓解疼痛，跟喝姜茶、姜汤的作用一样，并非是"神奇姜"特有的作用。

⊙ 姜还是老的"辣"，有些人不宜吃姜

从安全上考虑，有凝血困难疾患的人、服用凝血药物的人，最好少吃姜。目前已有的研究显示，大量吃姜对这些人不利，因为吃姜过多可能增加凝血难度，影响某些凝血药物的效果。

对于正常人，吃姜也要适量，如果过量吃姜，会对胃有刺激，有肠胃不适的人更要注意。姜作为佐料调味、点缀即可。

姜很容易腐坏、发绿芽或者干瘪，这样的姜都不适合再食用，会产生毒素，对肝脏和胃不好。姜不易保存，每次要少买。

⊙ 辣椒并非适合所有人

喜欢吃辣椒的人大部分是因为喜欢辣味儿，而对于湖南、四川这些地区的人而言，吃辣椒除了是味道上的习惯，还有地域、气候等因素的考虑，是趋利避害的选择，这些地区高温、潮湿，吃辣有利于清除体内湿气。

但并不是所有人都适合吃辣椒。葱、姜、蒜都是具有刺激性的蔬菜调味品，但是它们辣的程度，远远不如辣椒。不习惯吃辣的人吃多了辣椒会胃难受，还会上火、起痘，甚至会导致口腔溃疡、腹痛、便秘、痔疮复发等症状。

⊙ 辣椒营养特点——维生素 C 含量高

辣椒的维生素 C 含量很多，但却不在"补充维 C 食物"的行列，原因有二：第一，辣椒中的维生素 C，在烹饪加热过程中会大量流失，因为维生素 C 是水溶性的而且对热敏感；第二，辣椒类无法吃太多，即使能吃辣的人，吃再多辣椒也不如吃一个苹果来得轻松、奏效。

辣椒可分为两种：一种是有辣味儿的"辣"椒；另一种是不辣的"彩"椒。"彩"椒不辣、不伤胃，可以做菜且维生素 C 含量高，比辣椒具有

营养优势。

小贴士：辣椒营养成分多

辣椒的营养成分很多，维生素 C 含量大约是苹果的 *20* 倍，β – 胡萝卜素含量是苹果的 *15* 倍，还有很多 B 族维生素。

膳食建议

葱姜蒜椒这么吃！

大蒜生吃的效果更好，吃蒜量以身体舒适为度。 生吃蒜有利于摄取大蒜素，（生蒜）蒜泥比蒜片更好，蒜片比蒜瓣更好。注意，生蒜拍碎或者切片后，应放上 10 分钟再吃。吃蒜的量应以吃蒜后身体没有不适感为宜。大蒜具有刺激性，吃多难受。通常情况下，一天吃两三瓣蒜到两头蒜，比较合理。如果吃上三四头并且没有不舒服，也是可以接受的。

大葱最好生吃，洋葱营养更好。 烹饪加热会破坏大葱的营养成分。"葱家族"中洋葱的营养价值更出色，洋葱适合做成菜肴，与做调料相比，能多摄入一些营养物质。

吃姜要适量，不吃腐败、干瘪的姜。 对于正常人，每天吃 1 克干姜，不会出现不良反应；但吃姜过量，对胃会有刺激，肠胃不适的人更要注意。

少吃"辣"椒，多吃"彩"椒。"辣"椒刺激，应少吃，"彩"椒营养，适合做凉拌菜，可避免高温加热对维生素 C 的破坏。

PART **6**

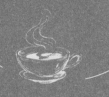

饮品饮用误区

饮水的误区

误区 47　　碱性水比白开水有营养

水是人体的重要的组成部分，人体的 70% 由水构成。对于如此重要的水，很多人并不是很了解，认为水中含有越多营养元素越好，迷信各种各样的"功能水"，如碱性水、离子水、苏打水、蒸馏水、矿物质水等。

其实这是一个很大的误区，我们必须正确认识水，选对水，喝对水。

⊙ 水的重要生理功能：运载营养物质

水是人体的"溶剂""清洁剂""冷却剂""润滑剂""缓冲剂"……

水具有重要生理功能，其中最基础的作用是运载营养物质，先将营养成分运输到组织，再将代谢产物转移到血液进行再分配，最后将代谢废物通过尿液排出体外。

人体内所有的生化反应都依赖于水的存在，水是细胞内、细胞之间的构成介质。

水是人体体温调节系统的主要组成成分，人体内能量代谢产生的热，都是通过体液传到皮肤，再经出汗或蒸发来调节体温，进而保持体温恒定。

水在组织之间和关节之间具有缓冲和润滑的作用。

⊙ 不要迷信"概念"水

碱性水、离子水等都是概念炒作大于实际作用的水，不要过于迷信。

吃碱性的食物改变不了"人体酸碱性"（酸碱体质是不存在的），喝碱性水也改变不了"人体酸碱度"。人体自身有非常完整的体液调节系统，不会通过饮食、饮水等外力而改变。胃酸也很强大，任何食物在胃酸的作用下都会变酸性。不要企图把胃酸改造成胃碱，胃酸变胃碱人体就要出大毛病了；人体有些部位就必须要保持酸性，比如皮肤和女性阴道，变成碱性不能保持正常的生理功能。

⊙ 苏打水：没那么多功能

苏打水即小苏打（学名碳酸氢钠）的水溶液，属于一种弱碱性水。

如果是胃酸高，出于中和胃酸的目，可以喝一点。如果是想要改变"人体酸碱性"，就不必白费功夫了。

水就是水，是运载体内营养物质的，不要"赋予"水额外的功能，有人说苏打水洗脸能面部美白、去黑头，提醒大家，这么做小心灼伤皮肤。

⊙ 蒸馏水：贵很多的"纯净水"

蒸馏水，简单类比一下，就和蒸饭时锅盖上的水一样。

蒸馏水的工艺可以去除自来水中的大部分污染物，但是其他有益物质也被去除了，蒸馏次数越多水的纯度越高。蒸馏水就相当于贵很多的"纯净水"。

⊙ 纯净水：不会造成人体矿物质缺失

一种观点认为，水质太纯净不利于健康，因为纯净水中缺乏人体所需矿物质，长期饮用，会造成机体的矿物质缺乏，这是个错误认知。

纯净水所谓的"缺点"和负面影响不过是没有提供更多的矿物质，但这不是它的罪过，它不需要有这个作用。水最本质最重要的作用就在于运输营养，而不是补充营养物质。喝纯净水不会导致人体矿物质缺乏，不会得"软骨病"，更不会导致"酸性体质"。质量合格的纯净水对人体没有危害。

⊙ 矿物质水：可能造成人体其他营养流失

矿物质水是在纯净水中人为地添加了一些电解质、矿物质等微量元素的水。

由于饮用水中微量元素和矿物质的添加标准不统一、不明确，矿物质水很可能对人体产生不好的负面影响。如果矿物质添加超量，比如添加镁、钾离子过多，会造成钙元素流失，打破身体内营养元素的平衡。另外，矿物质最主要的排出途径是通过肾脏以尿液的形式排出人体，如果人体内积累过多的矿物质，会加重肾脏负担，容易引发肾结石等疾病。矿物质水就是人们形容的"硬水"，肾功能有障碍的人不宜饮用。

⊙ 矿泉水：相对不错的水

矿泉水是指天然的含有矿物质的泉水。如果比较的话，比纯净水、矿物质水、概念水都好。

但是，不要指望喝矿泉水能满足人体的矿物质需要。比如说补钙，人体每天需要摄入 800 毫克的钙，才能达到最佳状态，而以矿泉水中的矿物质含量来算，人可能每天要喝几十升的矿泉水才能达到需求水平。

⊙ "婴儿水"：也是一种概念水

婴儿水是宣称专门为婴儿生产的饮用水，"严格无菌""低钠""更柔和""对肾脏负担小"。大人饮用水尚且要挑一挑、选一选，弱小娇嫩的婴幼儿更要谨慎用水。针对这种需求和心理，"婴儿水"出现并马上受到年轻父母的欢迎。

但是，目前我国还没有婴幼儿饮用水的标准。没有标准就意味着可以随便定义婴儿水，是不是真的合适婴儿饮用，无从得知。学术界和监管机构目前没有认可过所谓的婴儿水及其所谓的诸多好处。

婴儿添加辅食之前，只要正常喝母乳就够了，不需要喝水。不喝母乳的婴儿会通过喝奶粉摄入水分，也不需要额外喝水。喝多了水会影响喝奶，因为胃容量是有限的。

对于冲泡奶粉的用水，只要保证卫生就可以，任何合格饮用水，烧开后调至适宜温度都可以冲泡奶粉，并不需要专门的婴儿水。

水就是水，不应该指望它给身体带来什么水分之外的功效。对大人如此，对婴儿也是如此。

⊙ 淡盐水、淡蜂蜜水、淡茶水：早晨第一杯怎么选？

淡蜂蜜水：可以在有需要的时候来一杯，比如有便秘的困扰时，早晨醒来可以喝点淡蜂蜜水，润肠通便。平时不需要常喝。冲蜂蜜要用温水，热水会破坏蜂蜜的营养；200 毫升的淡蜂蜜水，只需放一小勺蜂蜜即可。

淡盐水：早晨喝淡盐水有不良后果，尤其是血压不稳的老年人，凌晨到早上是心脏最容易出麻烦的时段。因为早上是心血管最不稳定的时候，血压最高、血压波动最大、血黏稠度也高，此时用盐水给身体"加钠"，是雪上加霜，容易引发心脏意外。正常情况下健康人没有必要喝淡盐水。有人说淡盐水能杀菌，多喝点肯定有好处。事实并不是这样，人体正常情况下不需要用淡盐水杀菌。胃肠中正常存在的菌是有益的、必要的，杀正常存在的菌对人体反而不好，会使体内菌群环境失衡。

● 小贴士：淡盐水的两个饮用妙处

生活中有两种时候适合喝一点淡盐水：其一是在口腔治疗后或口腔溃疡的时候，可用淡盐水漱口，漱口后要吐掉，不要咽下去，但是漱口太勤也不好，因为杀菌的同时也影响伤口愈合；其二是大量流汗的时候，喝点淡盐水可以补充电解质。

淡茶水：早晨喝点淡茶水、柠檬水，没什么不好，可以适量喝。但是需要注意，不能喝浓茶，而且不能喝隔夜茶。早晨空腹喝浓茶可能导致脱钙，还有可能引发心律波动异常。

⊙ 运动饮料、维他命饮料：是含糖饮料，不是水

运动后大量出汗，可以喝点运动饮料，能补充电解质，平时喝运动饮料则完全没有必要。维他命饮料声称的多种功能也是炒作，概念宣传意义大于实际作用。

含糖饮料不是生命必需食品，经常饮用容易使人厌弃白水，还会改变人的口味和食物选择，产生高甜度食品依赖，进而有引发龋齿、肥胖等疾病的风险，不推荐饮用。

⊙ 果蔬汁与水的较量

果蔬汁与水相比，营养成分多，喝果蔬汁，既补水又补营养，因此，很多人觉得可以用它代替水。其实不然。从补水的角度说，要想达到每日的水需求量（1500～1700毫升），要喝大量的果蔬汁，这么做一个最严重的问题是，人体会摄入大量的糖分，糖分会引发很多健康问题。

所以，果蔬汁不能用来补水，果蔬汁可以喝，要适量。

膳食建议

现烧开的白开水，最纯净、最安全、最解渴、最经济、最好

白开水是人体补充水分最好的选择。白开水最补水、最解渴、最安全卫生、最经济，而且不增加能量。饮水应该以白开水为主，辅助一些淡茶水、天然矿泉水、纯净水，不要迷信概念水、少喝含糖的水。

喝水最基本的一大原则是喝新鲜的白开水。白开水最好现烧、现晾、现喝。烧好的开水不要放置太久，暴露在空气中的水分子会逐渐凝结，放置时间越长，水活性越低。

开水在 4 小时内水活性最佳。水烧开 4 小时后，好处开始下降、坏处开始上升。之后不管 8 小时还是 12 小时，水质都差不多。长期饮用隔夜水不好，放置时间超过 24 小时的白开水，建议不要饮用。

误区 48　渴了才喝水，不渴不喝水

全国饮水调查，60% ~ 70% 的人都是渴了才喝水，这是一个很大的错误。除此之外，生活中还有很多关于饮水的误区：比如夏天图爽快，大口猛喝冰水；比如喜欢喝刚烧开的水、很烫的茶水及很热的汤水；再如每次喝水只喝一小口、抿一下，润润喉咙……

以上都是喝水的误区，这些喝法不能起到补水的作用，还会对健康造成影响。选对水，会喝水，身体才会健康。

⊙ 渴了才喝水，已经晚了

口渴是身体缺水的最后一个信号，此时身体已经到达一定的饥渴程度，人体已经缺水很长时间了。

口渴是一个相对滞后的生理反应，当感觉到口渴的时候，体内的水分已经失去平衡，部分细胞已经处于缺水状态。当人体失水达到体重的2%时，人会感到口渴，出现尿少尿黄；当失水达到体重的10%，会出现烦躁、全身无力、体温升高、血压下降、皮肤失去弹性等症状；人体失水超过体重的20% 时，会引起死亡。

提醒大家，当感到口渴或注意到小便颜色不清亮透明，呈现深黄色时，一定要及时补水。事实上，事后补水远不如预先饮水、储水。所以，建议大家，每天按时足量饮水，不要口渴了才喝水。

⊙ 常见喝水不良习惯

没有定时饮水。没有饮水计划，没有定时饮水，人就会习惯渴了才喝水。

缺水导致的体重下降百分比与相应症状

体重下降	症状
1%	开始感到口渴，影响体温调节功能，并开始对体能发生影响
2%	重度口渴，轻度不适，压抑感，食欲减低
3%	口干，血浓度增高，排尿量减少
4%	体能减少 20%~30%
5%	难以集中精力，头痛，烦躁，困乏
6%	严重的体温控制失调，并发生过度呼吸导致的肢体末端麻木和麻刺感
7%	热天锻炼可能发生晕厥

注：数据引自《中国居民膳食指南（2016）》。

口渴时一次性大量饮水或者只喝一小口。小抿一口是不行的，这样只能润润口腔和喉咙，而体内细胞还是"渴"的；但一次性大量饮水也不好，胃可能受不了，太大的水量还有可能引起水中毒。

运动时没有预先补水。运动前预先喝水，能够补充运动时水分流失，否则运动过程中会因为汗水流失过多、体内电解质紊乱而产生心慌气短、头晕等症状，而运动后再大量饮水容易造成心脏负担。

运动后、高温出汗后猛喝冷水。喝冷水、冰水对身体很不好，尤其是运动后和大量出汗之后，绝对不行，容易引发胃痉挛。

喝过烫的水、茶。饮烫水会造成从口腔一直到食管的物理性、机械性损伤。调查统计，食管癌与长期吃烫的食物有一定关系。

推荐饮水温度最好在 30 度左右，最高不要超过 40 度。这个温度的白开水最纯粹、最透彻、最活力、最干净，最舒服。这是接近人体的一个温度，可以用手感来衡量和判断，手感不烫也不凉的水最适合饮用。

喝各种饮料替代水。这是最不好的补水方式。甜饮料和碳酸饮料起不到补水的作用，不仅不解渴，还会越喝越渴，它们进入体内不但不补水，还会争夺细胞内的水分。另外，饮料中有很多人体不需要的东西，比如糖、添加剂和多余的矿物质。

⊙ 正确补水方式：定时饮水，保证每天 7～8 杯

人体正常的排尿、排便、呼吸和皮肤蒸发都消耗水分。人体内的水需要维持动态的平衡，摄入的水要和排出的水量相等，人体才不会缺水。

一般成年人每天水的平衡量

来源	摄入量（毫升）	排出途径	排出量（毫升）
饮水或汤	1200	肾脏（尿）	1500
食物	1000	皮肤（蒸发）	500
代谢水	300	肺（呼吸）	350
		肠道（粪便）	150
合计	2500	合计	2500

注：数据引自《中国居民膳食指南（2016）》。

建议大家建立一个饮水时间表，到点了不管渴不渴都要主动喝水，就像定点吃饭一样。

第 1 杯水：早上醒来或者吃早饭前喝一杯，补充昨晚流失水分、稀释血液、唤醒肠胃，为吃早饭做准备。每一杯水都要喝足 200～300 毫升，而且要慢慢地连续地一次性喝下去。

第 8 杯水：晚上睡觉前喝一杯水，预防夜里缺水，还可以放一杯水在床头，夜间小便后及时补充。

其他 6 杯水：白天每隔两小时应该主动喝一杯水。

如此一共八杯水，可满足每天 1500 ~ 1700 毫升的饮用水需求。

小贴士：饮水的"21 分钟效应"

喝水有一个"21 分钟效应"：一次喝足 200 毫升水，经过 21 分钟，水分能喂饱全身的细胞。这也是为什么建议大家饭前半小时喝水的原因，这个时间缓冲能在进餐前先唤醒和喂饱细胞，同时还能够刺激消化液分泌，促进食欲。

⊙ 不要喝反复烧开的水，不推荐使用饮水机

1. 千沸水含有致癌物质

不提倡使用饮水机，是因为饮水机的出水口一直在加热，属于不太好的"千沸水""千滚水"。千沸水、千滚水比较糟糕，水里面含有间接的致癌物质——亚硝酸盐。亚硝酸盐进入胃里后，在胃酸作用下会产生亚硝胺，亚硝胺是明确的致癌物质。

但其实严格算起来，饮水机的水还不算真正的千沸水，因为饮水机加热的温度还不到咕嘟咕嘟的沸腾程度。明火反复加热的水是名副其实的千沸水，不要喝。

2. 饮水机容易滋生细菌

饮水机还有一大缺点是不好清洗，容易滋生细菌。饮水机内的水上空间容易滋生细菌，饮水机应该每 1 ~ 2 个月清洁消毒一次。另外，饮水机里的水是有保质期的，最好在 7 天之内喝掉。

除了千沸水，生活中还有三种水不能喝：生水、半生水、老化水。半生水就是没完全烧开的水，和生水一样不宜饮用；老化水是指暴露在空气中时间太长的水，其大部分水分子已经凝结，水已经失去活性。

膳食建议

推荐每天饮水量：1500 ~ 1700 毫升

不运动的情况下，为了能够满足人体正常生理活动，一个健康的成年人，大约每日需要水量2500毫升。其中通过饮水摄入的水量为1200 ~ 1500毫升，通过日常食物摄入的水量为800 ~ 1000毫升，另外，人体代谢会产生300毫升水，称为代谢水、"自生水"。

现在健康生活提倡人们多做运动，每天要坚持活动6000步。为了满足运动的水需求，最新的膳食指南推荐人们每天要喝水1500 ~ 1700毫升，以200毫升计算，大概7 ~ 8杯水的样子。

人们的日常饮水还要根据季节气温、劳动强度和身体健康状态不断调整。夏季高温，劳动强度大的人要适量再增加饮水，而患有肾脏功能障碍的人要根据医生建议，适量限制饮水。

不同人群（轻身体活动水平）饮水推荐摄入量

项目		幼儿（岁）		儿童青少年（岁）			成人（岁）	
		2~	4~	7~	11~	14~	18~	65~
水	（毫升/天）	总1300	总1600	1000~1300		1200~1400	1500~1700	
	（杯/天）			5~6		6~7	7~8	

注：2~6岁儿童的总水摄入量包括了来自奶、粥、汤中的水和饮水；
1 杯水为200~250毫升；数据引自《中国居民膳食指南（2016）》。

误区 49　结石患者多喝水能排石

　　泌尿结石疾病发病的时候非常疼，医学上对这种疼的形容是"绞痛"，堪比牙疼，疼起来"要人命"。我国患结石的人很多，很多人虽深受其害，却因这种病不致命、常见、容易复发而忽视治疗，他们认为得了结石多喝水就行了，虽然疼，但不用去医院。

　　大错特错！患结石的朋友不要盲目喝水，小心喝水不当，加重病情。

⊙ 大的结石不能靠喝水排出

　　很多原因能导致人体产生结石，不同病因产生的结石成分不一样、大小也不一样。人体排泄系统的"管道"是有一定宽度的，如果结石很大就无法通过多喝水的方式排出去。所以"多喝水、跳跳绳"的排石方法不一定对所有结石奏效。在不清楚体内结石性质和大小的情况下，不要盲目地喝水和跳绳，应该就医，否则可能引发危险。

⊙ 盲目喝水可能导致肾积水、肾衰竭

　　河道如果被堵，上游的水就会上涨，上涨到一定程度就会决堤。人体"管道"也一样，如果结石的直径大于肾盂或输尿管直径，一旦结石运动到肾盂口或输尿管，就会堵在那里形成梗阻。如果这个时候还盲目地大量饮水，就会引起肾积水，时间久了，甚至可能造成肾功能受损。

　　所以，盲目喝水的方式不但不能治好结石，还有可能加重痛苦，造成严重后果。

⊙ 喝水少是引发泌尿结石的重要原因之一

有报道指出，我国是世界上泌尿系结石三大高发区之一，发病率为 1% ~ 5%，其中南方地区高达 5% ~ 10%。这个数据意味着我国有上千万人深受泌尿结石的困扰。报道还指出，泌尿系结石是华南地区泌尿外科的最常见疾病，患者多是青壮年。相关专家认为这种现象与南方气温高、人们出汗量大有关，其中青壮年发病率高与青壮年活动、运动相对较多而又不注意饮水有关，与青壮年工作时长时间久坐不动也有关。

虽然还有遗传及其他因素的影响，但是不可否认，高温和相对缺水是导致泌尿结石发生的重要原因。夏季更容易发生泌尿结石，因为高温会使体内水分大量流失，而身体摄入水分不足，或者常喝矿物质水等成分不合适的水后，人体内矿物质、酸盐或者不小心摄入的砂石就会形成结石，无法排出体外。结石大小可以相差很大，小的如沙砾，大的如乒乓球。

⊙ 喝水不能治疗结石，但却是预防结石的有效方法

从泌尿结石的形成过程和致病因素来看，我们知道水分在其中的作用很关键。缺水是导致结石的重要因素之一，所以多喝水是预防结石、有效降低结石发生风险的方法之一。预防结石，每天一定要足量摄入 1500 ~ 1700 毫升水，甚至更多一些；平时还要注意多运动，不要久坐。

另外，饮食对预防结石也很重要。日常饮食中，应该注意少吃富含草酸盐的食品，还要改变高蛋白、高盐、高糖的饮食习惯，因为这些物质都可能导致肾脏内钙盐过多，增加结石产生的风险。

⊙ 适宜多喝水的三类慢性病人群

部分泌尿结石病患者：结石病患者首先要就医，在确诊能够通过多喝水来排石的情况下，每天喝水 2 ~ 3 升，比较有利于排石。如果按照

这个量饮用几天后还是感觉疼痛，需要及时就医。

糖尿病患者：糖尿病患者应该多喝水，补充排尿多造成的水分缺失。注意，糖尿病患者多喝水的前提是没有并发肾病。

痛风病患者：高尿酸血症患者、痛风病患者要多喝水，帮助稀释血液里的尿酸水平。

膳食建议

身体状况特殊人群饮水量

某些泌尿结石病、糖尿病、痛风病患者应该多饮水。"多饮水"的量怎么掌握？至少要比正常人每天饮水量要多一些，通常应该每天大于 2000 毫升，具体的量需要医生根据病情给出建议。

水肿、肾脏功能、心功能有问题的人要限制饮水。肾病患者通常是根据头一天的尿量调整第二天的饮水总量。头一天尿量多，第二天就多喝点儿；头一天尿量少，第二天就少喝点儿。基本是以"头一天尿量加上 500 毫升"作为第二天的饮水量，使摄入的水量等于或稍大于排出的水量，以维持人体内水的动态平衡。

饮酒的误区

误区 50　"保肝护肝"好酒，劝君更进一杯

有的酒宣称其特殊的工艺和材料不仅不伤肝，还能保肝、护肝，这就像一个福音，给一些爱喝酒的人提供了继续嗜酒的理由，也使不得不喝酒的人放松了对饮酒的警惕和排斥。

明确告诉大家，没有所谓的"保肝护肝"酒。不管什么酒，能不喝就不喝。

⊙ 保肝、护肝白酒，绝对是胡说

所谓保肝、护肝白酒，绝对是不可能存在的，如果有人这么对你说，那绝对是欺骗。

对于酒，国际上大量的研究资料、科学家、营养学家都明确地表示：任何酒，只要含有酒精就一定会伤肝、损肝、毁肝。长期、大量饮酒除了伤肝，还有许多对健康的严重危害，能不喝酒就不要喝酒，如不得不饮酒，一定要适量。

⊙ 酒的主要成分和酒精含量

酒的主要化学成分是乙醇（酒精），酒中还有甲醇、醛类和酮类等有毒副作用的物质，以及其他与营养无关的化学成分。饮酒过量，特别是长期大量饮酒对健康有多方面的危害已是科学界的共识。

按照酒精含量（即酒的度数），酒可以分为高度酒（40 度以上）、中度酒（20~40 度）和低度酒（20 度以下）。我国传统白酒的酒精含量一般是 50~65 度，属于高度酒，除了能量高以外，几乎不含其他营养素。

不同酒的酒精含量

	15 克酒精	25 克酒精
高度白酒	30 毫升	50 毫升
38 度白酒	50 毫升	75 毫升
啤酒	450 毫升	750 毫升
红酒	150 毫升	250 毫升

注：数据引自《中国居民膳食指南（2016）》。

我国居民的酒精摄入量普遍过高，尤其是男性。根据 2012 年中国居民营养与健康监测数据，我国成年居民饮酒率为 32.8%，其中男性饮酒率为 52.6%，一半以上成年男性有饮酒行为；饮酒者日均酒精摄入量为 32.0 克，其中男性 37.3 克，女性 8.7 克。日均酒精摄入量与 2002 年相比，增加 5.5 克；男性日均酒精摄入量超过推荐量（25 克）12.3 克。

⊙ 不要劝君进酒——过量饮酒有害健康

过量饮酒与多种疾病相关。

肝损伤：酒精对肝脏有直接的毒性作用，人体吸收入血的乙醇是通过肝脏代谢的，会干扰脂类、糖类和蛋白质等营养物质的正常代谢，同时影响肝脏的正常解毒功能。长期过量饮酒是脂肪肝、肝静脉周围纤维化、酒精性肝炎及肝硬化的重要风险因素，根据统计调查，肝硬化死亡中有40%由酒精中毒引起。国外一项研究发现，男性每天酒精摄入 > 69 克时，肝癌发病风险是不饮酒者的 1.76 倍，女性每天酒精摄入 ≥ 23 克时，肝癌发病风险是不饮酒者的 3.6 倍。

酒精中毒：一次性喝大量酒可能会造成急性酒精中毒，其症状轻者表现为情绪失控、知觉和记忆障碍、平衡失调、语言失调、头晕等；重者会昏迷不醒、感觉缺失，甚至呼吸中枢麻痹、循环衰竭而致死。长期过量饮酒会造成慢性酒精中毒，患者会产生酒精依赖，形成酒瘾，并产生相关戒断症状和精神症状。

营养不良及消化系统疾病：过量饮酒、酗酒，会使碳水化合物、蛋白质和脂肪摄入量减少，维生素和矿物质等摄入量也会跟不上机体需要；同时，消化道黏膜、肝脏的功能损伤会影响所有营养物质的消化、吸收和运转，引起营养不良。

胎儿酒精综合征：孕妇过量饮酒是导致胎儿酒精综合征发生的重要危险因素。酒精在胎儿体内代谢和排泄速率较慢，会对发育中的胎儿造成各种伤害，包括流产、死产、早产或胎儿畸形。科学研究显示，妊娠期间饮酒可不同程度影响胎儿脑部的发育，从而间接影响新生儿的生长发育、智商以及感官、表达能力。妊娠期间酗酒还会增加新生儿死亡率。

生殖系统疾病：男性饮酒过量会导致生殖系统疾病，比如性功能低下、睾丸萎缩、睾酮水平下降、精子生成受损、促性腺激素分泌低下等。烟酒对男性生殖系统、精子的影响很大，备孕夫妇要戒烟戒酒。对女性的生殖伤害主要体现在所孕育胎儿的缺陷——胎儿酒精综合征。

痛风：科学研究显示，少量、适量、过量饮酒及不同种类饮酒都能增加痛风的发病风险，其发病风险是不饮酒者的 2~3 倍不等。酒精是引发痛风的高危因素，大量饮酒会使摄入体内的嘌呤加速分解，从而加快尿酸的生成。另外，酒精不利于肾小管对尿酸的滤出，进而会使尿酸的排泄减少。

心血管疾病：多项科学研究显示，饮酒与酒精性心肌病、心肌梗死、心律失常、脑血栓、脑出血等心血管疾病危险性成"J"型曲线关系。一旦饮酒量超过一定量，心血管疾病的发病风险就成倍增高。

某些癌症：大量饮酒可增加结直肠癌的危险性；还会增加乳腺癌的发病风险，不同程度的酒精摄入随摄入量的增加而增加乳腺癌风险。

精神心理疾病：一般损害如人格改变，性功能障碍等与心理有关的器官功能障碍；严重情况下可导致精神障碍、痴呆、抑郁症、幻觉症、嫉妒妄想症等。

膳食建议

若饮酒、必限量

什么程度饮酒算是过量呢？根据膳食营养推荐，成年男性一天饮用的酒精量应不超过 25 克，女性应不超过 15 克。儿童、少年、孕妇、乳母等特殊人群不应饮酒。

切记：注射胰岛素的糖尿病患者不要饮酒，更不能空腹饮酒，否则可能会产生严重的低血糖反应。酒不需经酶分解就可以被肠胃吸收，饮酒 5 分钟后酒精就可以进入血液，30 ~ 120 分钟就可以使血液中的酒精浓度达到最高值。

误区 51　喝酒有很多益处：产热暖身、增进感情

我国酿酒历史悠久,酒除了作为一种饮品,还形成了特色的酒俗文化。文人墨客喜欢寄情于杯酒之中,饮酒作诗、以酒为诗。重大节日、婚嫁宴请、祭祀先祖等重要时刻,也都少不了酒,喜宴喝"喜酒",孩子百日喝"满月酒",祭祀祖先、故人要敬上"祭酒"。现代人更注重酒的交际作用,在酒杯的觥筹交错之间,谈事情似乎更加事半功倍。

对于与饮酒有关的习俗和文化现象,我们不能简单地评论。而从酒本身的营养成分分析,即使饮酒会带来一些感觉上的好处,但其实质上的伤害远远大于所谓的好处。

⊙ 酒没有营养价值

酒的主要化学成分就是乙醇,乙醇就是平常我们叫作酒精的东西,是形成酒类特有口感的物质基础。每克乙醇可产能 29.2 千焦,即 7 千卡能量。酒中还有很多化学成分,或与酒的味道有关或与制作工艺有关,

常见酒类酒精度及能量

名　称	酒精度	能量（每100毫升）
二锅头	58 度	352 千卡
曲酒	55 度	330 千卡
黄酒	13 度	78 千卡
白葡萄酒	12 度	62 千卡
红葡萄酒	16 度	68 千卡
啤酒	5 度	33 千卡

但是与营养毫无关系。酒中还有一些有毒副作用的物质，比如甲醇、醛类和酮类。

所以说，酒里面除了酒精、能量，几乎不含营养物质。

⊙ 喝酒绝对弊大于"利"

喝酒暖身是假象。酒后的温暖感觉是因为酒精通过一些反应，将体内的能量大量快速地通过皮肤散发到了体表，同时也消耗了体内更多的能量，过多的能量消耗会使酒劲过了之后，使人感到更冷。

药酒不能盲目喝。药酒喝的不对，很容易产生适得其反的效果。不管是自家泡制的药酒还是买回来的商品，都最好咨询过专业人员或医生后再考虑是否饮用。就像人参虽好但不能随便吃，如果吃的方法不对，或者计量不合适，或者不对症，就会产生反作用，药酒也是如此。另外，酒精对药酒中的药物会有所干扰，在酒的作用下，产生药效的速度和程度都变得更加复杂，而且泡酒药材的成分、比例、质量以及酿造过程如有不当，都有可能引发问题。

小饮怡情不一定，饮酒惹事很可能。至于喝酒能够增加气氛、增进感情，真不好说，喝酒也有可能会破坏感情，一言不合可能就控制不住打起来，酒后暴力事件的性质和后果往往很严重。

⊙ 以下几类人不要饮酒

儿童和青少年不应饮酒。少年儿童处于生长发育阶段，各脏器功能不完善，对酒精的解毒能力比较低，酒精对机体的伤害更为严重。即使少量饮酒，其思维能力、反应速度、注意力、记忆力等也会受到影响。

孕妇、乳母不应饮酒。孕妇、乳母包括备孕女性，如饮酒、酗酒，酒精会通过胎盘、乳汁影响胎儿或新生儿。研究证据提示，酒精对胎儿脑发育具有毒性作用，会导致胎儿发育不良、畸形；会导致新生儿注意力不集中、记忆障碍等认知功能障碍。

身体特殊状况的人不应饮酒。正在服用药物的人不要喝酒，药物可能会与酒精产生反应，造成身体不适。患有某些疾病（高血压、糖尿病、高脂血症、尿酸高、肝脏疾病、胰腺炎）的人不应饮酒，否则会使病情加重。高血压患者饮酒后，容易引起血压急速恶化，进而可导致脑血管破裂出血，危及生命。血尿酸过高的人不宜喝酒，尤其是啤酒，因为饮酒会增加痛风发作的风险，已患有痛风的人喝酒会加重病症。肝脏疾病患者长期饮酒会使病情逐步恶化致难以逆转的程度。

酒精过敏的人不要饮酒。每个人对酒精的耐受程度不同，对酒精过敏的人，喝一点就会出现头晕、恶心、冷汗、红疹等不良症状。

开车等特殊职业的人不应饮酒。司机、操纵机器的人或从事其他需要注意力集中的人，在工作中都要严禁饮酒，酒后工作容易引发事故和危险。长期饮酒也会影响其工作能力和动作协调能力。酒后开车后果严重，对个人健康和社会安定都很不利。

上述不宜饮酒的人，最好可以做到滴酒不沾。

膳食建议

少沾酒精

对待酒的原则应该是"能不喝就不喝"。饮酒弊大于利，所谓的饮酒"好处"——冷的时候喝酒能暖身，聚会时喝酒能调节气氛、增进感情，身体不适的时候药酒能够保健等，都是人们的错误认知和错觉。

误区52　红酒加雪碧，啤酒当水喝

红酒被认为有一些有益于人体的功效，可以改善睡眠、软化血管、美容养颜；啤酒在夏天尤其受人喜爱，一些人甚至把冰啤酒当水喝。红酒和啤酒的酒精含量比白酒低很多，而且一个看上去有品位、有功效，一个看上去清淡无害，所以它们在人群中的接受度更高，在女性当中尤为明显。

红酒、啤酒都是酒，只要是酒，必须限量饮用。

⊙ 睡前喝红酒不能改善睡眠

很多人坚信睡前饮酒有助于迅速入眠，但事实并非如此。企图通过睡前一杯红酒来改善睡眠质量的人，往往会很失望。因为即便是喝红酒后快速睡着了，酒精会影响睡眠质量，产生多梦、打鼾等问题。酒精不能改善失眠，反而会加重既往睡眠障碍和呼吸系统疾病，还会影响人们的记忆系统和第二天的精神状态。最麻烦的事是，长期如此会使人产生酒精依赖。

酒精是目前被国际上唯一定义为具有成瘾性的食物。不仅不能靠喝红酒改善睡眠，为了保障睡眠质量，在睡前 3 ~ 4 小时最好不要饮酒。

⊙ 红酒加雪碧：能量加能量，错上加错

干红不要兑雪碧。干红、雪碧混着喝是错上加错、减分的行为，没有一点儿"好处"。红酒可以是非喝不可、无奈情形下的备选，而雪碧本身就是不推荐饮用的碳酸饮料、含糖饮料，红酒兑入雪碧，即增加了红酒的能量，还破坏了干红中可能有"好处"的成分和原有的独特味道。

⊙ 啤酒当水喝，小心酒精中毒、痛风、啤酒肚

任何酒，能不喝就不喝，能少喝就少喝。即便啤酒酒精含量低、口感清爽，也要有节制。对于啤酒，健康成年男性一天不要超过 750 毫升，成年女性一天不要超过 450 毫升。

啤酒喝多了一样会产生肝损伤、酒精中毒、痛风、血管疾病、胎儿酒精综合征、生殖系统疾病等危害。而且要注意，酒类中，啤酒对痛风的影响更明显。

⊙ 撸串喝啤酒：不能更坏的搭配

之前有科学家做过一个研究，把烤肉用啤酒浸泡几小时后再烤制，发现烤肉中的致癌物含量少了。后来就演变成"吃烧烤时喝啤酒能减少烧烤中的致癌物质"的谬论。

要知道，吃在酒中浸泡后再烤制的肉和边吃烧烤边喝酒不一样。烧烤中含有致癌物质，甚至烧烤的烟中也有致癌物，烧烤要少吃。也许是因为啤酒中的麦芽、啤酒花等具有抗氧化作用的物质产生了某种效果，经啤酒泡制的肉与普通的肉产生了差别，因而烤肉中致癌物少了，但一边吃烧烤一边喝啤酒不会有此效果。

一边喝啤酒一边撸串，会增加食欲，导致摄入能量过多。啤酒肚虽不是单纯喝啤酒引起的，但经常如此吃喝，啤酒肚早晚找上门。

膳食建议

红酒尚可，仍需限量

只要是酒，饮用的原则是：能不喝就不喝。

如果在某些场合下，不能不喝酒，非喝不可的话，相比于酒精含量颇高的白酒，可以选择喝一些红酒。一般的，健康成年人每天饮用红酒以不超过 150 毫升为宜。

有一些研究资料显示，干红里面含有一定量的多酚，多酚有利于抗氧化，在一定程度上有益于人体。因此说，中老年人每天规律性地喝一点干红有利于降低心脏病的发病风险。但是，对于这个研究结论，还没得到科学界广泛的认同，国际上还存在很多争议。因此，不推荐每天喝干红。

饮茶的误区

误区 53　新茶新鲜价值高

按照通常的思维，吃进嘴里的食物越新鲜越好，茶叶也应该如此。一些影视剧里，为了表示对某人的重视和尊敬，通常要敬上"几百里加急刚采的新茶"。受类似多种因素的误导，很多人都认为"茶叶越新鲜越好"。

实际上，人们对茶叶的这种认识是不正确的。

⊙ 新茶不一定好

与人们习惯的思维相反，从营养学的角度来看，茶叶并非新鲜的好。茶叶中含有的多酚类物质、醇类物质、醛类物质，需要时间进行氧化，氧化后才能发挥对人体的积极作用，否则会对人体产生刺激和不利影响。而所谓的新茶是指采摘下来不足一个月的茶叶，由于茶叶放置的时间不够，上述物质还未经氧化或氧化不足，长期饮用这样的新茶，会刺激人的胃黏膜，容易诱发胃病，可能会导致人体出现腹泻、腹胀等不舒服的反应。

所以，喝茶不必求新，尤其是存放不足一个月的茶叶更要少喝。患有胃部不适、胃肠疾病的人，不宜饮茶，会加重不适。

⊙ 茶含有对健康有益的物质

茶叶中含有多种对人体有益的物质，研究已证实的有茶多酚、咖啡因、茶多糖等；其他比较常见的有益物质有粗纤维、胶质、叶绿素，维生素 A、B 族维生素、维生素 P、维生素 C，以及少量多种氨基酸、多种矿物质和各种微量元素等，长期饮茶有助于人体健康和降低某些疾病的发病风险，中老年人应该适量多喝茶。

1. 喝茶有助于抗氧化

茶叶中的茶多酚具有很强的抗氧化性和生理活性，是人体多余的自由基的清除剂。自由基对于人体是一把双刃剑，过量的不受控制的自由基对人体伤害很大。研究数据显示，1 毫克茶多酚清除人体有害自由基的效能等同于 9 微克超氧化物歧化酶（SOD，人体专一清除氧自由基的物质，SOD 能与氧自由基结合转化为无害的水），比其他同类物质的作用高出很多。同时，茶多酚的抗氧化效果要比维生素 E 强 18 倍。

2. 喝茶有助于预防和治疗辐射伤害

茶多酚及其氧化产物具有吸收放射性物质的能力。临床研究证实，对肿瘤患者在放射治疗过程中引起的轻度放射病，茶叶提取物治疗的有效率可达 90% 以上；对血细胞减少症，茶叶提取物治疗的有效率达 81.7%；茶叶提取物对因放射辐射而引起的白细胞减少症也有很好的治疗效果。

3. 喝茶有助于提神醒脑、利尿解乏

茶叶中的咖啡因对人体具有多面的积极作用：它能促使人体中枢神经兴奋，增强大脑皮质的兴奋过程，使人精神振奋，增强思维和记忆能力；还会刺激肾脏，促使尿液迅速排出体外，提高肾脏的滤出率，减少有害物质在肾脏中滞留的时间；咖啡因还可排除尿液中的过量乳酸，有助于使人体尽快消除疲劳。

4. 喝茶有助于降脂、消化和减肥

形象地说，喝茶具有"刮油"的作用。茶叶中的咖啡因、维生素

B_1、维生素 C 都能提高胃液的分泌量，帮助消化，增强分解脂肪的能力；茶中含有的芳香族化合物也可以溶解脂肪，防止脂肪在体内积滞。

⊙ 绿茶、红茶营养价值一样好

人们最常喝的就是绿茶和红茶，有人认为绿茶更好，因为绿茶是不发酵茶，保留了比较多的茶多酚、咖啡因等有益的天然营养成分。但事实是绿茶和红茶各有各的好，绿茶并没有特别显著的营养优势。

绿茶并没有比红茶营养价值更高。绿茶虽然营养成分保留的多，但是红茶经过发酵等过程会额外产生一些特有的有益物质，绿茶和红茶的营养成分和价值各有特色。茶水是物质和精神的双重载体，不仅健康而且具有文化内涵，不同品种和不同地域孕育不同的茶及其茶文化，但是这些茶在营养价值上的差别不大，都一样好。

绿茶的"防癌作用"需要更科学更严谨地研究证据。从理论上看，绿茶"防癌"有一些理论依据：体外研究显示，绿茶能阻断亚硝酸盐形成亚硝胺，应该具有预防亚硝酸盐引起的胃癌、直肠癌、结肠癌等癌症的作用，但目前还没有足够的、有份量的数据资料。虽然有些调查显示，经常喝绿茶的人某些癌症的发病风险有所降低，但是这个结论并不明确，因为这些研究本身不能剥离其他因素对"降低癌症风险"的积极影响，也不能忽视其他防癌方式和手段的作用。所以，现在不能完全否定绿茶的"防癌作用"，但也不能肯定，我们需要更多的科学证据。

这里还要提醒大家一点，即使最终科学证实"绿茶有防癌的作用"，也不要过于迷信和依赖它，不能一边喝茶一边放纵自己吸烟、喝酒、天天吃烧烤，却还坚信自己永远不会得癌。

茶的分类

种类	加工方法
绿茶	以鲜叶为原料，经杀青、揉捻、干燥等加工工艺制成
红茶	以鲜叶为原料，经萎凋、揉捻（切）、发酵、干燥等加工工艺制成
黄茶	以鲜叶为原料，经杀青、揉捻、闷黄、干燥等加工工艺制成
乌龙茶	以特定茶树品种的鲜叶为原料，经萎凋、做青、杀青、揉捻、干燥等特定工艺制成
白茶	以特定茶树品种的鲜叶为原料，经萎凋、干燥等加工工艺制成
黑茶	以鲜叶为原料，经杀青、揉捻、渥堆、干燥等加工工艺制成

注：数据引自《中国居民膳食指南（2016）》。

⊙认识花草茶：饮用前要了解清楚作用

花草茶其实是不含茶叶成分的香草类饮品，是植物的根、茎、叶、花等部分加以煎煮或冲泡而成的饮品，但其本质不是茶。

饮花草茶的习惯最早来源于古代的宫廷，贵人们经常通过饮用、泡浴花瓣等方式美容。

花草茶是一种天然饮品，含有丰富的维生素，可以作为一种备选饮品。但是不同花草茶，根据不同植物的特性，具有不同的作用；而同一种花草茶的作用也因人而异，对不同的人可能有不同的作用。

所以，饮用花草茶的时候要充分了解清楚可能产生的作用和不好的影响，比如有些荷叶茶具有降血压、降血脂等物质，血压低的人就不宜饮用；对花过敏的人不宜饮用花草茶，否则可能会造成严重后果。

最后要提醒大家，冲泡花草茶时不要加糖。

膳食建议

淡茶水是成年人比较好的饮品

茶水是一种比较好的饮品，饮茶是我国的一种文化现象和良好传统。婴幼儿、青少年另当别论，对于成年人，茶水是一个比较好的选择，推荐人们适量科学饮茶。茶水可以与白开水交替饮用、替代一部分饮水。白开水沏茶，能够溶出茶叶中的有益物质，经常饮用对人体健康有利。

饮用浓茶对人体不利

喝茶的种种健康益处皆来自于淡茶水，而不是浓茶。喝茶过量或者是经常饮用浓茶，对心血管系统不利，会使人出现心跳加快、心律不齐等不良反应；还会对神经系统不利，会导致过度兴奋、失眠，睡前尤其不宜喝太多茶或浓茶；还会导致尿频、尿钙流失和胃黏膜刺激过重，最终会造成骨质疏松和胃溃疡。

误区 54 喝茶能治痛风、能解酒

茶水是公认的健康饮品，喝茶对人体有很多好处是确定无疑的。很多人就认为，喝茶越多越好，喝茶能治病，喝茶能治痛风、能解酒，还有其他很多特别的作用。

茶虽好，但不能乱喝。饮茶不当或者不适合喝茶的人经常喝茶，会产生一些不良影响。

⊙ 喝茶能治痛风——夸张

目前喝茶是否具有防治痛风这种疾病的作用，还不明确，相关医学研究的结论截然不同，互相矛盾。

从理论上说，咖啡因和茶碱都能参与嘌呤类物质的代谢，那么含有丰富咖啡因的咖啡和茶，应该是有利于预防痛风和降低痛风发病风险的。但是，国际上一些流行病学调查研究表明，饮茶习惯与痛风发病风险没有任何相关性。

所以，"喝茶能治痛风"还只是一个未经证实的传言。还有，任何食物都不能"治病"，不要迷信喝茶能治痛风。但是痛风或者血尿酸水平高的人，适量喝淡茶水应该是没有伤害的，不必担心。

⊙ 有些人不适合饮茶

茶虽然有益，但并非人人都能从中受益。如果饮用不当，会反受其害。

1. 处于特殊时期的女性不宜饮茶

生理期女性：女性在生理期期间，会消耗体内大量的铁，而茶叶中含有高达 50% 的鞣酸，它会妨碍人的肠黏膜对铁的吸收，降低人体对铁质的吸收程度。

妊娠期女性：茶叶中含有较高比例的咖啡因，咖啡因会增加孕妇的尿量和心跳频率，加重孕妇的肾脏和心脏的负荷量。

孕妇临产前：茶中的咖啡因会促使人体中枢神经产生兴奋感，容易引起失眠，影响孕妇产前睡眠，睡眠不足、休息不好，可能会导致分娩的时候体力不支，甚至造成难产。

更年期女性：更年期女性常有头晕和浑身乏力的感觉，有时还会出现心跳加快、易怒、睡眠质量差等现象，喝茶会加重这些症状。

2. 贫血和失眠的人不宜饮茶

从上述女性四个时期的饮茶不良影响中，可以看出，由于鞣酸和咖啡因等物质，缺铁性贫血的人、神经衰弱和失眠的人，不适宜饮茶，更不能过量饮茶或饮用浓茶。

3. 缺钙或骨折的人不宜饮茶

咖啡因容易引起脱钙的问题，虽然茶叶中的咖啡因的含量不如咖啡，但如果过量饮用，也会引起钙质流失。

⊙ 酒后不宜饮茶

喝茶解酒是典型的误区。酒后不宜饮茶，即使有那么一丁点儿的解酒作用，也不能用茶解酒，因为有很大弊端。

酒从喝进去到排出体外，大约经过几个转变：乙醇通过胃肠道进入血液后，在肝脏中转化为乙醛，乙醛再转化为乙酸，乙酸再分解成二氧化碳和水，最后排出体外。如果喝酒后再喝茶，茶叶中的茶碱可以迅速对肾起到利尿作用，从而促进尚未分解的乙醛过早地进入肾脏，乙醛对肾会产生刺激和伤害。

⊙ 饭前饭后不立即大量饮茶

进餐前后和进餐过程中，如果大量饮茶或饮用浓茶，一方面，会影响钙、铁、锌、蛋白质等营养元素的吸收，因为进餐前后大量饮茶或饮用浓茶会影响消化器官的吸收功能；另一方面，茶中的鞣酸会与食物中的蛋白质、铁等发生凝固作用，阻碍蛋白质和铁的吸收。

⊙ 喝牛奶或奶制品的同时不要饮茶

茶叶中的茶碱和单宁酸会与奶类制品中的钙元素结合，生成不溶解于水的钙盐而被排出体外，会大大降低奶类制品的营养价值。

⊙ 不宜用茶水服药

可以用茶水代替一部分日常饮用水，但是不能用茶水代替水送药。因为茶中的鞣酸会与许多药物中的成分结合而产生沉淀，影响药效。

膳食建议

不喝头遍茶、不喝隔夜茶、不喝浓茶

会喝茶的人都知道，头遍茶的味道并不好，茶在第二泡以后味道是最好的，头遍茶是用来洗涤茶叶、涮洗茶杯的，一般丢弃不喝。茶叶在栽培和加工过程中难免会受到有害物质和农药的污染，头遍茶丢弃不喝符合安全卫生视角。

隔夜茶会有较大量的茶碱，"脱钙"的作用增大很多，不宜饮用。

不宜喝浓茶这一点在饮茶这部分已经多次提过，请大家重视。

各种饮料的饮用误区

误区 55　碳酸饮料：杀精

碳酸饮料在生活中有一种无处不在、风靡全球的势头，有人认为"存在即合理"，碳酸饮料既然存在必然有优势：喝碳酸饮料能够补充能量、清爽提神，在夏天尤其消暑解渴。碳酸饮料非常受年轻人喜爱，但是老人和反对者也常常在耳边提醒，碳酸饮料对牙不好，更可怕的是它杀精、影响生育。

碳酸饮料杀精的说法是不正确的，但碳酸饮料也不是营养饮品，建议大家不喝、少喝。

⊙ "碳酸饮料杀精"是假的

"可乐杀精""碳酸饮料杀精"，都是假的，但是，这不代表可乐等碳酸饮料是健康的，碳酸饮料不能经常喝。

体外研究显示，如果把精子直接泡在可乐里，确实会被杀死。但是这与喝可乐不是一回事。试想一下，如果喝可乐就能导致男性体内的精子被杀，以可乐的消费量（据说全球每天有 17 亿人次的消费者在畅饮可口可乐公司的产品，大约每秒钟售出 19,400 瓶饮料）推算，人类还会如此生生不息吗？

● 小贴士：可乐 "杀精" 的出处

可乐杀精的误解最初可能是源于新英格兰医学杂志上的一篇文章。该文章作者分别将 0.05 毫升精液与 0.25 毫升不同种类的可乐混合，以生理盐水作为对照，结果发现可乐可以显著降低精子的活性。此后的一些研究也基本与之类似，研究的是精液直接与可乐混合后精子活力的变化，而不是精子质量与 "喝可乐" 之间的因果研究。

从科学的角度分析，碳酸饮料中的咖啡因可能会有杀精的作用，但是，平常人喝可乐很少能达到杀精的那个量。国外一项研究认为，每天摄入 101 ~ 800 毫克咖啡因（相当于喝 3 罐可乐。罐装可乐约每罐 330 毫升，含有约 40 毫克的咖啡因），精子质量不会降低；每天饮用可乐多于 3 罐的人，精子质量会有所降低，但仍然在正常范围内。

同时，研究人员并不认为精子质量的下降完全是可乐的原因，经常大量饮用可乐的人往往伴有很多其他的不良生活习惯，而不良的生活方式和习惯可能对精子质量的影响更大。

包括每天大量喝可乐在内的不良生活方式，会导致身体各种问题，如果身体出了毛病，精子怎么可能健康。所以，虽然碳酸饮料杀精是假的，但是还是要少喝碳酸饮料。长期大量喝碳酸饮料，会对人体产生很多伤害。

⊙ 过量摄入碳酸饮料会导致肥胖和牙齿损坏

碳酸饮料（汽水）是含有二氧化碳的液体饮料，其主要成分有糖、色素、香料等，有些还含有咖啡因，除了添加糖能提供正常饮食以外多余的能量，几乎没有任何营养。

长期大量引用碳酸饮料，最明显、最直接的伤害是会引发肥胖和牙齿问题。碳酸饮料中含有大量的色素、添加剂、防腐剂等物质，它们对身体一点好处也没有，而且代谢时需要消耗体内大量水分，导致人体缺水；如果碳酸饮料中含有具有利尿作用的咖啡因，人就会越喝越渴、越渴喝得越多，陷入恶性循环；碳酸饮料含糖量高，容易引发高糖饮食所导致的所有健康问题。

⊙ 经常饮用碳酸饮料会造成营养不良、钙流失等问题

少年儿童尽量不要喝碳酸饮料，除了易引发肥胖和龋齿等问题外，含糖饮料容易影响孩子的正常用餐，形成不良的饮食习惯，进而可能导致营养单一和营养不良。

碳酸饮料中大量二氧化碳还会影响肠胃的消化功能，因为二氧化碳不仅抑制饮料中的细菌，喝进体内后也会抑制人体内的有益菌。碳酸饮料大部分都含有磷酸，摄入大量磷酸就会引起钙、磷比例失调，影响钙的吸收，进而导致钙缺乏。

⊙ 碳酸饮料摄入过多容易导致骨质疏松、结石病

钙对青少年的骨骼发育和老年人的骨骼健康非常重要，缺钙对青少年成长发育的损害非常大，有资料显示，经常大量喝碳酸饮料的青少年发生骨折的危险是其他青少年的 3 倍；对老年人而言，缺钙会增加骨质疏松的风险。

习惯大量饮用碳酸饮料而饮水不足的人，在咖啡因利尿作用影响下，尿液中的钙含量水平会增高，久而久之会增加患结石病的风险。

膳食建议

碳酸饮料能不喝就不喝，能少喝就少喝

从营养角度，非常不建议大家喝碳酸饮料。但是让大家完全不喝不现实，怎样喝就变得尤为关键。

1. 不能长期饮用，不能一次性饮用太多

碳酸饮料对牙齿硬组织的伤害是一个长期积累的过程，但是如果天天可乐当水喝，从量变到质变是早晚的事，造成不可逆伤害是早晚的事。

2. 使用吸管减少饮用量

用吸管喝饮料有多个好处，能有效减少可乐的摄入量，能减少人们把饮料含在嘴里与牙齿接触的时间，而且用吸管比较干净和卫生。

3. 饮用后漱口，定期看牙

喝完碳酸饮料要用清水漱口。漱口即可，不要刷牙，因为如果喝完碳酸饮料马上刷牙，牙刷对牙面会造成机械刺激，磨损牙齿，有利于酸性物质对牙齿的侵蚀。定期看牙，有利于及时发现问题、解决问题。

4. 喝足量的水

提醒大家在生活中要有意识地多喝水，爱喝碳酸饮料的人更应如此。

误区 56　咖啡：除了提神，一无是处

咖啡是舶来品，我国人民饮用咖啡的时间不长，对咖啡的认知也不全面，很多人认为喝咖啡对人体没有什么益处，多数学生族和上班族喝咖啡提神，是上了"瘾"，而除了提神之外，咖啡没有任何作用。

事实并非如此，随着对咖啡的研究越来越全面，营养学界认识到，咖啡对人体有多种积极作用，推荐大家可以每天或每周有规律地适量喝一点咖啡。

⊙ 喝咖啡对人体有好处

近几年，科学研究发现适量喝咖啡对人体有很多好处。

1. 适量喝咖啡有利于心血管系统

很多人喝咖啡后会有心跳加快、血压升高等不适感，以前很多人也认为喝咖啡会诱发早搏和心律失常。但是最近研究发现，以上现象可能与某些人的不良生活方式或本身的身体状态有关，而以往的研究可能忽略了这一点。

医学研究者采用更严谨和科学的方法，对咖啡的健康风险进行大量临床研究后发现，适量饮用咖啡有利于保护心血管系统和降低心血管疾病的发病风险。因为当咖啡因通过咖啡被人体摄入时，其升压作用微乎其微；而咖啡豆含有的其他有益物质，比如抗氧化物质，可以降低低密度脂蛋白和胆固醇的氧化，进而有利于保护心血管系统。数据显示，适当饮用咖啡可降低未来 10 年内冠心病的风险，平均每天两杯咖啡可预防心衰。近几年的研究新成果表明，咖啡和房性早搏或室性早搏之间没有关联。

2.适量喝咖啡有利于预防糖尿病

许多研究发现，正确饮用咖啡具有改善糖代谢、胰岛素分泌的作用，并可显著降低糖尿病风险。研究认为，这可能是因为咖啡中含有绿原酸，绿原酸被认为是一种可以减少葡萄糖吸收的植物抗氧化性化合物。目前医学界认为炎性物质是导致糖尿病发病的原因之一，而咖啡具有显著的抗炎性物质作用。

有研究数据表明，即使将吸烟，高血压和糖尿病家族史考虑在内，喝咖啡的人发生糖尿病的概率仍是不喝咖啡的人的一半。

3.适量喝咖啡有利于降低乳腺癌等恶性肿瘤

国内早有研究表明，喝咖啡人群的乳腺癌发病率与不喝的人群没有差异，甚至略低于不喝的人群。近年，一个涉及30万人、历时20年、集结10个欧洲咖啡消费大国的研究数据表明，不论所饮用的咖啡是否含咖啡因，都与得不得乳腺癌没有直接关系；甚至，绝经后喝咖啡的女性，乳腺癌患病率更低。

喝咖啡与食道癌没有因果关系。之前有热饮料容易引发食道癌的观点，现在研究强调这不是咖啡之过，而是温度的问题。

可能与咖啡的抗氧化作用有关，有证据表明，适当饮用咖啡可以降低宫内膜、前列腺、头颈部恶性肿瘤、基底细胞癌、黑素瘤等肿瘤的发病风险。近期许多研究认为，对于以上甚至更多的癌症，咖啡至少不会增加健康人群患癌风险。

4.适量喝咖啡有利于降低老年痴呆等神经退行性疾病

科学研究发现，咖啡有利于增强记忆力和提升认知功能。另外，咖啡对帕金森患者的神经保护作用越来越成为业界内的共识。研究证据显示，对有轻度认知功能障碍的患者，血浆咖啡因水平 >1200纳克/毫升，可避免在接下来的2～4年内发展为老年痴呆症。

5.咖啡具有预防抑郁症的作用

喝咖啡有利于心理健康，调节情绪，预防抑郁症的发生。研究表明，每天适量喝咖啡的女性与几乎不喝咖啡的女性相比,其抑郁症的发生风险可降低15%;安全饮用量范围内,摄入咖啡更多的女性,其抑郁症发病率可降低20%。

⊙ 咖啡的不良作用

咖啡具有积极作用越来越受到营养学的肯定,但是咖啡的负面影响也不能忽视,对咖啡的认识要全面。咖啡有升高血压的不良影响,还容易引发一些问题,列举如下。

1. 咖啡容易引起体内钙流失

咖啡中有3种成分会造成一定程度的钙流失,它们分别是钾、草酸和咖啡因,其中钾和草酸的影响很小。咖啡脱钙主要是因为其所含咖啡因与钙结合以后,钙就不易溶解和被人体吸收,因而会造成钙流失;同时,咖啡因有利尿作用,所以,长期大量喝咖啡容易造成人体钙质流失,增加骨质疏松的发生风险。

为了使钙流失的影响尽量小,可以在喝咖啡的时候添加纯牛奶,用牛奶中的钙"中和"一部分咖啡因,同时弥补一些咖啡因和草酸等造成的钙损失。

2. 大量饮用咖啡消耗体内 B 族维生素

大量饮用咖啡会消耗体内 B 族维生素,B 族维生素与神经、肌肉协调有关,维生素 B_1 可保持神经系统的平衡和稳定。缺乏 B 族维生素,人比较容易累,为了提神往往会加大咖啡饮用量,但效果却愈来愈差,形成恶性循环。

3. "过量喝咖啡"容易产生依赖,是赖药性的表现

习惯用大量咖啡提神的人;一旦不喝咖啡就会感到不舒服,会有类似感冒的症状。从药物学方面说,有研究人员认为这是一种赖药性的表现。产生咖啡依赖的人,一旦没有咖啡因,表现会失常,低于正常水平。

4. 含糖咖啡容易引发肥胖问题

喝咖啡容易引发肥胖是因为大多数人喝的都是含糖咖啡。纯咖啡是不含糖的或者含糖很少，但是多数人喜欢喝速溶咖啡和添加了糖和奶精的甜咖啡，奶精含有反式脂肪酸，添加糖是纯能量食物，长期食用必然会使体重增加，并引发其他一系列不良影响。

5. 咖啡提神的效果因人而异

咖啡虽然提神，不过这种提神的效果因人而异。科学研究表明，大脑对咖啡因的敏感性、肝脏产生代谢咖啡因的酶的多少，都对咖啡的提神效果有影响。咖啡对不同的人，在提神的程度和提神的速度上有所不同，有的人还会有不好的反应。

另外，咖啡的提神效果只是让人清醒着，并不会让人的思维更敏捷。

⊙ 喝咖啡利大于弊

有研究资料指出，每天饮用咖啡大于 5 杯（150 毫升 / 杯）或咖啡因摄入超过 400 毫克，并不会引发健康问题；饮用咖啡可以减少 2 型糖尿病、心血管疾病和神经障碍疾病的发生率。

目前，国内外越来越多的数据表明，摄入适度浓度的咖啡或茶类饮品，不仅不会造成危害，反而会对健康产生促进作用。一项对超过 40 万咖啡饮用者的长达 13 年的随访表明，饮用咖啡可降低 10% 左右死亡率。

虽然，许多研究往往具有局限性，但咖啡对健康的积极作用已不可否认，越来越多的证据指向"多喝一杯咖啡是健康的选择"。

⊙ 不宜喝咖啡的四类人群

喝咖啡虽然利大于弊，但要适量，要讲究方法，喝对才能在享受美味的同时收获健康。咖啡对人体的益处和风险也是因人而异，以下人群不适合喝咖啡。

孕妇和乳母：适量喝咖啡不会导致不孕，但是孕妇最好少喝或者不喝咖啡，咖啡因有导致流产、难产的风险。慎重起见，孕妇最好不喝咖啡。如果喝咖啡，要尽量少喝或者选择低咖啡因咖啡。

儿童和青少年：儿童的肝、肾、神经系统还未发育完善，对咖啡因更敏感，解毒能力也差，咖啡因在体内代谢的半衰期会比较长，所以12岁以下儿童应该禁止摄取咖啡因。对于13~18岁青少年，每天摄入咖啡因的量不要超过100毫克。

患有骨质疏松的中老年人：中老年人喝咖啡要注意脱钙问题，易引发骨质疏松，要做好补钙措施，比如喝咖啡的同时多喝点纯牛奶。

高血压患者、心血管疾病患者：虽然喝咖啡有利于保护心血管系统，但是已经患有心血管疾病和高血压的人，喝咖啡要谨慎。咖啡因有升高血压的作用，如果平时不常喝咖啡的高血压患者，喝咖啡可能会使血压骤然升高；高血压控制不好或者正在压力状态之下、情绪紧张的高血压患者，喝咖啡后的负面影响可能会加倍。

⊙ 咖啡不需要伴侣：咖啡要喝纯的

首选纯咖啡。喝咖啡就要首选纯咖啡，加点纯牛奶的咖啡也可以，但是不要喝加糖、风味香精、奶油和巧克力糖浆的咖啡。那些所谓的咖啡"伴侣"并不是健康伴侣，对人体健康没有好处。

不喝速溶咖啡。所谓"三合一"的速溶咖啡（15克/袋）不要喝，其中含糖和反式脂肪酸，对健康不利。速溶咖啡的咖啡因含量大约是每袋50毫克，如果饮用，一天不要超过2~3袋。

不喝烫咖啡。无论是哪种咖啡，注意温度不要太烫，温度大于65摄氏度的热饮会伤害食管，长期喝过热饮品有发生食道癌的风险。

⊙ 空腹时和饱餐后不要立即喝咖啡

咖啡虽好，但喝得不对，身体要受罪。

咖啡不宜在空腹的时候喝。咖啡对胃肠道存在一定的影响，空腹喝咖啡会伤胃，因为咖啡因会刺激胃酸分泌而导致胃部不适。如果本身就有胃肠疾病，就更不要空腹喝咖啡。

饱餐后也不宜马上喝咖啡。饱餐后喝咖啡容易导致胃食管反流，因为咖啡因会刺激食道下端原本应该紧闭的括约肌，造成括约肌松弛，使胃内容物反流到食管，经常如此会伤害食管进而引发一些麻烦。

● 小贴士：喝咖啡时间建议

喝咖啡最好是在早餐和午餐之间，这样不伤胃，又能提神。午饭后隔一段时间喝咖啡也比较好。但是下午接近傍晚时就不要再喝咖啡，容易影响晚上的睡眠。

膳食建议

咖啡因摄入推荐量：每天不超过 200 毫克

为了避免和尽量减小咖啡的负面影响，最大限度发挥咖啡的积极作用，健康成年人每天咖啡因的摄入量应不超过 200 毫克，大约是咖啡店一大杯（473 毫升）现磨咖啡的量。

孕妇不适宜摄入过多咖啡因，有导致流产、难产等风险。

喝咖啡要喝纯的少添加的；喝咖啡讲究时间点，空腹和饱餐后最好别喝。

误区 57　奶茶：奶和茶的结合，营养好

　　奶茶深受年轻人喜爱，爱喝奶茶的人认为它不仅味道香醇可口，而且营养丰富，因为奶茶是牛奶和茶的叠加。但是奶茶也有很多不好的说法："奶茶喝多了会不孕不育""珍珠奶茶中的珍珠是塑料做的，有毒"。

　　奶茶有真有假，真奶茶营养价值尚可；假奶茶除了口味，百害而无一利。

⊙ 奶茶可能不是奶＋茶，营养不怎么样

　　用真牛奶和红茶、绿茶、乌龙茶等制成的奶茶可称作真奶茶，最初的奶茶应该都是真奶、真茶做的。我国蒙古和新疆地区一直有煮奶茶、喝奶茶的传统，是日常饮用和待客的必备饮品，这种奶茶原材料好、没有额外添加物，有一定营养价值。

　　"假奶茶"是指用奶精、茶粉等具有奶味、茶味的物质和添加剂制成的奶茶。由于添加了奶精、香精等物质，这类奶茶口感更顺滑、味道更香醇，而且制作成本低，利润空间大。这类奶茶在奶茶家族里面品类繁多，我们在生活中随处可见。超市里几块钱的速溶奶茶和奶茶店里的快冲奶茶，基本都是用植脂末（也叫奶精）做的，好一点的可能用的是勾兑的淡奶和速溶茶粉做的。这种奶茶含有很多香精、色素、糖浆等给口味加分但没有营养的东西。

⊙ "珍珠"不一定是有毒塑料，但也没什么营养

　　珍珠奶茶中的"珍珠"是以淀粉为主要原料制成的粉圆产品。为了有好的口感和嚼劲，制作珍珠会使用一些小麦蛋白，小麦蛋白就是人们误认为是有毒塑料的东西。小麦蛋白是一种蛋白质，无毒，一般不会对

人体构成危害。为了做出口感好的珍珠，制作过程中会加入一些食品添加剂，例如甜味剂、凝固剂、稳定剂和增稠剂等。一般来说，允许作为食品添加剂的，只要在安全剂量内使用，都是安全的。但是从营养的角度，这些东西对人体无益，过量必然对人体不利。

⊙ 反式脂肪酸——奶茶中的坏东西

奶茶（指的是生活中常见的奶茶商品）中的奶精、添加糖、色素，除了能量，几乎没有营养。可以说，食品中凡是称之为"精"的，可能都不是什么好的东西，奶精中的反式脂肪酸更是健康的大敌，"奶茶会导致不孕不育"是有一定道理的，因为反式脂肪酸会对生殖系统有负面影响。过量摄入反式脂肪酸的危害是多方面的，除了影响育龄人群的生育能力，对心脑血管、儿童大脑的发育、老年人大脑机能、神经组织机能、心血管系统健康都非常不利。

虽然随着加工技术的改良，好的奶精中的反式脂肪酸有所降低，但是不可能完全没有。而且商家具体用的是什么质量的奶精，我们无法判断，奶茶应该尽量少喝。

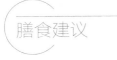

膳食建议

适量喝真奶茶，不喝假奶茶

奶茶很可能既不是奶也不是茶。真奶茶饮用要适量、不能影响饮水；"假奶茶"建议不要饮用，长期饮用可能对健康产生不利影响。

误区 58 　凉茶："去火"佳饮，多喝有益

"怕上火，喝凉茶"的广告语深入人心，吃火锅、麻辣香锅、麻辣小龙虾和撸串的时候，为了"下火"，很多人会选择喝凉茶。凉茶是很多人心中的"去火"佳饮，尤其是夏天的时候，迷信凉茶的人们认为应该多喝凉茶，有利健康。

多喝凉茶是典型的"食物多多益善误区"，凉茶"去火"的功能也不能一概而论，认为凉茶去火就无所顾忌地吃高热和辣味食物更不行。

⊙ 凉茶不是茶：是"药"或者是含糖饮料

虽然称为凉茶，但是凉茶不是茶，跟茶没什么共同之处，更不能当茶喝。

追踪溯源，最初的真正的凉茶是一种"药"，而不是饮品，其配方以中药为主。现在市面上普遍流行的凉茶已经不是真正意义上的凉茶，其产品成分和备料表中更多的是食品添加剂和糖。真正的凉茶因为含有药物成分，其口味并不好喝，为了提升口味、增加销售，经过工艺改良的凉茶确实好喝了，但是已经远离凉茶的本质，成为了一种饮料。

⊙ "药"凉茶要对症喝，其功效因人而异

凡是含有药物的东西就不能乱吃，应该咨询医生、营养师之后再服用。不同人的体质不同、营养状况和身体状态不同，凉茶不能普适所有人，凉茶所谓的去火功效是因人而异的。

有胃肠疾病的人喝凉茶要谨慎。凉茶的药性可能会加重脾胃损伤、导致腹痛和腹泻等不良后果。

经期女性不宜喝凉茶。女性本来就不易吃生冷、寒凉的食物，尤其是处于经期的时候。月经期女性处于失血状态，抵抗力降低，此时喝凉茶，

容易刺激子宫，导致经血排出不畅，引发痛经或者月经不调。

孕妇和乳母不易喝凉茶。妊娠期间女性和正在哺乳的女性，为了保证胎儿、婴儿的健康和乳汁的营养成分，最好不要喝凉茶。

感冒患者不宜喝凉茶。感冒可由多种原因引起，分为不同的类型，如果不清楚自己是哪种感冒随便喝凉茶，可能会加重感冒。

⊙ "饮料"凉茶：含糖高，多喝无益

为了迎合大众口味，改良凉茶的药味，造就了现在的"饮料"凉茶，就是说，现在普遍流行的凉茶不过是一种含糖饮料而已。好一点的产品还保留了一些有益的药材成分，差一点的就不好说了。

作为饮料的凉茶，为了把药材的苦味儿变成甜味儿，添加了很多糖，药材成分大大减少或者已经彻底去掉，跟高糖饮料没有区别。

"去火"这个事儿，是能随着时间自愈的，而且，对很多人所谓的上火症状，不管是喝凉茶还是喝白开水，"去火"效果是一样的。所以，不要迷信凉茶"去火"这些功效，多喝白水才是最健康的选择。

膳食建议

少喝凉茶

不管是"药"凉茶还是"饮料"凉茶，都不能多喝、乱喝。

作为药品的凉茶，不能多喝、乱喝，应该对症饮用。有病的人不能盲目喝，没病的人也不能乱喝。把凉茶当成保健品长期饮用，尤其不好，可能会加重肾脏负担，损害肾功能。

饮料凉茶含糖多，没有营养价值可言，不适宜饮用。

误区 59　　果汁：和水果营养等价等量的健康饮品

　　果汁是很多女性心中最健康的饮料，喝果汁就等于吃水果。注重营养的女性，外出用餐或聚餐时，很少喝带气饮料，喜欢点果汁。很多妈妈还喜欢用果汁代替水果给孩子作辅食、补充营养。

　　果汁也分好坏，但不论好果汁还是坏果汁，用果汁给孩子补充营养都是不对的；而饮用"坏果汁"有很多风险，更不必谈什么营养了。

⊙ 好果汁和坏果汁：纯果汁和勾兑果汁

　　果汁在很多人心里是非常健康的饮品，在讨论水果和饮水误区的部分都提到过果汁，这里有必要集中地分析一下果汁这种饮品。

　　果汁是什么？果汁有两种，一种是完全由水果榨成的 100% 纯果汁，包括家庭中自己榨的，也包括购买的果汁产品。另一种是勾兑果汁，浓度低于 100%，由果汁、水、糖、香精、色素等成分勾兑而成。

⊙ 100% 纯果汁的饮用需限量：营养不及水果，补水不如凉白开

　　完全由水果鲜榨的果汁，比较营养，但还要看和什么比较。如果和碳酸饮料、含糖饮料比，它是比较健康的选择，至少其中没有乱七八糟的添加成分。但是若以为果汁"很营养""喝果汁就相当于吃水果""喝果汁可以替代喝水"，就错了。

　　榨果汁的过程是水果营养流失的过程。榨汁过程中，水果的膳食纤维和非水溶性营养素依然保留在固体成分中，往往都随着过滤的过程而被丢弃了；而水溶性维生素由于在空气中暴露也会大量流失；榨汁过程还会使水果中的抗氧化物质损失严重。所以，不要把果汁当作营养的来源，喝果汁不如直接吃水果。只有在吃水果有困难的情况下，比如生病了、

牙口不好，才适合把果汁作为营养的补充手段。

　　果汁含糖量高，不宜多喝，补水作用微弱。 榨一杯果汁需要好几个水果，糖分自然也会加倍。果汁是液体容易吸收，也容易喝过量而摄入过多糖分，导致血糖快速上升，对糖尿病患者控制血糖十分不利。因为要控制糖分的摄入，作为饮品，果汁的补水作用根本不能与水相提并论。人体每天需要补充 1500~1700 毫升水，按照这个量喝果汁很危险。

⊙ 勾兑果汁饮料：尽量不要喝

勾兑的果汁饮料就是一种高糖饮料，尽量不要喝。

　　高糖摄入对人体健康非常不利，合理膳食要远离高糖饮食，孩子更应该从小培养良好的饮食习惯。孩子容易对甜食产生依赖，形成不良饮食习惯，进而造成营养不良、肥胖和龋齿等健康问题，增加成年后多种慢性病的风险。果汁类甜饮料其甜甜的味道对孩子极具诱惑力，家长要注意让孩子少接触这类饮品。

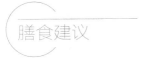

膳食建议

适量饮用纯果汁

　　纯果汁对于不能正常吃水果的人，是比较好的选择，能够补充一些营养。

　　勾兑果汁没有多少营养，不建议饮用。

PART 7

饮食习惯误区

饮食观误区

误区 60　用食物代替药物

很多人相信"食物能治病""药补不如食补"，听说"吃某某食物能治疗什么病""某某疾病要多吃什么东西"，就拼命吃，天天吃，顿顿吃，甚至生病了也不去就医、拒绝吃药。

用食物代替药物、用食物治病的做法非常危险。食物不能治病，上述观点混淆了食物的"营养作用"和"治疗作用"。

⊙ 食物负责提供营养，不能替代药物治病

首先必须明确一点，食物就是食物，食物不能替代药物治疗疾病。我常常开玩笑地说：如果食物能治病，那医院都改菜市场了，人生病了也不用去医院，都去菜市场就行了。虽然夸张，但说的是这么个道理。

食物的主要作用是提供人体生长发育和健康发展所需的各种营养，吃对了有利于健康、有利于预防一部分疾病，也有利于患者术后恢复健康、恢复体力，营养的作用可以作为辅助和配合治疗的一种手段。但是食物不能替代药物，无法担负起药物和其他治疗手段在治疗疾病当中所具有的重要作用。

虽然很多食物中的一些成分具有一定程度的药物的作用，很多食物

本身既能吃又能入药，但是对于治病，通过食物所能获得的有益成分的剂量远远不如药物。而且药物是有针对性的，是根据某种疾病专门研制的，常常是多种有针对性的成分的合成，而食物不可能有这样的针对性，甚至还可能同时含有作用相反的物质。所以即使吃某种食物对某种疾病的治疗有益，一般也是辅助性的，不可能是替代性的。

⊙ 盲目食补，后果严重

盲目食补的人，往往认为一种食物好就拼命地多吃，恨不得天天、顿顿吃一种东西。长期保持这种饮食习惯，很容易造成营养不良的问题，严重时还可能会危及生命。

一旦涉及"药物成分""药物作用"就要注意两个问题，一个是摄入量的问题，一个是对症用药的问题。而盲目进补，就是某些人在不清楚自身的病症和病因、不知道所迷信的食物的正确食用方法和负面作用的情况下，大量摄入一种食物。盲目进补具有某些药用功能的食物或者功能性食品，可能引起严重后果，比如夏天经常有患者因过量喝绿豆汤而导致腹痛、腹泻，还有人因过量补充维生素 C 而导致肾、输尿管、膀胱结石。

人参、鹿茸虽是滋补佳品，尚且不能多吃、乱吃，否则会导致流鼻血、头晕等，何况市面上所谓的一些功能性食品、保健食品。尤其是儿童，更不能盲目乱吃，后果严重。

⊙ "病从口入"容易

人的一生都在和食物打交道，与食物进行交互，我们要尊重食物，甚至要敬畏食物。食用不当，很可能吃出各种毛病，正所谓"病从口入"。

按 80 岁寿命计算，人的一生要吃大约 8 万顿饭，包括水在内要吃掉 60 吨的食物。食物进入我们的身体，并且构成我们身体的一部分，人就是这一辈子吃下去的 60 吨食物所塑造出来的结果。就是说，从某种角度看，吃的东西、吃的方法一定程度上造就了人身体的状态——健康或是疾病、强壮或是虚弱。

现实生活中吃出来的疾病很多，比如高糖饮食"吃出来"的牙齿疾病、肥胖症，高盐饮食"吃出来"的高血压及其引起的脑血管疾病，高油饮食"吃出来"的高脂血症和肥胖症等各种慢性疾病，肥胖还能增高恶性肿瘤的发病风险。

吃的食物不对、方法不对，还会引起各种食源性疾病。据 WHO 统计，全球每年发生食源性疾病的人高达 10 亿，每年约有 180 万人死于食源性疾病。导致食源性疾病的常见致病因素有：食物本身含有的天然毒素、被污染产生的生物性致病菌、寄生虫和有毒化学物质等。

⊙ "病从口出"不易

食物对人体的影响是一个长期积累的过程，从量变到质变不是一日之寒。但是一旦发生质变，往往要花费很大的精力、时间、金钱去弥补，而有些不良后果是不可逆的，无法补救。"病从口入"很容易，但是"病从口出"不容易，想通过吃某种东西达到治疗的目的，是不可能的。

膳食建议

好好吃食物，吸取营养；对症吃药，不迷信食物治病

请大家好好对待食物，尊重食物，吃好食物。身体出现问题的时候，不要盲目食疗，去看医生、听医嘱、接受治疗；同时要纠正不良饮食习惯，好好利用食物提供的营养恢复身体，不要迷信食物能够代替药物治病。

误区 61　以形补形，吃啥补啥

老话常说"吃啥补啥"：吃鸡心补心、吃核桃补脑、吃豆吃姜吃腰子补肾、吃肝补肝、吃血补血……即使无法解释清楚这其中的道理，人们依然欣然接受，就像相信很多不能理解的神秘事物和现象那样，深信不疑地按照"吃啥补啥"去吃。

奉劝大家，不要盲目相信这些没有科学依据的事，否则会给自己造成麻烦。

⊙ "以形补形"——没有科学依据

"以形补形"的说法自带一种神秘，当追问为什么时，信奉者却只能把"老祖宗的经验"搬出来。

老祖宗留给我们很多经验，有些是宝贵的、正确的，但并非都是对的。科学证明肉汤、骨汤没什么营养，"骨汤补骨"没什么效果；科学还证实"核桃补脑"是人们的一种误解和过度期待。"吃啥补啥""以形补形"这些说法，在时间久远的流传过程中，很可能是被曲解和断章取义了。

⊙ 某些"吃啥补啥"是营养素的作用

一些"吃啥补啥"的说法有一定的合理性，但与"以形补形"没有关系，而是食物中营养元素的作用。以"吃血补血"为例，猪血、鸭血确实可以补血、补铁，因为他们富含蛋白质、锌、维生素 B_2，以及食用价值较高的三价铁等营养成分，被人体吸收利用后，可以起到补血、补铁的效果。这与"形"完全无关。

另外注意，"吃血补血"虽然合理，但并非适合所有人。重型地中海贫血患者和中间型地中海贫血患者是不能吃动物血的，因为这种贫血患者本身体内的铁含量已经超标，他们需要吃减少体内铁质的食物和药物。如果人体内确诊缺少某些元素，最好还是在医生的指导下进行补充。

⊙ 吃腰子补肾——可能导致不育

腰子、腰花即猪肾，很多人认为它是"壮阳"之物，不少男性钟情于它的"功能"。但是，我要提醒大家，当心吃多了"腰子"导致不育。

动物肾脏中均含有不少的重金属镉，镉对人体生殖功能有严重危害，不仅会造成精子数减少，还会造成染色体伤害，使受精卵不易着床。

除此之外，镉对人体其他组织和器官的危害也不容忽视，如肝脏、肾脏的危害。动物肾脏中胆固醇、蛋白质含量都比较高。肾功能不全的人吃动物肾脏，会进一步加重肾脏负担，加重病情。同样，血脂异常、心血管疾病患者，也要远离动物肾脏这些食物。

⊙ 吃肝补肝——小心适得其反

从科学的角度讲，吃进去的猪肝会被消化分解成氨基酸、脂肪酸等几种小分子物质，并不是按照人们所想的那样完全作用于人体肝脏。

同腰子一样，动物肝脏中含有较多积累的毒素、重金属（铜）、胆固醇，偶尔吃一次没有问题，经常食用这类食物对人体健康极为不利。

对于一些肝部不适或肝病患者，想要通过吃肝来补肝，不仅不能产生预想的效果，反而会加重肝脏负担，使病情更加严重化。比如脂肪肝患者，这类患者的脂肪代谢能力较差，应该选择高优质蛋白、低脂肪的饮食，尽量少吃动物性脂肪。

还有诸如"吃皮补皮、吃脑补脑"等，都是不正确的。鸡皮、猪皮、鸭皮、猪脑等食物食用时都需要限量，否则会因为摄入过多的胆固醇、脂肪而引发各种疾病。

膳食建议

食物造就我们，我们要尊敬食物、敬畏食物

食物吃进肚子里，经过一系列变化变成我们身体的细胞、液体、肌肉、骨骼，变成我们身体的一部分，我们要尊敬和敬畏食物。

对于一些不明确、不科学的食物和吃法，不要轻易尝试，否则后果可能很麻烦。

如果身体缺少某些营养素，最好在医生指导下进行补充。

误区 62　食物相克

　　"以形补形""食物相克"这些饮食误区，一再地误导人们，流传时间长，影响范围广，很多人家的厨房、餐桌旁甚至某些公共就餐场所，也挂着"相克食物"的图谱。

　　"食物相克"在营养学和食品安全理论中，并不存在。虽然营养学界很多同仁就这些误区进行过纠正，我也在很多场合和文章中多次强调这是不科学的。但是，相关言论总是时不时甚嚣尘上，还不断推陈出新、裹挟着所谓的"科学依据"混淆人们的视听。

⊙ 所谓的"科学证据"不科学

1. 营养拮抗作用不能说明"食物相克"

　　"食物相克"总会千方百计为自己找存在的依据，营养拮抗作用被利用得很彻底，不懂这方面知识的人很容易会被这个理由说服。营养拮抗作用指某一营养元素（或离子）的存在，能抑制另一营养元素（或离子）的吸收。

　　"豆浆不能与鸡蛋一起吃"是人们很熟悉的一个食物相克的例子，从"营养拮抗作用"的角度说，豆浆中的胰蛋白酶抑制物能够抑制鸡蛋蛋白质的消化吸收，大大降低营养价值。然而事实是，胰蛋白酶抑制物会随着豆浆的加热而失活，不再具有抑制消化蛋白质的能力，只要人们喝的豆浆是煮熟的，这个搭配没有任何问题。

　　人们每天要吃那么多食物，摄入各种各样的营养成分，如果担心营养拮抗作用的不良后果，那很多东西都不能好好吃了。提倡膳食多样化，不是凭空想出来的，是经过科学检验的。食物中的营养素之间可能会有营养拮抗作用，但是也会有营养协同作用。就算偶尔发生营养拮抗，其作用也是微弱的，因为食物中、不同食物之间，营养元素的含量和比例不一定合适发生拮抗反应的比例。即使因为拮抗反应损失一点营养，也远远不及我们吃各种食物所补充进去的营养。

2. 化学反应不能解释 "食物相克"

营养拮抗作用，也许很多人没听说过，但是化学反应大家肯定都很熟悉。从这个角度来说，"食物相克" 就是两种食物中含有的化学物质发生了化学反应，产生了不利于人体健康的物质或毒素。

"海鲜 + 橙汁 = 砒霜" "虾和水果相克" 就是这个意思，水果中的维生素 C 和海鲜中的五价砷能够发生化学反应，生成三氧化二砷，即砒霜，所以两种食物会引起中毒。

而实际情况是，砒霜的中毒剂量是 50 毫克，根据转化系数计算，即使虾里面砷含量达到最高限量（我国食品安全标准对海产品中砷含量有限制），并且有足够的维生素 C 与之发生充分的反应，一个人至少也需要吃 40 千克的虾，才能够达到中毒剂量，产生毒害作用；要吃进 "足够的维生素 C" 也是不可能，大概要一次吃掉 50 个中等大小的苹果，或者 30 个梨，或者 10 个橙子。所以，食用正规渠道购买的海鲜和水果、果汁，不会发生中毒反应。

⊙ 科学验证："食物相克" 之说不成立

国外并没有 "食物相克" 的说法，也不存在这类的研究。我国一些营养学家曾对所谓 "相克" 的食物进行过多项研究，均表明此说法不成立。

研究者对大葱 + 蜂蜜、红薯 + 香蕉、绿豆 + 狗肉、海带 + 猪血、柿子 + 螃蟹等十几组 "相克" 食物，进行过小鼠、猴子、狗的喂食研究，其中也包括人体食用反应研究，均没有观察到任何异常反应。另一项对 100 名健康志愿者进行的所谓 "相克" 食物研究，连续观察一周当下流行的 "相克" 食物组合的食用后反应，也没有发现任何异常表现。此后诸多研究皆进一步表明，"食物相克"的说法不成立。

⊙ "食物相克"可能是食物中毒、过敏等

既然没有"食物相克"一说，营养拮抗作用和化学反应也都很微弱，那么人们进食某些食物之后的不适感怎么解释呢？媒体时不时曝出的食物致病致死的报道，究竟是什么原因？老祖宗的经验又从何而来？

其实，很多"相克"的食物组合，只是因为某种食物食用不当和身体对食物过敏造成的，而人们把这种个案渐渐上升到了普遍规律的层面，进而产生了大量错误的"食物相克"的认知。

食物食用不当很容易对人体造成伤害。如果食物没有清洗干净、烹调时加热不彻底都会使人体摄入病菌或因刺激而产生腹痛、腹泻等问题。而且有些食物，比如发芽变绿的土豆，本身就含有有毒物质，不宜再食用。

食物过敏也是一个重要的原因。从理论上来说，只要是含有蛋白质的食物，都有可能造成过敏。对于亚洲人而言，科学研究发现，鸡蛋、乳制品、腰豆、香蕉和芝麻这5种食物，很容易引起过敏。有些人喝牛奶会腹泻，也是一种食物过敏，是因为人体对牛奶中的乳糖"过敏"，发生乳糖不耐受反应。

膳食建议

尽量多样化膳食，不必担心"食物相克"

别再盲目相信所谓的"食物相克"而影响了对食物的选择，只要是安全卫生的食物，大可以安心地食用，而且要尽量多样化。

误区 63　　蛋白质补充越多越好

　　蛋白质是维持和修复机体以及细胞生长所必需的营养物质，它不仅影响机体组织的生长，还参与激素的产生、免疫功能的维持、血红蛋白的生成等多方面生理活动，所以很多人认为蛋白质应该越多越好。加上商家广告中充满蛋白质"强身健体""增强免疫力""摆脱亚健康"等字眼，致使很多老年人对蛋白质补充产品非常迷信、很多年轻父母盲目给孩子补充蛋白质。

　　以上想法和行为是不可取的。蛋白质必不可少，但不是越多越好，饮食正常的健康人体内不缺少蛋白质，无需额外补充。

⊙ 蛋白质不是越多越好

　　蛋白质确实很宝贵，是生命的物质基础。没有蛋白质就没有生命，人体需要一定量的蛋白质保持生命发展和生理活动，但是不要认为蛋白质越多越好。

　　人体内蛋白质过多对健康不利。人体内蛋白质达到机体需要的量之后，过量补充的蛋白质会使人体处于一种"高蛋白负荷"状态，会加重肾脏负担，长期"超负荷"工作的肾脏会加速老化和损伤。而且蛋白质的构成物质——氨基酸，在人体内是"不过夜"的，补多了浪费，部分多余的蛋白质会经过肾脏随着尿液排出体外。同时，过多的蛋白质会促进钙质流失。研究数据表明，蛋白质摄入每增加 1 克，会导致 1.75 毫克的钙流失。长期高蛋白摄入的人，患骨质疏松的风险会增加。

　　任何过度迷信一种食物或营养素的行为，都有可能造成其他营养物质偏废或摄入不足，最终导致营养不良。所以，不要盲目补充蛋白质，不仅浪费，还会对身体造成伤害。

⊙ 蛋白粉的常见食用误区

不管缺不缺，盲目进补。补充蛋白质的最常见产品是蛋白粉，蛋白粉其实就是提纯的蛋白粉剂，原材料多是大豆蛋白、酪蛋白、乳清蛋白或几种蛋白的组合。如果我们的体内或饮食中缺少蛋白质，当然可以用蛋白粉来补充，但是一般情况下，正常饮食的健康人体内不会缺少蛋白质。

靠蛋白粉减肥——不靠谱。这种方法提倡只吃蛋白粉等蛋白质食物，不吃脂肪和糖类。这样做的结果会导致蛋白质过量，而必需脂肪酸、维生素、矿物质和膳食纤维等严重缺乏。长期如此，会引发贫血和营养不良。

靠蛋白粉促进胎儿发育、促进孩子长个和长智力。胎儿正常的生长发育单靠蛋白质是远远不够的，孩子的身高和智力发育是受多种因素影响的，蛋白粉所能提供的蛋白质作用有限。如果没有适宜的碳水化合物、脂肪酸、维生素和矿物质、微量元素，再多的蛋白质对胎儿、对孩子的成长也无济于事。相反，还会加重孕妇的内脏负荷，对孩子幼小的肾脏和肝脏也会造成无形的、严重的负担。

靠蛋白粉增强免疫力。抵抗力的建立和维护是一个复杂的系统工程，它需要适宜的能量摄入，合理而完整的营养素构成以及机体自身的调控。如果不好好吃饭而单纯依赖蛋白粉，只会使抵抗力受到损害。

⊙ 需要补充蛋白质的三类人

根据临床经验，一般有三类人可能面临蛋白质缺乏的问题。

某些疾病状态的人。创伤、烧伤、大面积皮肤溃烂、感染、多发骨折、糖尿病胃动力障碍、心脏病合并恶病质、肺结核、慢性肝炎、做过外科大手术、肿瘤放疗和化疗等患者，体内的蛋白质一般都处于重度亏损状态；某些特定疾病的人，如患有神经性厌食、功能性消化不良、小肠吸收障碍等疾病患者，通常存在蛋白质摄入或吸收不足的问题。这两类疾病患者在经医生确定肠胃功能允许时，可以口服蛋白粉等蛋白质补充剂。

某些处于特殊时期的人。孕妇、乳母和胃肠道功能较弱又进食少的老年人，可以适量补充蛋白粉，但在能够正常进食的情况下，应该强调以自然膳食为补充蛋白质的首选手段。儿童和青少年可正常进食者，一般不需补充蛋白粉，除非是处于大运动量锻炼期间或者学习压力很大或者因为挑食、素食无法从饮食中摄入充足的蛋白质。

专业健身人群及运动员。专业健身者及运动员，运动消耗大，可以根据自己的运动情况，在运动营养师的指导下适当补充蛋白质。

小贴士：禁用蛋白粉的人群

有一些人要禁用蛋白粉，比如对蛋白粉成分过敏者、胃肠功能不允许者、胃功能衰竭者、处于禁食状态患者、急性胰腺炎患者、肝硬化患者、肝性脑病患者和高位肠瘘患者等。肾功能不全患者要适当降低蛋白质的摄入，每千克体重蛋白质的摄入量降到 0.6 克。

⊙ 健康人体内不缺乏蛋白质

科学计算，一般脑力劳动者，健康成人每天所需的蛋白质为 50~70 克，约合每千克体重 1 克蛋白质。

事实上，调查数据也显示，目前我国居民的平均蛋白质摄入量基本达到了国家推荐水平。也就是说，我国绝大部分人并不存在蛋白质不足的问题。这说明，正常的饮食摄入能够获得足够的蛋白质，能够满足人体对蛋白质的需求。

常见动物性食物蛋白质含量比较（克／百克）

食物名称	含量	食物名称	含量	食物名称	含量
猪肉(肥瘦)	13.2	猪肝	19.3	鲤鱼	17.6
猪肉（肥）	2.4	牛肝	19.8	青鱼	20.1
猪肉（瘦）	20.3	鸡肝	16.6	带鱼	17.7
牛肉（瘦）	20.2	鸭肝	14.5	海鳗	18.8
羊肉（瘦）	20.5	鹅肝	15.2	对虾	18.6
鸡	19.3	鸡蛋	12.7	海蟹	13.8
鸭	15.5	鸭蛋	12.6	赤贝	13.9
鹅	17.9	鸡蛋黄	15.2	乌贼	15.2
		咸鸭蛋	12.7		

注：数据引自《中国居民膳食指南（2016）》。

膳食建议

多摄入优质蛋白质

优质蛋白质来源于 4 种常见食物：瘦肉、鸡蛋、牛奶、大豆及豆制品。肉和豆制品可以等量替代。

按照普遍情况计算，健康成人每日适量吃主食以外，喝 1~2 袋牛奶，再吃 1 个鸡蛋、2 两瘦肉和 2 两豆制品，不算其他食物，就能够轻松达到每日所需蛋白质的量。对于一些运动量大的人来说，在此基础上略微增加用量即可。

误区64　食物的酸碱性能改变人体的"酸碱性"

　　人们相信并尝试"用食物的'酸碱性'去改变身体的'酸碱性'"，因为他们认为食物分酸碱性，人体也有酸性和碱性之分，酸性体质不好，是癌症的温床，易使人得癌症；碱性体质好，身体更强健，还会少生病。所以有些人盲目吃碱性食物，企图用碱性食物把人体改造成碱性。

　　关于酸碱食物和体质的问题，在分析主食食用误区和饮水误区中都简要提到过，这里再次郑重地告诉大家，碱性食物没有特殊的营养价值，碱性食物不能改变人体"酸碱性"，人体没有酸碱性。

⊙ 酸性体质易得癌之说：本末倒置

　　癌症与酸性确实能扯上一点关系，肿瘤确实会导致其周边的微环境变酸。但反过来说是不成立的，并不是"酸性体质"诱发了肿瘤。体液偏酸就会癌变的观点与事实不符，"变酸"是癌变的结果而并非其原因，这种说法因果倒置。以糖尿病人酮症酸中毒为例，这是由于糖尿病引起的，或者是治疗糖尿病过程中服药不当造成的，而非是"酸性体质导致的疾病"。

　　肿瘤周围微环境的 pH 的确比正常组织和器官要低，这是因为癌细胞增殖快、无氧代谢旺盛，生成了更多的乳酸等酸性代谢产物，影响了肿瘤组织周边组织液的 pH。肿瘤对体液酸碱度的影响只局限于肿瘤组织周边的微环境，尚无科学证据表明实体肿瘤会导致整个身体的体液都"变酸"。

⊙ 食物在体外确有酸性、碱性之分

　　在食物的化学研究中，根据食物在空气中完全燃烧后所得的灰分的化学性质，食物确实分为酸性食物和碱性食物，或称成酸食物、成碱食物。食物灰分中若含有较多磷、硫、氯元素，溶于水后会因酸性阴离子占优

势而呈酸性，如灰分中含较多的钾、钠、钙、镁，则呈碱性。这种分类
主要用于区分事物的化学组成。酸性食物主要包括肉、蛋、谷物、植物油，
碱性食物主要包括蔬菜、水果、牛奶、绿茶、藻类、豆类等。

常见食物 pH 比较

	碱性			中性	酸性			
pH	10	9.0	8.0	7.0	6.0	5.0	4.0	3.0
食物	菠菜 西蓝花	绿茶 生菜 芹菜	苹果 杏仁 胡萝卜 西红柿 卷心菜	饮用水	果汁 大部分谷物 鸡蛋 鱼 豆角	鸡肉 啤酒 糖	咖啡 面包 牛肉	贝类 糕点 奶酪

食物酸碱性的划分与食物本身品尝起来的味道无关，醋虽然很酸，
但是其最终代谢产物是碱性的，醋是生理碱性食品。

应特别注意的是，食物在体外可以有酸性和碱性划分，但一旦食物
被摄入体内，其酸碱性将被体内环境所改变。如食物在胃里，和胃酸混
合后，呈现酸性，在小肠内和肠液混合后，呈现碱性等。

⊙ 食物酸碱性无法改变人体的"酸碱性"

食物进入人体后，经过消化吸收和复杂的代谢过程，形成的代谢产
物有酸性的、碱性的，还有呈中性的。认为吃碱性食物就会代谢碱性产
物进而影响人体变成碱性是错误的。

尽管人体代谢过程中不断产生酸性和碱性代谢产物，但正常人体具
有完整的缓冲系统和调节系统，包括体液、呼吸系统和肾脏，具有强大
的自我调节酸碱平衡的能力，血液的酸碱度是各种代谢产物综合平衡的

结果，食物的酸碱性不可能改变人体的酸碱平衡。

假设"碱性食物能使人体变成碱性，碱性体质又非常的好"，人们大可不必费尽心思地去区分和吃那些碱性食物，每天喝苏打水、绿茶，更简单方便。然而事实上，即便是天天喝苏打水也无法改变人体体液整体的酸碱性，对局部组织器官体液酸碱性的影响也微乎其微，只会中和胃酸和增加肾脏排碱功能的负担。

⊙ 人体根本没有"酸性""碱性"之说

人体酸碱性之说迷惑性很大，但根本经不起推敲。人体的体液有很多种，有偏酸性也有偏碱性的，很复杂。"酸碱体质"这个概念很模糊，没有明确是根据哪种体液划分的。"酸碱体质"不可能依据强酸性的胃液划分，最合理的假设应该是用血液的 pH 判定体质的酸碱性，那么，人体分为酸碱性的说法根本不可能成立。

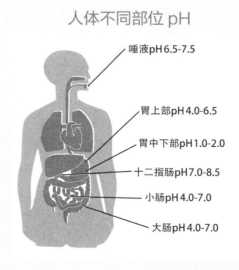

人体不同部位 pH

唾液pH 6.5-7.5
胃上部pH 4.0-6.5
胃中下部pH 1.0-2.0
十二指肠pH 7.0-8.5
小肠pH 4.0-7.0
大肠pH 4.0-7.0

有生理学常识的人都应该知道：在正常生理状态下，人体血液的 pH 精确、稳定地保持在 7.35 ～ 7.45，有一套动态平衡的代谢机制在控制。偏离这个范围，那就意味着身体出了问题，pH 比这个范围低，科学定义为酸中毒，比这个范围高，对应的就是碱中毒。酸中毒和碱中毒都是必须接受专业治疗的严重疾病。

退一步讲，若人体有酸碱之分，且是根据血液 pH 划分的。而健康人的血液 pH 在 7.4 左右，已经属于弱碱性，并且有强大的调控机制稳定这个值。那么，"酸碱体质"信奉者不必再对人体进行"碱性改造"了。

除了血液，人体有许多种液体：细胞内液、细胞外液（血浆、组织液和淋巴液），还有分泌的各种消化液、排泄出的汗液、尿液等，不同液体酸碱度不同，且相差很大，不可能统一为碱性。胃液是强酸（pH 为 1 ～ 2），皮肤是弱酸性，女性阴道内环境也是酸性，而且这些部位及其液体只有保持酸性才能保证正常的生理功能。

膳食建议

选择食物不必纠结于"酸碱性"

食物酸碱性无法改变人体的"酸碱性"，人体根本不存在"酸碱性"之分。

我国大部分居民的膳食结构，本就以素菜为主，不必再过分追求碱性食物而偏废酸性食物（肉类），平衡和多样化的饮食结构才是健康的。

对比而言，碱性食物具有一定的保健作用，因为碱性食物，如蔬菜、水果，富含维生素、矿物质、膳食纤维等营养成分，产生的能量低，对一些慢性疾病有预防作用，而不是因为它的碱性。

一日三餐乱食误区

误区 65　　早餐：边走边吃，不吃不饿，越吃越饿

随着生活节奏的加快，不良饮食习惯的影响，人们的早餐越来越随便。尤其是年轻上班族，早餐要么上班路上边走边吃，要么干脆不吃，省事又减肥。不吃早餐的人有一个理论：早餐不吃不饿，越吃越饿，不饿就不用吃。

千万不要认为不吃早餐是省时间又减肥的好事儿，长期不吃早餐当心身体受不了。

⊙ 边走边吃有损健康

边走边吃、边打电话边吃、边看电视边吃，都是常见的不好的饮食习惯。尤其"边走边吃"有多方面的健康隐患。

1. 容易导致胃肠功能受损

边走边吃，本该流向胃的大量血液会供应到骨骼肌，导致消化系统供血不足，造成消化和吸收障碍，使胃肠功能受损。尤其在早上，体内能量水平很低，早饭是补充一天所需能量的第一顿饭，极其重要，更不应该边走边吃。

2. 容易摄入过多"加料"

在路上边走边吃，会吃进去脏东西，是显而易见的事情。食物夹着冷风、灰尘、汽车尾气还有细菌，一起吃到肚子里，极其不健康。不仅食物容易被污染，过多空气尤其是冬季冷空气进入消化道，还会影响肠胃健康，容易引起腹胀、腹痛、腹泻等不适症状。

3. 存在交通安全隐患和营养不良风险

边走边吃，一心二用，一边提防交通问题，一边想快点吃掉东西，注意力无法专注，可能两边都得不偿失：一方面存在交通安全隐患；另一方面极易引起消化不良、营养不良。

小贴士：早餐少吃油条

豆浆和油条，是一个传统的错误搭配。豆浆很营养，但是油条非常糟糕，会把豆浆的营养抹杀掉。当然，加糖的豆浆，也营养不到哪里去。

⊙ 早餐不能不吃

饥和饱是人体正常情况下的生理反应。"早餐不吃不饿、越吃越饿"，就是该饿的时候没饿、不该饿的时候饿了，这是不正常的现象。

秦汉以前人们一天只吃两顿饭，后来逐渐演变成一天三顿饭并沿袭至今。这是因为一天三顿饭符合人体生理需要，是有科学道理的。一日三餐是满足人体能量需求和营养需求的基础，不吃早餐、一日两餐是绝对不行的。

吃早餐与人体血糖升降应该是"早餐→饱→血糖升高→胰岛素分泌→血糖降低→饿→午餐"的关系。这个过程中胰岛素是关键，胰岛素是人体内唯一可以降血糖的激素，在降糖的过程中，会产生饥饿感。如果人不吃早餐，血糖不会升高，胰岛素就不会因此而分泌；胰岛素不分泌就不会产生降糖，人就不会有饥饿的感觉，甚者午餐也没有食欲。

长期不吃早餐，胰岛素和血糖的正常运作过程没有发生，会造成人体代谢紊乱，导致诸多问题。

⊙ **不吃早餐有八大危害**

早餐是一天能量来源的第一餐，不好好吃早餐小心健康受损。

1. 胆汁分泌异常，易引发胆囊疾病

不吃早餐最大的"罪过"是可能会引发胆囊疾病。胆囊炎的形成虽有各种诱因，但不吃早餐是其中最核心的因素。

胆囊分泌胆汁像生物钟一样，是有准确规律的，它与胰岛素的分泌不太一样。无论人是否吃了早餐，胆汁在早上都照常分泌。假如人没有吃早餐，胆囊分泌的胆汁就只能留存在胆囊里，长此以往，就可能造成胆汁淤积，导致胆囊结石和胆囊炎，重者发展到最后只能切除胆囊。胆囊疾病最可怕的地方在于它发生的滞后性和隐蔽性。胆囊疾病的形成是一个慢性过程，而且表现不明显，一旦发现，往往已经发展到比较严重的地步。

2. 导致肥胖

认为不吃早餐，能够避免肥胖，这是误区。我们的身体一旦意识到营养匮乏，最先"燃烧"掉的是碳水化合物和蛋白质，最后消耗的才是脂肪，所以，以为不吃早餐、不吃主食能减少脂肪、能减肥的认知是错误的。

另外，不吃早餐的人往往午饭会吃得过多。不吃早餐，午餐实际就是在空腹情况下进食，食物更容易被吸收，更容易变成皮下脂肪，也就更容易肥胖。

● **小贴士：不吃早餐与肥胖的关系**

曾经一项关于"不吃早餐与心血管健康的关系"的研究，3年间对2184名参与者进行观察，结果是：不吃早餐的人，腰围变粗了，身体体重指数变大了，心血管健康可能会受到不良影响。国外还有研究显示，与吃早餐的人相比，不吃早餐的人患肥胖症的风险要增大31%以上。

3.破坏蛋白质，加速衰老

不吃早餐，人体首先就会消耗自身储存的蛋白质，以补充能量不足、维持生理活动，蛋白质会像柴火一样被"燃烧"掉，造成能量浪费。人对能量的需求是第一位的，人没有了能量就会死。当然，谁也不会把自己饿到"弹尽粮绝"的地步。但是，蛋白质缺少也是很严重的问题，会导致生理机能出现问题，表现为皮肤干燥、衰老进程加快。蛋白质是人体中宝贵的用于构成"生命活性物质"的东西，对人体健康的作用至关重要，不应该就这样"燃烧"掉。

4.易产生低血糖反应，破坏肝脏储糖能力

低血糖得不到纠正会对身体造成永久性的伤害。早晨上班路上，时常发生有人晕倒的事情，多数就是不吃早饭产生低血糖反应的缘故。很多人不在意低血糖，实际上低血糖比高血糖更可怕、后果更严重。持续低血糖如果得不到纠正，一段时间后会造成大脑能量不足，直至大脑细胞死亡。

◐ 小贴士：低血糖反应的典型表现有

心慌、心跳快；感觉肚子空；出虚汗；有眩晕感、头重脚轻；乘车晕车等。

身体有这些警示信号还是好的，更糟糕的是有很多人发生低血糖时是没有"典型"表现的，隐蔽性强，风险更大。

5.低血糖导致大脑能量不足，精力不集中，反应迟钝

我们大脑唯一的能量来源就是血液中的葡萄糖（即血糖）。经过一夜睡眠，体内的营养已消耗很多，血糖浓度处于偏低状态。不吃早餐，人体就一直处于血糖偏低的状态，大脑缺少能量供应，人就容易倦怠疲劳、头昏心慌、精力不集中、反应迟钝、精神萎靡，工作效率大大降低。

6.抵抗力降低

国际科学研究发现，长期不吃早餐的人，易发生营养不良，甚至可能导致贫血，身体抵抗力也会下降，体质变弱，容易患感冒等疾病。

7. 胃肠道功能紊乱和胃肠疾病

胃肠道可称得上是人体的"第二大脑"。胃很强大，也很娇嫩。不吃早饭，本该"吃饭"的胃一直处于"饥饿状态"，会造成胃酸积存，进而造成胃炎、胃溃疡等。胃肠道在本应该蠕动、消化、运作的时间变成"静止状态"，然后午饭突然大量进餐，胃的"工作量"突然大增，难免会受伤，出现反酸、"烧心"等症状。如此反复，胃肠道功能难免出现问题。

8. 导致血液胆固醇含量升高

国外有研究提示，不吃早餐的人血液中的胆固醇含量要比每天吃早餐的人高 10% ~ 30%，这可能是由于不吃早餐导致的体内脂肪及胆固醇代谢异常所致。

膳食建议

营养早餐推荐

早餐提供的能量应占全天总能量的 25% ~ 30%，以保证整个上午的工作和学习效率。

完美早餐：主食 + 蛋白质 + 蔬菜。蛋白质特指牛奶、酸奶、鸡蛋、豆浆、瘦肉等优质蛋白质食物。大部分人早上都不方便吃蔬菜，所以更显得珍贵，煮面条时多煮一些蔬菜，简单易做，能够给早餐加很多分。

简易早餐三宝：牛奶、鸡蛋和适量主食。早上吃一个鸡蛋特别好，营养丰富，鸡蛋里的少量油能使胆汁的效用更好。

早餐"救援团"：水、全麦面包、苏打饼干、黑巧克力等。不能按时吃早餐时，这些食物可解燃眉之急，缓解低血糖等症状。

误区66　午餐：边刷手机边吃

　　俗话说"早吃好、午吃饱、晚吃少"，这是前人留给我们的一个关于三餐合理饮食的经验总结，也是科学的总结。但是，现在很多年轻人的饮食习惯现状是：早餐不吃，晚餐大吃特吃，午餐应付乱吃。有人经常一手拿着筷子、一手拿着手机刷朋友圈，三心二意地吃午餐；吃的东西也随便得很，多是盖浇饭、洋快餐之类营养少、能量大的食物。

　　这样真的不好！午饭很重要，"短平快"的应付饭对身体很不好。

⊙专心吃好午餐：承上启下

　　俗语讲"午餐要吃饱"，是很有道理的。午餐是承上启下的一餐，既要补偿上午的能量消耗，又要为下午的工作和学习做好必要的储备。

　　不要三心二意吃午餐。工作时专心工作，提高效率；吃饭时专心吃饭，汲取能量，这才是良性循环。早餐如果已经马马虎虎了，那午餐千万不要应付。给自己半个小时的时间，不看手机、不想工作，专注于午餐给我们带来的营养和美味。

　　不要带着情绪吃午餐。午饭对很多上班族来说是充满"七情六欲"的一顿饭，是反应职场人士每天状况的晴雨表。负面的情绪会使人没食欲、吃不下，娇嫩的肠胃会受不了。有调查显示，生气时进食发生胃肠功能紊乱、消化不良的概率是正常状况下的1.5倍。

⊙午餐后需要注意的几件小事

1.午餐后适宜散步半小时

　　时间充足的话，饭后散步半小时对消化很有帮助，可以达到吃动两平衡的效果，能防止肥胖、避免午后困倦。

2. 午餐散步后应该午睡半小时

午睡是很好的习惯，值得提倡和推广。大量研究显示，午餐后散步一会儿，再午睡半小时能够大幅度地降低心脏病的发病概率。对于很多没有条件和时间睡午觉的上班族，餐后简单休息一会儿也是很有必要的。

以上两个"半小时"加上吃午饭的"半小时"，就是我一直提倡的午间三个"半小时"。

3. 午餐不要吃太饱

餐后，体内血液将集中到肠胃以帮助消化吸收，此时大脑会暂时处于缺血缺氧状态。如果吃得太多，大脑缺血缺氧的状态就会延长，从而会影响下午的工作和学习。

◖◗ 小贴士：午餐时不宜吃水果

原因有二：一是餐后马上吃水果，水果不能迅速进入肠道，营养作用减分；二是水果糖分高，食物加水果，人体血糖负荷过重。水果放在两餐之间吃最好。午餐时想吃水果的话，最好在餐前。

4. 吃完午餐不要立即午睡

午睡是提倡的，但是不要餐后立即午睡，应该散一会儿步再午睡，否则会造成体内能量囤积而发胖；另外，人在睡觉时新陈代谢会减慢，午餐后立即睡觉，食物难以消化。

5. 午餐后不要完全不动也不要剧烈运动

午饭后完全不动，会造成肥胖。午餐后剧烈运动，血液流向全身肌肉而胃内血液相对减少，容易造成消化不良和吸收不良，进而影响新陈代谢，长期如此会造成慢性胃病。

6. 午餐后不要立即驾驶

饭后血液集中在胃部，大脑相对血液供应不足，此时人容易犯困，注意力比较差，反应速度比较慢，驾驶容易发生事故。调查发现，许多车祸的发生与肇事司机饭后立即驾驶有一定关联。

膳食建议

吃好午饭，远离快餐

午餐所提供的能量应占全天总能量的 35%。这些能量应来自足够的主食、适量的肉类、油脂和蔬菜。午餐不宜吃得过于油腻，否则餐后会使人头脑发沉、昏昏欲睡，影响下午的工作。

营养午餐必须有三种食物：主食＋动物性食物＋蔬菜。午餐主食要粗粮细粮搭配着吃，男性应保证 2~3 两，女性应保证 1~2 两；多吃富含优质蛋白质的动物性食物对思维灵敏、理解和记忆力功能都有作用，一般情况下，午餐应该吃 1~2 两瘦肉或者 2~3 两的鱼肉；进食富含维生素 C 的蔬菜食物至少半斤，以新鲜的绿叶菜和深色菜为主。水果虽然也富含维生素 C，但是不建议正餐时吃水果。

午餐远离快餐：中快餐、洋快餐统统不要。中快餐如盖浇饭、擦锅饭、汤泡饭，盖浇饭高盐、高油、高糖、高能量，菜饭混在一起，会把菜中的油和盐统统吃进肚子里；汤泡饭没有经过正常的咀嚼，不利消化、增加胃负担；"擦锅饭"油多能量大，不利健康。洋快餐以油炸食物为主，高能量、高蛋白、高脂肪、低矿物质、低维生素、低膳食纤维，多吃无益。

误区 67　晚餐：饕餮大餐或者粒米不进

晚餐也是误区比较多的一顿饭。有的人忽略早餐、简略午餐，到了晚上大吃一顿，撑到嗓子眼儿。有的人又完全反过来，为了所谓的减肥干脆把晚餐省了，或者只吃水果、粒米不进。年轻人当中，好好吃饭的人、吃得对的人越来越少。

饕餮大餐吃到嗓子眼儿是不对的，只吃水果而粒米不进也是不对的。

⊙ 晚餐过量会引发五大病症

晚餐吃太多，大鱼大肉，容易引发以下病症。

1. 引发肥胖

晚餐经常大吃特吃的人，容易发胖，因为摄入能量太多，晚餐后运动也少，能量会合成脂肪积存在体内。

2. 增加糖尿病风险

长期晚餐吃得太饱，会反复刺激胰岛素大量分泌，容易引发血糖异常，增加糖尿病发病风险。中老年人尤其要控制晚餐的食量。

3. 诱发冠心病和动脉粥样硬化

晚餐大鱼大肉吃得太多，一方面会使体内胆固醇水平增高；另一方面会使血压猛然上升，引发高血压。人在睡觉的时候血流速度比较缓慢，过多的胆固醇随血液运载到动脉壁后容易沉积、堆积起来，进而可能会诱发动脉粥样硬化和冠心病。

4. 导致胰腺炎

晚餐大鱼大肉，喝酒助兴，容易诱发急性胰腺炎。

5. 导致睡眠多梦进而引发神经衰弱

晚餐过饱，不但会加重胃肠负担，鼓胀的胃还会对周围的器官造成压迫，使大脑相应部位的细胞活跃起来，诱发各种各样的梦。多梦会使人疲劳，久而久之会引起神经衰弱等疾病。

⊙ 不吃晚餐身体瘦不了，也受不了

晚餐的另一个极端是不吃饭或只吃水果，危害也不少。

1. 不吃晚餐而瘦下来的人往往是"假瘦"

这样减肥，实际上减掉的分量不是脂肪而是水，不是变瘦而是脱水。一些所谓的减肥保健品，就是利用这个假象获得减肥的"效果"。产品里往往违禁添加利尿剂等成分，能够使人在短期内丧失大量的水分，造成瘦的假象，而脂肪是不会在短时间内大量燃烧的。水分占人体 70% 的比重，只要身体少许脱水，体重就会下降。千万不要被这种假瘦现象迷惑，长期不吃晚餐会破坏肠胃功能、影响内分泌，特别伤身体。

2. "假瘦"反弹更厉害

不吃晚餐减肥会导致一种"压榨性"的瘦，身体的反弹能力随时都在酝酿，一旦进食，吸收更多，反弹更快，而且往往比之前更胖。

蛋白质很"亲水"，体内 1 斤蛋白质要结合 2～3 斤的水分。那么蛋白质补回来就意味着体重增加，而且比之前更重。如果体重确实超出正常范围，建立良好的生活方式，再搭配合理的饮食，加上适当的运动，才是最好的减肥方法。

3. 不吃晚餐会导致代谢紊乱

饮食不规律，会引起血糖代谢紊乱。低血糖会使人昏迷，连续低血糖反应 6 个小时以上，就会造成脑细胞死亡。不吃晚餐发生入睡后低血糖反应的风险会增加，也许要付出生命的代价。有高血糖、高血压病症的老年朋友，千万不能用这种方法控制饮食，切记，低血糖比高血糖更可怕。

⊙ 晚餐只吃水果不能减肥

一开始，这种方法会产生"假瘦"的效果。随后，时间长了，健康问题就来了。第一，水果好吃，容易吃多，高糖容易发胖，增加糖尿病风险。第二，水果中的蛋白质很少，吃再多水果也抵不上吃二两肉，人体缺少蛋白质会损伤身体。第三，这种情况下，可能要从其他途径补充蛋白质，单纯的蛋白质摄入又容易产生肥胖的困扰。

除非是午饭吃太撑，撑到了晚上，或者晚上睡得特别早，否则不要不吃晚饭。

⊙ 晚餐最佳时间

衡量晚餐最佳用餐时间有两个标准：一个是睡觉前 4 个小时，另一个是午饭后 6 个小时。这是最理想的状态，晚餐和午餐间隔 6 个小时，晚饭与睡眠时间间隔 4 个小时。

晚餐如果吃得过早，距离第二天早饭时间太长，人在夜里可能会饿、会发生低血糖。

晚餐如果吃得太晚，胃还在努力工作消化食物，这个时候睡觉，睡眠会不安稳。另外，吃完就睡觉，尿液会潴留在尿路中而不能及时排出体外，尿路中的钙会越积越多，容易形成尿路结石。人体排尿高峰一般在饭后 4 ~ 5 个小时，所以晚餐不要吃的太晚。

膳食建议

晚餐清淡七分饱

如果把吃到嗓子眼儿算成 10 分饱，7 分饱就是胃还没有觉得胀起来、没有负担感的状态，再吃几口也吃得下，放下筷子不吃的话，睡觉前也不会饿。

营养晚餐：主食＋鱼、肉、豆制品＋蔬菜。 晚餐要尤其清淡，以蔬菜作为主体，食用量大约半斤。主食要适量、粗细搭配，1～2两为宜。要吃一些含有优质蛋白质的食物，1 两为宜。

晚餐不要吃"三高"食物。 油炸类等高脂肪食物、肥肉和内脏等高胆固醇食物、含糖多的高能量食物，日常要少吃，晚餐后活动少，尤其不能吃。另外不要吃高纤维食物，不要摄入浓茶、浓咖啡等具有刺激性和兴奋提神作用的食物，会影响睡眠。

晚餐应"干稀搭配"，利于消化。 "干稀搭配"有利于消化，但不要纯吃粥，尤其是老年人和糖尿病患者，以免血糖升高。

零食食用误区

误区 68　　加餐：只有孩子和病人才需要

总说"一日三餐"，以至于很多人觉得吃加餐、吃零食都是不好的习惯，只有少数特殊人群才需要加餐，比如孩子和一些患有特殊疾病的人。

这种认知是错的。强调"一日三餐"因为三餐是基础，并非说加餐就是错的。科学加餐，有益健康。

⊙ 需要加餐的人不只是孩子和患者

孩子和某些疾病患者由于正餐摄入不足，需要加餐。除了孩子和患者之外，妊娠期女性和老人也需要加餐补充能量和营养。

儿童。 儿童正处于生长发育期，需要摄入足够的营养满足身体发育，但儿童胃口相对较小，正餐往往不能满足营养需要，所以需要适时、适量地加食优质零食。儿童零食应该挑选富含钙、蛋白质、纤维素的食物，如乳制品、新鲜水果、全麦食品等；儿童要多喝白开水，不喝含糖饮料。

身体状况不好的患者。 如胃下垂、消化道出血等胃肠疾病患者，胃肠功能不好，合适少量多餐以避免加重胃肠负担。痛风、糖尿病是生活习惯病，不良饮食习惯是引发它们的重要因素，建立良好的饮食方式不仅是预防也是缓解和控制病情发生、发展的重要手段。良好的进餐方式包括少食多餐、细嚼慢咽等，细嚼慢咽有利于防止进食过量，同时有助于消化。糖尿病患者要控制高血糖，同时也要预防低血糖，以备不能及时进餐或者劳动过多而引发的低血糖。糖尿病患者应该在兜里、包里随时备有黑巧克力、牛轧糖、苏打饼干等零食，方便迅速补充能量。糖尿病患者晚上也应视情况加餐，以防发生夜间低血糖。

妊娠期女性。妊娠期女性对营养的需求要高于没怀孕的同龄人，但怀孕后期胎儿会压迫母体的消化系统，致使孕妇产生饱胀感，食量减少。妊娠期间营养不足直接危害胎儿和孕妇健康，此时应该适当吃零食拓宽养分的供给渠道。奶制品和新鲜水果是首选加餐食物，核桃等坚果类对母体和胎儿都有益，但要注意坚果每日食用不要超过 10 克。

老年人。老人随着年龄增长、消化机能减退，应采取少吃多餐的方式进餐。三顿正餐以外，上午两餐间和下午两餐间应各加餐一次。加餐食物以新鲜水果、坚果和奶制品为宜，坚果每天不要超过 10 克；水果要选择香蕉、苹果、猕猴桃等富含钾和维生素的，每天一个中等苹果大小的量为宜。

⊙ 正常人也可以加餐

不仅上述特殊阶段、特殊状况的人需要加餐补充能量和营养，上班族等工作量大的人也需要适时、适量加餐。

上班族长时间待在办公室里对着电脑，不仅大脑容易缺氧，身体也容易缺乏能量。随时吃一些小零食不仅会令人开心、减轻焦虑、缓解紧张情绪，还能让大脑休息一下。

上班族经常熬夜加班，晚上睡前应适量加餐。晚上加餐要注意吃的时间和吃对食物。

● 小贴士：晚上加餐有讲究

晚上加餐有时限。不能吃完立即睡觉，最好能间隔两小时。否则不仅不易消化，还可能导致胃食管反流，灼伤食道。

加餐食物要讲究。夜宵不能是"三高"食物、烧烤、酒等辛辣刺激食物，应以奶制品、少量水果和坚果、苏打饼干等为宜，且不能过量。

⊙ 加餐注意事项

加餐不能影响正餐。加餐不能"喧宾夺主"，一日三餐的基础不能动摇，加餐只能作为正餐以外的营养补充。长期吃零食、不好好吃正餐，消化功能会发生紊乱，进而会产生一系列问题，影响身体健康。

加餐与正餐之间至少间隔两个小时。按照一般人进食三餐的时间点，加餐应该是上午 10 点左右和下午 3~4 点。晚睡和加班熬夜的人睡前加餐的话，至少要在睡前 2~3 个小时完成进餐，睡前留有足够的消化时间。

零食好也要适量。通过零食摄入的能量，一般应该占每日所需能量的 10%。吃零食不能随心所欲，糖尿病患者等身体情况特殊者要根据身体状态再减少用量。

选择营养价值高的食物作零食。营养价值高的零食比如奶制品、水果、坚果、燕麦片等。对油炸食品、膨化食品、腌制食品、速溶饮品、含糖饮料和糖果、盐津食品、含反式脂肪酸食品等要坚决地说"No"。

膳食建议

加餐不能影响正餐

切记：加餐的最大原则是"不能影响正餐"。

加餐有讲究：要吃对时间、吃对食物、吃对量。

误区 69　　所有零食都是垃圾食品

提到零食，许多家长首先想到的是"不让孩子吃零食""零食都是垃圾，不健康""吃零食的习惯不好"等。

太多不健康零食和不正确的吃法，致使大家对零食有偏见，但其实零食不全是垃圾食品，好的零食可以作为营养的补充。零食是分三六九等的，零食可以吃，有时甚至是必须要吃的，因此选对零食和吃对零食很重要。

⊙ 并非所有零食都是垃圾，零食也分三六九等

不要给所有零食都扣上不健康的标签，有很多零食是对人体有益的。

从营养的角度，零食可以分为三个级别：优选级、条件级、限制级。属于优选级的零食，大家可以作为加餐食物适量摄入，健康与乐趣一举两得；属于条件级的零食，日常要少吃，吃多对身体不利；而属于限制级的零食，对人体健康无益，大家要尽量不吃。大家应根据零食分级，选对食物，趋利避害。

⊙ 优选级零食

优选级零食主要有：新鲜的中低糖水果、部分蔬菜、坚果、奶制品等，应该作为首选的、经常食用的零食。

优选级零食的共同特点：天然、少加工、少添加、低糖、低脂、少盐、少油。

中糖和低糖水果比如苹果、草莓、梨和柚子等，蔬菜如黄瓜、番茄等。这些食物不仅含糖少、能量低，同时还含有丰富的维生素和膳食纤维，非常营养健康，饱腹感强。

坚果是高油食品，但是它们中的油是"好"油，即不饱和脂肪酸，同时坚果中含有丰富的 B 族维生素及其他营养素，适量食用坚果对身体有益。当然，吃坚果一定要适量。

纯的原味的奶制品是补钙佳品，营养丰富，是非常非常好的零食。

⊙ 条件级零食

条件级零食代表有：黑巧克力、全麦食品、海苔、葡萄干等。吃条件级零食是有"条件"的，血脂、血糖、血压异常的人不宜食用，每次吃的量要少且不能经常吃。

这类食物的特点是：营养素含量相对丰富，但与优选级零食相比，含有相对多的油、盐、糖。

巧克力家族中，黑巧克力是对人体比较有益的。黑巧克力虽然含糖和油，但不是很多，同时它还含有类黄酮，类黄酮有非常好的抗氧化作用，对心血管疾病的患者有一定的好处。饿的时候吃块黑巧克力，远比饼干、蛋糕有效果。但是，黑巧克力不能多吃，尤其是体重超重、血脂较高、有胰腺疾病或糖尿病的人，最好不吃。

海苔中含有胶质物质，是有益健康的成分，但是一天吃 4~5 片就够了，因为海苔食品中往往添加了比较多的糖、盐和鲜味剂。

葡萄干中含有纤维和酒石酸、白藜芦醇等物质，经科学证明它能有效降低胆固醇，还能改善直肠的健康状态、降低罹患心脏病的危险等。葡萄干的缺点是糖多，比鲜葡萄的糖分高出很多，适宜的食用量为每天一小把。

全麦食品富含膳食纤维，可促进肠道蠕动，缓解饥饿，并可预防久坐办公室的通病——便秘。不过市面上销售的很多"全麦"食品都是在白面粉里添加少许胚芽和麸皮制成，并没有全谷物食品的健康优势，淀粉多、能量高，要少吃。

⊙ 限制级零食

限制级零食主要有：果糖、膨化食品、果冻、油炸食品、奶油食品、曲奇饼干、巧克力派、碳酸饮料等。限制级食物最好不吃，经常吃这类食物，会给人体造成很多伤害、引发疾病。

这类零食的共同缺点就是：高糖、高盐、高脂肪。儿童尤其要限制这些零食的摄入。

⊙ 最安全放心的零食——自制零食

最好的零食是可以直接吃的天然食物，比如水果；还有一种就是自己在家做的，如牛奶鸡蛋蛋糕、水煮毛豆、红薯干、苹果干、五香花生、藕片等。

自制零食的优势是制作过程可控，少添加、少盐、少油。

自制零食必须控制好油、盐、糖的量，否则就失去健康的意义了，同时要注意食材和制作过程的卫生。

休闲聚会时，亲朋好友一起动手做一点零食，非常值得提倡，美味、健康、愉悦。对于自制零食同样要克制的是食用量，不要因为太好吃而贪吃。

● 小贴士：网购零食要谨慎

随着网络、物流、食品包装和存储技术的发展，很多年轻人喜欢在网上买零食、食物。并不反对大家网购，毕竟网购给生活带来很大的便利，但是，食品是要吃进肚子里的，一定要谨慎，购买时要注意商家的经营资质、食品的生产日期和保质期等信息。

膳食建议

选购零食注意看营养标签和配料表

买食品，要养成看营养标签的好习惯，能够帮助大家逐渐了解食品中油、盐、糖的含量，并慢慢学会趋利避害、做出聪明的选择。

除此之外，看食品配料表也很关键，对于其中的一些"特殊"词和敏感词，如"氢化植物油""植物奶油""植物黄油""人造黄油""蔗糖""果糖""盐""起酥油""香精""奶精"等，要警惕。

烹调方法误区

误区70　生吃食物更营养

　　最近几年，生活中的很多方面都开始讲究"返璞归真"，饮食上也如此，一部分人越来越偏好"原始"的饮食方式——生吃食物。热爱生食的人认为：生食是纯天然的，是能最大限度获取食物营养的饮食方式，因为食物未经加热破坏，营养保留最全面。为了迎合这种喜好，海鲜刺身、生菜沙拉等菜品越来越普遍，甚至还有生拌牛肉、生猪肉等菜色。

　　其实，生吃并不会更营养，而且糟糕的是，生吃食物隐患很多。

⊙ 生吃食物有风险

　　食物大致可以分成动物性食物和植物性食物。一少部分植物性食物有被生吃的"传统"，但不是所有植物性食物都适合生吃。而动物性食物更不适合生吃，也不好吃，还不营养、不卫生、不安全。自从火被人类发现以后，人们就告别了茹毛饮血的饮食习惯，我们应该为此骄傲，在这方面不必"复古"。

⊙ 动物性食物常见的安全风险

　　动物性食物很容易被寄生虫感染。科学调查表明，淡水鱼寄生虫感染率非常高，可高达 60% 以上。我国最常见的生吃河鱼而导致的寄生虫病是肝吸虫病。海鱼也并非绝对安全，认为海鱼不会有寄生虫是错误的。相对于淡水鱼，海鱼感染寄生虫的概率小一点，但并非是零概率。海水鱼比较可能携带的寄生虫是异尖线虫。常见的海鱼如三文鱼、大马哈鱼、金枪鱼、鳕鱼、带鱼、石斑鱼等，都有可能含有异尖线虫。说完水里游的，我们再说说地上跑的，牛肉、猪肉里面会有绦虫。牛肉、猪肉被绦虫感染的可能性非常大，不能生吃！

● 小贴士： "柴猪肉"风险可能更大

关于猪肉，很多人觉得农户自己喂养的更好吃、更生态，其实柴猪肉往往比一般商品猪肉的安全隐患更大，因为农家自己屠宰的猪肉大多都未经检验，缺少质检把关，而农家养猪的环境同样适合寄生虫生存。

动物性食物容易被病菌和病毒感染。 引起食物中毒比较多的四种致病菌分别是：大肠杆菌、沙门氏菌、弯曲杆菌、李斯特菌，其中最常见的细菌是生鸡蛋上的沙门氏菌，生牛肉中的大肠杆菌。餐桌上常见的鸡肉、牛肉、蔬菜、水果、乳制品都可能被这些病菌感染。食物中可致人生病的病毒主要有三大类：肠胃炎型病毒、肝炎型病毒及其他疾病型病毒，其中甲型肝炎病毒感染最为典型。甲型肝炎最主要的传播途径就是通过食物和水源，贝类水产动物是传播甲型肝炎的大"功臣"。每到贝类食物当季的时候，门诊经常接到生吃食物而导致的甲型肝炎感染并至肝功能衰竭的患者。

对付这些致病菌、病毒和寄生虫，最简单的方法就是加热，而且要充分地加热，否则无法完全消灭它们，尤其是甲型肝炎病毒，它是抵抗热能力比较强的病毒。

⊙ 植物性食物常见的安全风险

植物性食物中最常携带的是大肠杆菌等致病菌和诺如病毒。人们可能不熟悉诺如病毒这个名字，可医生每年 11 月到次年 4 月都要接诊很多诺如病毒导致的畸形胃肠炎患者，这个时段是诺如病毒暴发的高峰期。诺如病毒是导致食源性疾病的主要病原之一，根据美国疾控中心的数据，大约有一半的食源性疾病是由它引起的。此外，上述动物性食物中含有的一些致病菌和病毒，也能够感染植物性食物。

有些植物性食物本身带有一些天然毒素。含有天然毒素的植物性食物有四季豆、豆角、生豆浆、豆芽、发芽土豆、苦杏仁、鲜黄花菜、竹笋及其制品、木薯及木薯制品等。这些食物都不宜生吃，因为豆类蔬菜含有的凝集素，苦杏仁、竹笋、木薯等食物中含有的氰甙，马铃薯中的龙葵甙等茄碱物质，都是一种天然毒素，未经加热处理摄入人体后，达到一定的量，就会引起人体中毒反应。这些天然毒素，必须经过足够时间的加热烧煮才能被消灭。另外蔬菜尤其是茎叶类蔬菜表面大多带有残余农药，生吃总是不如做熟了再吃安全。

⊙ 加热可致营养损失，但仍利大于弊

加热损失的营养可以补回来。食物经加热后，确实可能会损失一些营养，尤其是水溶性的维生素等营养物质，但是损失的营养往往都能够通过多吃来弥补。一大把茎叶类生菜做熟后往往就一点儿，会比直接生食吃得多，损失的都能补回来。

生食不如熟食易吸收。营养物质再多，不能被人体吸收利用也是浪费。适当的烹调可以提高食物的消化率，帮助人体吸收利用食物中的营养。因为适当的加热能破坏植物性食物的细胞壁而促进营养物质溶出，还能改变动物性食物中蛋白质的结构而促进蛋白质吸收，有助于提高人体对食物营养的利用。以番茄为例，研究发现番茄在 88 摄氏度的温度下

煮 30 分钟后，其顺式番茄红素的含量能够增加 35%。另外，许多蔬菜，如胡萝卜、卷心菜、辣椒等，经过恰当烹调后会产生更多的抗氧化物质。

熟食更安全，能杀菌、杀病毒、杀虫、消除天然有害物质。大部分细菌和病毒都能经过一般的加热处理掉，而像寄生虫和对热抵抗力较强的甲型肝炎病毒，则需要更高的温度。在室温下甲型肝炎病毒的感染性能在干粪便中保持 30 天左右，在 60 摄氏度的水中可以存活 1 个小时。只有当水或者食物加热到 100 摄氏度并持续 5 分钟以上时，甲型肝炎才能灭杀干净。

所以，食物不要生吃，尤其是海鲜和肉类。而且提醒大家，不要以为生吃的时候再吃点蒜、喝点酒就能够杀死有害菌。

⊙ 合理的烹饪方法很重要

菜肴的原料多种多样，不同的原料特点不同，选对合适的烹调方法很重要。烹调方法不仅影响食物的味道和口感，还关系到食物的营养和人体的健康。

生吃既不营养又不健康，何必"茹毛饮血"。我国是烹饪大国、美食大国，八大菜系，味贯南北，能够选择的烹饪方式实在是太多了。中餐的烹调方法多达五十多种，比较适合日常做菜的方法有炒、炖、蒸、煮、炸、烤、涮、熘、焖、氽、卤、酥、凉拌、拔丝等。

蒸、煮、焖、炖、炒、凉拌等方法，大家都很熟悉，不多赘述。

氽：是制汤的一种方法，特点是清淡、爽口。做法：将生料（一般是肉馅）加工调味后，放入开水锅中煮熟即可。注意随时要撇去浮在上面的汤末。氽菜简单易做，重在调味，用鸡汤、骨肉汤做汤底，再加入一些蔬菜，有菜有汤有肉，味道好营养也好，适合天冷的时候享用。制作肉丸和汤底时不要有过多的油脂。

烤：分为干烤、焙烤。干烤是在烤箱内烘烤食物，比较不错；焙烤是指在火源上直接加热食物，比如烧烤，不推荐。

熘：熘菜第一步要将过糊或上浆的食物用中等油温炸一遍；第二步将炸好的食物同芡汁调料等放入锅内，旺火、快翻，出锅即成。熘菜具有香脆、鲜嫩、滑软等特点。但是以"熘"的方法做菜时要注意淀粉和油脂的用量。

涮：代表就是"涮火锅"，食材丰富，吃起来有气氛。但是缺点是火锅汤中嘌呤含量高，吃火锅不能喝汤。

卤：卤菜分两个部分，配置卤汁和文火煨炖。卤菜时注意：制作卤汁时要控制盐和酱油、糖的用量；不要食用过量，以免摄入过多脂肪和盐。

煎、炸、酥：是不健康的烹调方式。首先是因为油脂很大，其次是高温下长时间烹饪的油会产生有害物质。研究发现，某些蔬菜以及高碳水化合物、低蛋白质的淀粉类食品，如土豆、馒头等，在煎、炸、酥等方式高温（温度通常超过 120 摄氏度）烹调时，容易产生 2B 类致癌物。

拔丝：这种方法是高糖食物的做法，不推荐。

膳食建议

合理的烹饪能给食物加分

植物性食物：蔬菜尤其是绿叶蔬菜、适合炒、凉拌、煮的烹饪方法，其中最好的方法就是水煮。

动物性食物：适合炖、焖、煮、卤等烹调方法，有利于提高蛋白质的吸收利用率，同时能够把肉质烹调的软烂。

蒸、煮、焖、炖、炒、凉拌、汆等烹调方法值得推荐：其特点是制作过程有利于控制食用油、盐和糖的用量。

烤、熘、涮、卤等方法不宜经常使用：这些方法可以偶尔做一做，丰富一下味蕾，添加一些烹饪和进餐的乐趣，但不宜常用。

生吃、煎、炸、酥、拔丝等烹调方法，尽量少用。

误区 71　高温热油炒菜更香

很多人有一个很不好的炒菜习惯——油烧得冒烟了，再下菜炒菜。有的是无意识造成的，放了油之后才想起食材或调料没准备好；有的是火候掌握不好，火太大油容易烧过头；还有一种情况就是故意等到油冒烟再下菜，有的人特别喜欢食物下锅时那种滋啦滋啦的声音，认为大火高温热油炒菜更好吃，香、脆、嫩。

不管是哪种情况，经常高温热油炒菜并不是好事。

⊙高温热油容易产生有毒和致癌物质

现在我们一般用的食用油都是精炼过的，烟点都基本在 180 摄氏度以上。当食用油冒烟就说明油温已经超过 180 摄氏度。

国内外科学研究表明，烹饪时大火高温热油，对人体健康不利，会提高心脏病、癌症、痴呆等相关疾病发病风险。因为食用油在高温烹调过程中会产生大量的醛类物质，醛类物质有毒性，尤其是近年来被人们推崇的植物油，产生的醛类物质更多一些，因为不饱和脂肪酸比饱和脂肪酸更容易发生氧化反应，在高温条件下更容易生成醛类化合物。

通过比较不同方法烹炒的蔬菜的丙烯酰胺含量，研究发现，炒菜时温度越高、时间越长，产生的丙烯酰胺越多；炒出食物的颜色越深，有毒和致癌物质通常会产生的更多。

⊙控制油温，烹调火候很重要

上述研究结果一度被误解为"植物油做饭可致癌"。虽然这个说法太夸张、以偏概全，但是基本原理是对的。大部分植物油（椰子油和棕榈油除外）确实经不起高温的"考验"，不适合高温炒菜。但是，高温加热会产生有毒和致癌物质的不单单是植物油，所有烹调油都不适宜长时间大火加热。

对于植物油和动物油，比起讨论哪种油产生的致癌物质更少，控制好油温和用量更具有健康意义，更应该引起人们的重视。烹饪时应多使用小火低温的方式，能有效降低有害物质的产生。

⊙ 烹调火候影响食物的营养价值

从食物本身的角度出发，烹调火候也很重要，除了控制油温，食物的软硬程度、老嫩程度都与火候的运用有关。烹调过程中掌握火候对食物营养价值的影响很大。

大火烹调，掌握不好，食物容易烧焦、烧糊，焦煳食物含有不利于人体的致癌物，不宜再食用；即使食物没有烧糊，高温热油炒菜，尤其是蔬菜，容易造成营养物质流失；另外，如果烹调火候不足、时间不够，食物没有熟透的话，生食的种种危害就会显现出来。

⊙ 旺火、中火、微火各自特点

火候是指在烹调过程中，根据食物原料的特点和菜肴的制作要求，采用的火力大小与时间长短。

旺火：一般用旺火烹调的菜肴，主料多以脆、嫩为主，如涮羊肉、葱爆肉等荤菜，原因在于旺火烹调的菜肴能使主料迅速加热，纤维急剧收缩，肉内的水分不易浸出，肉质脆嫩。反之，火力不足，主料不能及时收缩，就会使主料变老。对于烹饪素菜，比如焯菠菜或炒白菜，用旺火不但能留住较多营养，还能让颜色更漂亮，口感更脆嫩。

中火：煎炸食物时，许多人以为用大火才能外酥里嫩，其实不然。旺火容易使食材提前变焦，外焦里生。此外，大部分煎炸的食物都要先挂糊，以保护食物营养、减少致癌物生成，如用大火，这层糊更容易焦；

而用小火，糊又会脱落。最好的选择其实是中火。

微火：炖肉、炖排骨时要用小火。而且食材块越大，火越要小。这样才能让热量缓慢渗进食材，达到里外都软烂的效果。如果用大火，则会使肉块表面急剧收缩，里面却仍然嚼不动，不但口感不好，营养也会流失。

烹调是一门学问、技艺，烹调过程中要学会灵活地运用各种火候，大火、中火、小火要根据食材特点和阶段不断调整。

● 小贴士：清炖牛肉的火候转变

清炖牛肉，应以小火慢炖为主，但要有一个大火转中火再转小火的烧煮过程。先大火沸水焯牛肉，清除血沫和杂质；再中火烧煮片刻加副料，这时是牛肉纤维收缩阶段；最后再移小火，通过小火烧煮至牛肉软烂，小火慢炖可使收缩的牛肉纤维逐渐伸展。这样做出来的清炖牛肉，色、香、味形俱佳。如果一直用旺火烧煮，牛肉就会出现外形不整齐的现象，而且容易表面熟烂，里面老硬。

膳食建议

掌握火候，控制油温

掌握好火候对控制油温和食物营养很重要，希望大家都能学会控制火候，把健康掌握在自己的手里。

旺火：又称大火，适合炒、爆、氽、涮、蒸等烹饪方法。

中火：又叫文火，有较大的热力，适合煎、炸等烹饪方法。

微火：又叫小火，适合于烧、炖、煮、焖、煨等烹饪方法。

误区 72　　剩油继续炒菜，不浪费

有些老年朋友出于节俭的目的，习惯把煎炸过东西的油收集起来，留着以后炒菜继续用；有些年轻人为了省事，认为炒过菜的锅比较干净就跳过刷锅的步骤，接着炒下一道菜。

这些都是烹调过程中常见的不良习惯。殊不知，这种方法虽然省了油和力气，却很可能伤害我们的健康。

⊙ 剩油继续炒菜 ＝ 反复加热食用油，危害 ＞ 高温热油炒菜

煎炸过的油已经经过一次高温加热会含有多种有害物质，诸如丙烯酰胺等致癌物。再次使用就相当于反复高温加热，会产生更多的有害物质，比如"α-苯并芘"——非常有名的致癌物质，国际癌症研究机构确认的 1 类致癌物。而且，使用过的油已经发生过氧化反应，存放不当，很容易发生质变。

有的老年人为了节省，还喜欢吃"擦锅饭"，炒菜后先不刷锅，而是把剩米饭放进去擦锅吸油，或者直接炒一下做成油炒饭。这都是很不好的习惯，有损健康。节省虽然是好的，但是不能以健康做交换。

⊙ 不刷锅继续烧菜也会产生有害物质

炒完菜的锅即使看上去很干净，也不合适继续炒菜。但是有人觉得炒菜后的锅面很干净，而且还有一层油，继续炒菜不仅省事还省油。但事实上，炒下一道菜时还是要放点油，稍微控制不好用量，加上原来的油底就会导致食用油过量。

最重要的是，这么做会产生有害物质。炒完菜之后锅面并没有看着那么干净，多多少少会有一些上次炒菜的残渣，再次加热时，锅面的油

脂和残渣很容易烧焦而产生有害物质。烧焦的食物不宜食用，已经反复强调过，希望大家能重视。日常生活中偶尔吃了烧焦的食物，不必过于担心，但是最好还是能少吃就少吃。我们身边虽然不至于说"四面楚歌""危机四伏"，但不利于健康的因素也不少，尤其是吃进身体里的东西要以安全为第一，小心为上。

⊙ 烹调中常见的炒蔬菜的不良习惯

炒是最常用的烹调方式，老百姓口中的炒菜很多时候都是指炒蔬菜。下面列举一些炒蔬菜过程中存在的不良习惯，请大家引以为戒。

1. 蔬菜先切后洗、炒前焯水

蔬菜先切后洗，很容易导致蔬菜中水溶性维生素和矿物质从切口处流失过多。

不是所有蔬菜都适合焯水，焯水也容易导致维生素 C 等水溶性维生素和矿物质等营养成分流失。蔬菜中需要焯水的有菠菜和苦瓜等，焯水有利于减少菠菜、苦瓜中的草酸，有利于改善菠菜酸涩的口感和苦瓜的苦味，但是大部分蔬菜不需要焯水。

● 小贴士：蔬菜焯水小妙招

蔬菜焯水时，可以在水中加少量的盐或者油，有利于保护叶绿素、保持菜肴的色泽。

2. 绿叶类蔬菜烹调时间太长

有一些人很怕做菜做不熟，即使做蔬菜也要多焖一会儿、多煮一会儿。其实绿叶蔬菜烹调时间不宜过长，长时间焖煮会使绿叶蔬菜中的硝酸盐转变成亚硝酸盐，亚硝酸盐是致癌物质亚硝胺的"前身"。速冻蔬菜也不能煮的时间过长，这类蔬菜大多已经被涮过，不必长时间烹煮，不然会烂掉，丧失营养。

3. 蔬菜做熟后存放过久

蔬菜应该现做现吃，避免反复加热。存放过久的蔬菜营养价值低，而且其中大量的硝酸盐会转变成亚硝酸盐等有害物质，经常食用对健康不利。

膳食建议

蔬菜烹调的正确方法

1. 蔬菜尤其是绿叶蔬菜，最好选择水煮的烹调方法

水煮蔬菜简单方便，食用油用得少，营养也能较好地保存。水煮根类蔬菜也很好，能软化膳食纤维，改善口感。

2. 蔬菜应该先洗后切、急火快炒

洗菜应该尽量用流水，不要在水中长时间浸泡，而且要先洗后切，尽快加工处理，减少营养流失；炒蔬菜应急火快炒，可以缩短蔬菜的烹调时间，也有利于减少营养流失。但是有些豆类蔬菜，如四季豆，必须充分加热，否则有食物中毒风险。

3. 开汤后再下菜

水开后再把蔬菜下锅更能"保持营养"。因为水溶性维生素对热敏感，在水中加热时间越长，蔬菜中的水溶性维生素损失越多；另外，蔬菜中的氧化酶在沸水中易遭破坏，不宜久煮，会降低对维生素 C 的氧化作用。

4. 蔬菜应该炒好即食

烹调好的蔬菜应该尽快吃，避免反复加热。不仅因为营养素会随着存储时间延长而流失，更是为了降低亚硝酸盐的产生。

PART 8

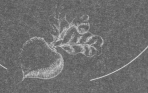

不同人群
饮食误区

女性特殊时期饮食误区

误区 73　月经期：多食阿胶、红枣、红糖补血

月经是女性特有的一种正常生理现象，是少女性成熟的标志。但是，月经期也是一个"多事之秋"，普遍会让女性烦躁、情绪波动大、抵抗力差、食欲不振、脸色暗沉、腰酸背疼等；相对于男性，女性容易贫血，月经期女性更容易贫血或症状加重。很多女性心中都有一个补血食物排行榜，其中有阿胶、红枣、红糖等，她们坚信这些食物能补血。

阿胶、红枣、红糖不能有效补血，女性朋友们不要再盲目用这些食物补血，不要因此耽误贫血的有效治疗。

⊙ 阿胶、红枣、红糖补血效果不靠谱

阿胶：由驴皮熬制而成，主要成分是胶原蛋白。营养学认为，胶原蛋白的营养价值不高，而且是一种劣质蛋白，它促进血红蛋白合成的能力几乎可以忽略不计，在大多数国家的食品工业里仅作为添加剂使用。

红枣：干枣中的铁含量大概是 2 毫克／百克，鲜枣中含量更低，大约只有 1.2 毫克／百克。与猪肝等动物性食品相比，实在是非常低。另外，红枣中的铁是吸收利用率低的非血红素铁，不是人体可以直接"拿来"用的血红素铁。还要提醒女性朋友，枣的含糖量比较高，干枣的含糖量

为 67.8 克 / 百克，不宜多吃。

红糖：红糖是没有经过精炼的糖，其中高达 96.6% 的成分是糖类，铁等矿物质的含量非常少。

⊙ 真正能补血的食物：富含铁质和维生素 C 的食物

身体内的血红蛋白数量少到一定程度，就会贫血。补血一般是指通过补充营养，促进血红蛋白合成。饮食上最有效的补血方法是多吃一些富含铁和维生素 C 的食物，铁和维生素 C 能帮助血红蛋白合成。可以帮助血红蛋白合成的食物有红肉、功能血和新鲜蔬果等。

红肉：包括猪肉、牛肉、羊肉在内的红色肉含铁丰富，牛肉中铁含量为 3.3 毫克 / 百克，猪血的铁含量为 8.7 毫克 / 百克，而且这些铁是血红素铁，人体吸收利用率高。

动物血、动物肝脏：猪牛羊等动物血的铁含量和吸收利用率很高，猪肝的铁含量高达 22.6 毫克 / 百克。

新鲜的水果、蔬菜：包括橙子、桂圆肉、荔枝肉、菠菜等都是较好的促进补血的食物。这些食物中富含维生素 C，可以帮助铁的转化和利用，有利于红细胞的生成。维生素 C 不仅可以促进补血，还可改善过敏症，是重要的抗氧化剂，它同时也是肾上腺皮质素合成与免疫功能的必要因素。

⊙ 月经期所需其他营养：B 族维生素、镁、维生素 A、钙、锌

月经期女性全身抵抗力会下降，为了不影响女性的日常生活和学习，确保身体健康，月经期间要保证营养的均衡。维生素与矿物质对克服经前不适症极为重要，女性每日饮食应多摄取以下营养。

B 族维生素：B 族维生素中的胆素、肌醇，有镇定中枢神经系统的作用，因此，能安抚经前的焦虑与易怒。B 族维生素通常存在全谷类食物中，如黄豆、小麦胚芽、麦麸、玉米等，酒酿、肝、豆类等食物中也含有 B 族

维生素。适量的维生素 B_6 可帮助调节许多经前症状，如情绪不稳、腹痛、乳房胀痛、易怒、嗜糖与疲劳。富含 B 族维生素的食物依序为鲑鱼、鸡肉、金枪鱼、黄豆、米麸、芥菜、扁豆、虾、芦笋等。

镁： 可稳定情绪，减轻经痛与控制经前嗜糖症。富含镁的食物有黄豆、白豆、红豆、扁豆、燕麦、栗子、鸡肉、虾、青椒等。

维生素 A： 能增进皮肤的健康，有效抑制经前的粉刺与油性皮肤。富含维生素 A 的食物有三文鱼、胡萝卜、地瓜、大头叶菜、甘蓝、芥菜、甜菜根叶、白菜、绿花椰菜等。

钙质： 可缓解腹痛，帮助保持肌肉的健康，并预防腹部抽搐与疼痛。富含钙的食物如甘蓝、三文鱼、芝麻、白菜、芥菜、豆腐、黄豆、面粉等。

锌： 对痊愈伤口非常重要。富含锌的食物有豆粥、麦麸大麦、米麸、青豆、豆粉、桃子、鸡肉等。

⊙ 月经期不宜多摄入的食物

月经不调、痛经等问题的影响可大可小。有些女性经期痛只是轻微的腹胀、腰酸等不适，而有的女性会出现腹痛难忍的情况；轻度的月经不调只是月经周期或出血量偶有异常，而严重的月经不调会影响女性孕育下一代。应对月经不调和痛经，在饮食方面应注意以下几点。

盐： 在月经期前几天，女性不宜多吃盐，吃盐过多会使体内盐分和水分贮量增多，在月经来潮前会发生头痛、激动和易怒等症状，应在来潮前 10 天开始吃低盐食物。

浓茶： 女性经期不宜饮浓茶，浓茶中咖啡因含量较高，刺激神经和心血管，容易产生痛经、经期延长和经血过多，同时浓茶中鞣酸会使铁吸收出现障碍，引起缺铁性贫血。鞣酸含量比较多的食物还有葡萄、山楂、石榴、李子、柿子、蓝莓等。

冰淇淋、冷饮等生冷食物：女性平时应少吃冰淇淋之类刺激胃肠的生冷食物，月经期间更不宜进食。

膳食建议

补血食物推荐

建议月经期女性每天吃 50 ～ 75 克畜禽肉类，其中红肉、动物血、动物肝脏的比例要高一些；200 ～ 350 克新鲜水果；300 ～ 500 克蔬菜，可有效补血。水果、蔬菜尽量选择维生素 C 含量高的食用。

误区 74　　更年期：豆浆食疗堪比药效

　　更年期是女性很不愿意面对的一个时期，它是女性衰老的一个明显信号，会出现很多不适症状，叫作更年期综合征。补充雌激素是治疗更年期综合征很重要的一个手段，因此，很多人认为，多吃含有雌激素的豆浆、豆腐等大豆类食物及其制品就能够治好更年期综合征。

　　大豆是很营养、很不错的食物，鼓励人们每天适量吃豆制品，但是指望豆浆等豆制品治疗更年期综合征，是不可能的。

⊙ 更年期及其症状、原因

　　更年期没有一个明确的时间节点，它是一个过渡时期，这个阶段女性的生育功能会从旺盛逐渐衰退到完全丧失，生理和心理都会有很大变化。更年期综合征，医学名词为"围绝经期综合征"，临床上表现有：月经紊乱、失眠和烦躁易怒等精神及神经症状、血管功能失调、同房困难、骨及关节病变、肿瘤易发、泌尿系统疾病及盆底支撑结构松弛等。

　　更年期综合征的主要病因是卵巢功能衰退，雌激素分泌减少。更年期种种症状的出现，都与雌激素水平发生了波动并逐渐降低有关。

⊙ 喝豆浆不能治疗更年期综合征

　　补充雌激素是最直接的治疗更年期综合征的手段，临床上也这么做了，叫作激素替代治疗。经过长时间的治疗观察和研究，医学发现激素替代治疗实施起来不是单纯补充雌激素那么简单。激素替代治疗对实施的时间段、年龄段、个人身体状况、家族史情况、激素的种类和用量都有要求，否则可能增加其他疾病的患病风险，比如心血管疾病。不是所有更年期女性都适合用激素替代治疗，发生过乳腺癌的患者就不能采用雌激素替代治疗。

大豆中含有"大豆异黄酮"，大豆异黄酮可以和人体内的雌激素受体结合，当人体雌激素分泌不足时，能稍微弥补一点，但很微量。此外，大豆异黄酮比真正雌激素的作用要微弱很多，它表现出的活性仅相当于人体雌激素的 1/100 ～ 1/1000。大豆异黄酮是有益物质，但对人体产生有益作用的条件尚待进一步研究，通过食物获取的大豆异黄酮没有激素替代治疗那样明显的效果，也就是说喝豆浆、吃大豆和豆制品不能治疗更年期综合征。

⊙ 不要盲目服食雌激素保健品

临床治疗尚需十分谨慎，提醒更年期女性不要轻信和盲目服食含雌激素的保健品，包括大豆异黄酮保健品。保健品中掺入激素的成分和计量都是不可控因素，可能会导致健康问题。医生制订的激素替代治疗计划中，雌激素的补充剂量和方案都非常明确，且有严格的监测措施和随访，自行购买和服用的保健品显然做不到这些。

⊙ 更年期应控制食用"三高"食物、烟酒盐糖、辛辣食物

更年期这个敏感的时候，女性应更加注意饮食上的营养。

高能量、高脂肪、高胆固醇食物要少吃。进入更年期，女性更容易肥胖，而肥胖是各种慢性疾病的主要风险因素之一。

戒烟戒酒、限盐控糖。这是健康生活方式的基本要求，高盐高糖容易诱发高血压、高血糖，有睡眠困扰的女性不要指望饮酒能帮助改善睡眠。

辛辣食物尽量不吃。辛辣食物会加重更年期女性潮热症状。

谨慎饮用咖啡。咖啡饮用不当也会使有潮热症状的女性更加严重，还会引发或加重失眠症状，所以这个阶段的女性喝咖啡要注意方法和饮用量。若没有潮热症状和失眠困扰，适当饮用咖啡是可以的。

● 小贴士：心情好有利于平稳渡过更年期

更年期是人生不可逾越的一个阶段，除了调节生理的不适，关注更年期女性心理的健康也很重要。更年期女性更需要家人的关心、理解。除了保持饮食营养，还要保持规律作息，多参加一些活动，适当进行运动，保持学习的欲望和参与感，让自己的精神世界丰富起来。

⊙ 更年期女性容易缺钙和维生素 D

除了体内雌激素分泌减少，更年期女性还容易缺少以下营养素。

钙和维生素 D：更年期女性的钙流失速度快，为了骨骼健康，减少骨质疏松风险，饮食中应该注意增加含钙丰富的食物。补钙的同时不要忘了补维生素 D，维生素 D 有促进钙吸收的作用，很多人缺钙并不是因为食物中的钙不足，而是维生素 D 不足导致钙吸收率低。

缺水：水是生命之源，缺水会产生很多不适，更年期女性容易潮热出汗，缺水症状更严重。

膳食建议

更年期女性适宜多摄入的食物

补充以下营养，可在一定程度上帮助女性减轻生理上的不适，缓解更年期的症状，降低以后某些老年病的发病风险。

补钙和维生素 D：最好的补钙食物是奶制品，还要摄取豆类、绿色蔬菜等。维生素 D 含量丰富的食物不多，主要是一些鱼类和鱼肝油；此外，晒太阳是获得维生素 D 的一种安全且有效的方式，每次晒太阳 5 ~ 30 分钟，每周至少两次，有利于身体合成维生素 D。

大豆及其制品： 虽然大豆不能治疗更年期症状、虽然大豆异黄酮补充雌激素的作用微弱，但是，长期适量吃一些豆制品，食物的积累作用就会显现出来。更重要的是，大豆含有很多对人体有益的营养。

富含膳食纤维的食物： 更年期女性适量多摄入膳食纤维，可减少肥胖、便秘等不适感和烦恼，有利于缓解更年期焦虑、烦躁，有利于身体健康。

更年期女性一定要注意补水。

误区 75   备孕期：叶酸没什么意义

有些人觉得备孕、吃叶酸没什么意义，老一辈人根本没有备孕意识，也不会特别补充叶酸，但都照样生儿育女。在他们看来，有些女性孕前紧张地补叶酸、补维生素非常没有必要。他们甚至觉得烟酒也不必非得戒掉，尤其是男性，喝点酒、抽点烟没啥影响，更没必要吃叶酸，因为"身边某某朋友抽烟喝酒，老婆生出的孩子照样很好"。

孕育生命是神圣的事，孕育一个健康的生命需要方方面面的努力，叶酸绝对不是一个可有可无的营养素。

⊙ 备孕期应保持健康生活方式：戒烟戒酒很必要

健康的生活方式对身体的益处不言而喻，对孕育新生命的作用更是意义深远。备孕不仅是女性的责任，需要夫妻双方共同的积极努力。

夫妻双方至少孕前 6 个月戒烟戒酒，并且远离吸烟环境。酒精和尼古丁对胎儿有很高概率的致畸影响，对男性生殖能力和女性受孕成功率都有非常不好的影响。

保持卫生，避免感染和炎症，尽量不服用药物。药物对胎儿的影响很大，备孕和怀孕时，孕妇要在医生的指导下用药。

远离化学有害物质或放射性物质环境。长时间接触化学有害物质和放射性物质，精子发生突变、精子畸形的风险会增加，胎儿畸形、不孕不育风险也会增加。

规律作息，不熬夜，保证充足的睡眠。

⊙ 认真备孕、孕前补充叶酸，意义非常

备孕的主要目的是提高怀孕概率，减少自然流产率，减少先天性疾

病发生的可能性，是优孕、优生、优育的重要前提，绝对不是毫无意义之举。此外，备孕女性的营养状况直接影响孕育和哺育新生命的质量。

叶酸缺乏对胎儿的不良影响非常严重。母体缺乏叶酸可影响胚胎细胞的增殖、分化，增加胎儿神经管畸形及流产的风险。

备孕女性应该从孕前 3 个月开始，一直持续到生产时，每天额外补充 0.4 毫克叶酸。根据膳食指南推荐，每天摄入 300~500 克蔬菜，其中 1/2 为深色蔬菜，人体可获得 0.2 毫克左右叶酸，加上额外补充的 0.4 毫克叶酸，每天叶酸总量达到 0.6 毫克，才可满足孕育需要。

提供 200 微克叶酸的蔬菜类食物搭配

组合一			组合二		
食物名称	重量（克）	叶酸含量（微克膳食叶酸当量）	食物名称	重量（克）	叶酸含量（微克膳食叶酸当量）
小白菜	100	57	油菜	100	104
甘蓝	100	113	韭菜	100	61
四季豆	100	28	辣椒	100	37
茄子	100	10	丝瓜	100	22
合计	400	208	合计	400	224

注：微克膳食叶酸当量（Dietary Folate Equivalent, μg DFE），膳食叶酸当量的计算公式为：DFE(μg)＝膳食叶酸(μg)＋1.7×叶酸补充剂(μg)；数据引自《中国居民膳食指南（2016）》。

科学证实，备孕和怀孕后坚持按照推荐量和时间服用叶酸，可使宝宝神经管缺陷的发病风险降低 50% 以上，甚至能达到 70%。同时补充叶酸也有利于孕妇的健康。

● 小贴士：最佳的生育年龄

一般来说，最佳的生育年龄女性为 25~29 岁，男性为 25~35 岁。这个年龄阶段男女双方的生殖能力最为旺盛，精子和卵子的质量和活力最好，受孕成功率高，畸形率较低，有利于下一代的健康。计划备孕的人可以此为参考。

⊙ 备孕期间还需注意铁和碘元素的补充

良好的母体状况和营养水平是孕育健康新生命的物质基础，而这很大一部分有赖于合理的膳食。备孕女性除了日常饮食应坚持普通成人的膳食指导原则外，还应特别注意两大营养元素的补充：铁和碘。孕前充足的铁和碘储备有利于成功怀孕和降低不良妊娠风险。

⊙ 铁缺乏和缺铁性贫血是育龄女性中患病率较高的病症

育龄女性应该经常食用富含铁且铁利用率高的食物，积极纠正贫血后再怀孕。否则，如果孕前缺铁，怀孕后就是妊娠期贫血，容易导致早产、胎儿生长发育迟缓，甚至生出低体重儿。富含铁且铁吸收率较高的食物有动物血、肝脏、红肉等。备孕女性每天应食用瘦肉 50~100 克，每周吃一次 25~50 克的动物血或肝脏做的菜肴。同时还要摄入维生素 C 含量高的蔬菜和水果，维生素 C 有利于提高膳食铁的吸收与利用。

⊙ 备孕期碘需求量比非孕期时增加 1 倍

碘缺乏对胎儿的危害严重，碘本来就是我国现行需要强化的营养素。非孕期碘需求量约 120 微克，以每天摄入 6 克盐，每克盐含碘 25 毫克计算，每天通过食盐获得的碘即可满足需求。但孕期女性碘的需求要达到 240 微克，而孕早期反应一般都会影响孕妇碘摄入，因此，建议孕妇包括备孕女性应该在规律食用碘盐的基础上，每周再吃 1~2 次富含碘的食物，比如海带、紫菜等，提高体内碘的储备水平。

⊙ 孕前体重管理和饮食管理一样重要

孕前适宜的体重管理很重要，最理想的育儿体重是 BMI 在 20~22 范围。孕前体重低或者肥胖不仅影响成功受孕的概率，对孕期适宜体重的维持和良好的妊娠结局都有负面影响。

体重指数 BMI < 18.5 的备孕女性需要适当增加体重，可以从增加进食和运动着手。饮食上可以每天加餐 1~2 次，放在两餐之间。推荐的加餐食物有 200 毫升牛奶，或者 50 克的粮谷 / 畜肉，或者 75 克鱼类 / 蛋类。

肥胖的备孕女性通常指体重指数 BMI ≥ 28 的女性，应该通过减少进食量、改变不良饮食习惯、增加运动等方式减重。

膳食建议

备孕女性要补叶酸、补铁、补碘

补叶酸：备孕女性应该从孕前 3 个月开始，持续到生产时，每天额外补充叶酸 0.4 克，日常饮食多吃富含叶酸的蔬菜，每天 300~500 克。

补铁：备孕女性每天应食用瘦肉 50~100 克，每周吃一次 25~50 克的动物血或肝脏做的菜肴。同时还要摄入维生素 C 含量高的蔬菜和水果。

补碘：孕妇包括备孕女性应该在规律食用碘盐的基础上，每周再吃 1~2 次富含碘的食物，比如海带、紫菜等。

误区 76　　孕期：多吃少动

很多女性平时很注重身材，但是怀孕之后却大吃特吃，觉得吃得多才能营养足，也不在乎身材走样。而且有些孕妇在盲目多吃的同时又拒绝运动和正常的活动，认为这样可以避免意外。还有一些孕妇谈辐射色变，觉得生活处处是危机，恨不得把自己关进真空里。

孕期营养、安全固然重要，但上面这样的孕妇是典型的紧张过度，吃得多、不运动、过度焦虑反而对胎儿不利。

⊙ 孕期需防辐射，但不必过于紧张

有些孕妇谈辐射色变，大可不必。辐射分为电离辐射和非电离辐射。前面说的备孕和孕期要远离辐射环境指的是电离辐射，电离辐射包括 X 光、CT 等，能量巨大，能够改变 DNA 结构，超过规定剂量后，对人体有比较大的伤害。而人们日常生活中接触的电器和电子产品，多是非电离辐射，且合格产品的辐射量基本都在安全范围内，不必过于紧张。电脑、手机、电视、微波炉、收音机、烤箱、电吹风等都是非电离辐射。

⊙ 孕期不小心用药或需要用药，需咨询医生

另外一个令孕妇很敏感的是药物，在不知怀孕的情况下服用了药物怎么办，或者孕期生病了能不能吃药，是孕妇很关心的问题。如果因为种种原因服用了药物或者需要用药，孕妇也不必过于担心和焦虑，最好的方法是寻求医生的帮助。药物对孕妇和胎儿的影响是分级的，有些药是相对禁止或绝对禁止孕妇服用的，但也有一些药对胎儿是没什么影响的。孕妇为了胎儿拒绝一切药物是不正确的，可能会延误病情，伤害自身的同时也伤害胎儿，因为有些情况下母体病毒对胎儿的影响可能大过

药物的危害。

⊙ 孕期体重要管理：孕妇体重长得快不代表胎儿发育好

体重管理，从备孕的时候开始，要一直延续到孕期结束。严格说，要想拥有健康的身体，所有人从出生到儿童期、成年期甚至老年期，都需要进行体重管理。孕期应定期检测体重，孕早期体重变化不大，可每月检测一次，到了孕中晚期，胎儿成长较快，应该每周测量体重，并根据体重增长速率调整饮食量和身体活动水平，重则减，轻则补。

有些人认为孕妇体重长得快就表示胎儿发育得好，这是错误的想法。

1. 吃的多，体重增加，不一定营养好

很多令人胃口大开的东西不见得有营养，典型的如女性爱吃的甜点、奶茶等。

2. 胎儿的重量只占孕妇所增加的体重的一小部分

孕妇增加的重量绝大部分是孕妇自身的脂肪积累。孕期并不是吃得越多越好，孕期人体对胰岛素的敏感性有所下降，有高血糖倾向，过量饮食，尤其是高糖饮食，小心妊娠期糖尿病找上门。

3. 胎儿体重增加应遵循一定的时间规律，并不是越快越重越好

胎儿体重达到或超过4千克，就是人们常说的"巨大儿"。宝宝胖乎乎、虎头虎脑自然可爱，但不意味着健康，巨大儿发生心脏畸形的比例高于一般正常体重儿；胎儿过大不利于孩子远期健康，巨大儿长大后患肥胖症的概率较高，是糖尿病、高血压等多种疾病的高发人群。而对产妇来说，巨大儿会导致产妇难产概率大增，由于子宫过度膨胀，也不利于产后身材恢复。造成巨大儿的主要原因就是孕妇吃的多、补得过头，营养过剩且缺乏运动。

4. 孕妇体重过轻也不好

孕妇需要在孕期额外储存一定的脂肪，作为分娩时以及母乳喂养期的能量补给。如果孕妇体重过轻、孕期体重增加不足，会影响胎儿健康发育，还可能导致早产等严重后果。

孕期适宜体重增长及增长速率

孕前 BMI	总增重范围（千克）	孕中晚期增重速率（千克/周）
低体重（< 18.5）	12.5~18	0.51（0.44~0.58）
正常体重（18.5~24.9）	11.5~16	0.42（0.35~0.50）
超重（25.0~29.9）	7~11.5	0.28（0.23~0.33）
肥胖（≥ 30.0）	5~9	0.22（0.17~0.27）

注：不含双胎等特殊妊娠情况；数据引自《中国居民膳食指南（2016）》。

⊙ 孕期营养需要：以备孕期营养食谱为基础，个别营养加强

孕期要继续保持备孕时养成的良好的饮食习惯，保证营养需求，整个怀孕期间，孕妇都要多摄入含叶酸、铁、碘丰富的食物。

从孕中期开始，孕妇铁的需求量会有所增加，食物难以满足营养需求时要在医生指导下服用营养强化剂。此外，孕中晚期，由于胎儿生长迅速，还有两种营养要加强——钙和蛋白质。除了铁、钙、蛋白质这三种营养素，其他营养按照日常饮食即可，无需盲目进补。

此外，孕期也要继续保持备孕时建立起来的良好生活习惯：戒烟戒酒、规律作息、适当运动等。

⊙ 孕中晚期蛋白质，铁、钙等营养需求增加

怀孕中晚期，胎儿生长加快，对蛋白质、铁和钙的需求有所增加，

在孕早期膳食的基础上，需要不断调整饮食以满足营养需求，特别要增加奶类、动物性食物和鱼类等食物。

铁：孕中、晚期每天铁需求量达到 24 毫克和 29 毫克，比孕前分别增加 4 毫克和 9 毫克。

孕中晚期应经常食用动物血、肝脏和红肉等含铁丰富且铁吸收率较高的食物。在孕前平衡膳食的基础上，推荐每天增加 25~50 克红肉；每周摄入 1~2 次动物血和肝脏，每次 20~50 克。

钙：孕中晚期每天钙需求量增加 200 毫克。

补钙最好的食物就是牛奶，在普通成年人膳食推荐（每天 300 克奶）的基础上，建议孕妇每天多喝 200 克奶，以满足孕期增加的钙需求。200 克奶可提供 200 毫克钙，还可提供 5~6 克优质蛋白质和 120 千卡能量。

蛋白质：孕中、晚期蛋白质分别增加 15 克和 30 克。

在孕前平衡膳食推荐的基础上，孕中期应每天增加 50 克的鱼、禽、蛋、瘦肉，可提供优质蛋白质约 10 克，加上每天额外补充 200 克奶所获得优质蛋白质，可满足孕中期增加的蛋白质需求；孕晚期每天增加食用的鱼、禽、蛋、瘦肉要达到 125 克，加上 200 克牛奶，可满足孕晚期增加的 30 克蛋白质的需求。

能量：孕中、晚期每天能量需求分别增加 300 千卡和 450 千卡。

在孕前平衡膳食推荐的基础上，补充孕中期钙和蛋白质增加需求时，每天额外进食的 200 克牛奶（120 千卡）、50 克鱼禽蛋肉（80~150 千卡），已经满足此时每天 300 千卡的能量需求增量；而孕晚期每天所额外进食的 200 克牛奶、125 克鱼禽蛋肉也基本满足此时每天 450 千卡的能量需求增量。

建议孕妇进食肉类食物时以鱼肉为主，每周至少 2~3 次，且要多吃深海鱼类。同等质量的鱼类与畜禽类食物相比，不仅能提供相同的优质蛋白质，还能提供对胎儿脑发育有重要作用的 n-3 长链多不饱和脂肪酸。

女性个别特殊时期重要营养增量推荐

	叶酸	碘	铁	钙	蛋白质	能量	维生素A	碳水化合物
备孕期	400微克/天	110微克/天	4毫克/天	适量补充				
孕早期	400微克/天	110微克/天	4毫克/天	适量补充				至少摄入150克/天（非增量）
孕中期	400微克/天	110微克/天	4毫克/天	200毫克/天	15克/天	300千卡/天		
孕晚期	400微克/天	110微克/天	9毫克/天	200毫克/天	30克/天	450千卡/天		
哺乳期		适量补充		200毫克/天	25克/天		600微克/天	
推荐食物	深色蔬菜（需服叶酸片）	海带（鲜100克）或紫菜（干25克）或贻贝（30克）	红肉25~50克/天；动物血和肝脏每周1~2次，每次20~50克	牛奶（200克奶）	鱼禽蛋瘦肉：孕中期50克；孕晚期125克；哺乳期80~100克	200克奶分别加上孕中期、晚期充的肉类即可	猪肝（25~50克）或鸡肝（40克）每周1~2次	

注：增量推荐是在健康成人合理膳食推荐之外的营养摄入量推荐；孕中期铁元素需要总量为 24 毫克/天，孕晚期铁元素需要总量为 29 毫克/天；哺乳期钙需求总量达 1000 毫克/天。

⊙ 孕早期孕吐反应对策

很多孕妇早期会有明显的甚至严重的孕吐或食欲不佳，此时不必过分强调膳食平衡，为了让孕妇多吃一点食物，可以根据个人喜好和口味选择食物，但要注意选择食物应清淡易消化，最重要的是要富含碳水化合物，如谷类和薯类等食物。

孕妇必须保证膳食中摄入必要量的碳水化合物，否则可能会引发酮血症，对胎儿神经系统造成损害。即使孕妇孕吐严重、影响进食，也要想办法保证每天至少摄入 150 克碳水化合物，满足大脑组织对葡萄糖的需要，预防酮血症的发生。应对孕吐反应可以尝试以下方法。

少量多餐：避免一次性大量进食，只要孕妇能吃下去，尽量根据孕妇的喜好和反应进餐，不必固定时间、地点、餐次。

首选富含碳水化合物且好消化的食物：早餐可以吃一些烤馒头片、烤面包、饼干、鸡蛋等。孕吐严重影响进食时，可食用糖、蜂蜜等迅速补充身体所需碳水化合物，必要时应就医。

避免油炸、甜腻食物：可防止胃液逆流而刺激食管黏膜。

适当补充维生素 B_1、维生素 B_2、维生素 B_6 和维生素 C：对减轻早孕反应有所帮助，吃一些酸味食物也能减轻早孕反应的症状。

● 小贴士：孕期做好母乳喂养的准备

母乳是宝宝最好的食物，如无特殊情况，孕妇应从怀孕之初就做好母乳喂养的准备。

思想准备：孕妇应充分认识母乳喂养对宝宝和自身的诸多好处，保持良好的心态和愉悦的心情迎接宝宝的到来。健康产妇都应该纯母乳喂养满 6 个月，如果能坚持哺乳到宝宝 2 周岁或以上更好。

营养准备：营养准备有赖于整个孕期的平衡膳食和良好的体重管理。孕妇体内有各种营养储备和 3~4 千克的脂肪蓄积，有利于产后泌乳。

乳房护理：选择合适的内衣并勤洗勤换。合适的内衣应该能有效支撑乳房底部和侧边、不挤压乳头。孕中晚期应对乳房和乳头进行按摩和清洗，清洗用温水即可，其他洗剂可能会造成乳头皲裂，影响日后哺乳。

膳食建议

孕期每日食物及食用量推荐

1. 孕早期
要保证碳水化合物摄入每天不少于 150 克。

2. 孕中期食物量建议
孕中期一天食物量建议：谷类 200~250 克，其中全谷物和杂豆不少于 1/3，薯类 50 克；蔬菜类 300~500 克，其中深色蔬菜不少于 2/3；水果 200~400 克；鱼、禽、蛋、瘦肉（包括动物内脏）总量 150~200 克，牛奶 300~500 克，大豆 15 克，坚果 10 克；烹调油 25 克，食盐不超过 6 克。

3. 孕晚期食物量建议
孕晚期一天食物量建议与孕中期建议的食物品类和进食量基本相同，唯一不同之处在于：由于蛋白质和能量需求增加，孕晚期鱼、禽、蛋、瘦肉（包括动物内脏）每天的食用总量应达到 200~250 克。

误区 77　哺乳期：第一个月要吃无盐餐

哺乳第一个月也就是产妇生完宝宝坐月子那个月，很多老人会严格控制儿媳妇或女儿的饮食，给产妇吃原汁原味的食物，调味品几乎不放，尤其不放盐。这些老人认为无盐餐不仅对产妇身体有好处，而且对乳汁分泌和孩子的健康有益。

这个观念是错误的。

⊙ 坐月子期间饮食应清淡，但不能不吃盐

盐中钠和碘元素，对人体都非常重要，为保证母乳中碘的含量，产妇的食物应选择碘盐进行烹调。如果人体缺少钠离子，就会出现乏力、气短、没劲儿这些症状。产妇坐月子一个月的时间，如果食盐摄入不足，最明显的影响是令产妇没有食欲，导致进食量减少，进而会影响泌乳量，母乳不足或母乳中没有碘，对宝宝也不利。

当然产妇的饮食也不能过于重口味。产妇坐月子期间可以吃盐，但应该以清淡为主，含盐量高的食物要远离。产后吃盐多会增加肾脏负担，增加水肿；同时也会通过哺乳加重宝宝的肾脏负担。宝宝肾脏发育还不成熟，1岁以内都不建议给宝宝的食物中加盐，从母乳中摄取少量钠即可。

⊙ 分娩前用餐

孕妇分娩时消耗大量体力，需要补充食物。一般初产妇从有规律性宫缩开始到宫口开全，大约需要十几个小时，这期间产妇需要吃东西来补充体力。这时应该为产妇准备些易消化吸收、少渣、可口味鲜的食物，如面条鸡蛋汤、面条排骨汤、牛奶、酸奶等食物，尽量让孕妇阵痛间隙多吃一些，储存能量以备生产，生产时力气不够可能发生不良后果。进

入产房后，还可以为产妇准备如巧克力、糖果等食物。巧克力有营养，体积小，能量多，糖分能在短时间内被人体吸收并迅速转化成能量，对于极需能量的产妇来说无异于"雪中送炭"。

⊙ 产后第一餐

1. 正常顺产

如没有特殊情况发生，产妇稍事休息就可以进食了。产后的第一餐饮食应首选易消化、营养丰富的流质食物，如糖水煮荷包蛋、蒸蛋羹、冲蛋花汤、藕粉等。第二天就可以吃一些软食或普通饭了。

2. 剖腹产

剖腹产手术不同于其他外科手术，如无特殊情况，术后 24 小时胃肠功能即可恢复。通常剖腹产手术后 6 小时就可以进食，第一天应注意设法减轻肠道蠕动，给产妇提供易消化、产气少的清淡流质膳食，忌用牛奶、豆浆和含糖高的胀气食品，可进食米汤、蛋汤、藕粉等流质软食。第二天就可以吃软、烂、少纤维、易消化的半流质膳食。3 ~ 4 天后即可进食普通膳食。

剖腹产术产妇每天尤其要少量多餐，其一是因为流质膳食含水量较多而营养量不足，需要多餐；其二是因为每餐过饱，有消化不良或肠梗阻风险。

⊙ 哺乳期饮食原则：营养均衡，少量多餐，干稀搭配，口味清淡

1. 营养均衡，个别营养素要丰富

哺乳期女性需要营养分泌乳汁哺喂婴儿，还需要营养补偿妊娠、分娩时的消耗并促进自身各器官、系统功能的恢复，产后所需营养并不比怀孕期间少。整个哺乳期新妈妈必需荤素搭配、多样化饮食，以获取均衡的营养，在此基础上，还要多补充蛋白质、钙、铁和维生素 A 等营养

成分，确保母乳的质量，满足婴儿的营养需要。

2. 少量多餐，促进消化

每日餐次应较一般人多，以 5 ~ 6 次为宜。这是因为餐次增多有利于食物消化吸收，保证充足的营养。产后胃肠功能减弱，蠕动减慢，如一次进食过多过饱，反而增加胃肠负担，从而减弱胃肠功能。多餐制则有利于胃肠功能恢复，减轻胃肠负担。

健脾开胃、促进消化、增进食欲的食物，如山药、山楂、大枣、番茄等，月子里可经常吃一些。山楂除可开胃助消化外，还有促进子宫恢复等作用，但要注意山楂不宜在孕期食用。

3. 食物应干稀搭配，促进泌乳

每餐食物应做到干稀搭配，干可以保证营养的供给，稀则可以提供足够的水分，有利于乳汁的分泌，水分较多还可防止产后便秘。干稀搭配的食物较单纯喝水补充水分的作用要好很多，因为食物的汤汁既有营养，又有开胃增进食欲的功能，而单纯饮水反而会冲淡胃液，降低食欲。"稀"的选择，除喝汤外，还可饮用果汁、牛奶等。

4. 清淡适宜，适当食用碘盐

从科学角度讲，月子里的饮食应清淡适宜，葱、姜、蒜、花椒、辣椒、料酒等调味品应少于一般人的量，食盐也少放为宜，但并不是不放。放各种调味料除有促进食欲作用外，对产妇身体康复亦是有利的。食用盐要选择碘盐，食盐的用量应根据情况而定：每日食盐摄入量比成人每天6克要少一些，4克为宜；如果产妇水肿明显，产后最初几天应少放食盐。

⊙ 哺乳期应重点补充优质蛋白质、维生素 A、钙、碘等营养

蛋白质：蛋白质营养状况对泌乳有明显影响。哺乳期女性蛋白质需求比一般成年女性要增加25克，应比孕前每天多食用80~100克的鱼、禽、蛋、瘦肉等食物。

提供 25 克优质蛋白质的食物组合

组合一		组合二		组合三	
食物及数量	蛋白质含量	食物及数量	蛋白质含量	食物及数量	蛋白质含量
牛奶 200 克	6.0 克	鸡肉 60 克	11.7 克	鸭肉 50 克	7.7 克
鱼 50 克	9.1 克	瘦猪肉 50 克	10.0 克	虾 60 克	10.9 克
牛肉 50 克	10.0 克	鸡肝 20 克	3.3 克	豆腐 80 克	6.4 克
合计	25.1 克	合计	25.0 克	合计	25.0 克

注："组合一"还能提供钙约 216 克,满足哺乳期女性对钙的增量需求；"组合二"还能提供维生素 A 2100 微克视黄醇当量；数据引自《中国居民膳食指南（2016）》。

维生素 A：乳母的维生素 A 推荐量比一般成年女性增加 600 微克。动物肝脏富含维生素 A，应每周增加进食 1 ~ 2 次，每次猪肝总量 25~50 克或者鸡肝总量 40 克都是不错的选择。

钙：补钙是从备孕到整个妊娠期再到哺乳期都不能松懈的任务。钙对婴儿骨骼生长发育尤为重要，乳母每天摄入的钙总量应达到 1000 毫克。奶类是钙最好的来源，每 100 克纯牛奶大约能提供 100 毫克钙质，乳母饮奶量应该每天比一般成人推荐量多 200 克，即每天牛奶进食总量应达到 500 克左右。剩余钙质需求通过食用蔬菜、豆制品、虾皮等食物补充即可。另外为了促进钙吸收，乳母应该适量补充维生素 D。

碘和DHA：乳母应该多吃富含碘和 n-3 长链多不饱和脂肪酸的食物，应选择碘盐烹调食物，适当摄入海带、紫菜、鱼、贝类等富含碘和 DHA 的食物。

提供 1000 毫克钙的食物组合

组合一		组合二	
食物及数量	含钙量（毫克）	食物及数量	含钙量（毫克）
牛奶 500 毫升	540	牛奶 300 毫升	324
豆腐 100 克	127	豆腐干 60 克	185
蛋类 50 克	30	蛋类 50 克	30
虾皮 5 克	50	芝麻酱 10 克	117
鲫鱼 100 克	79	鱼类 100 克	79
绿叶菜 200 克	180	绿叶菜 250 克	270
合计	1006	合计	1005

注：数据引自《中国居民膳食指南（2016）》。

⊙ 哺乳期最重要的事：保证乳汁充足、营养

哺乳期所有的事和食物都应以有利于分泌乳汁、有利于乳汁营养为中心，因为乳汁是宝宝最好的食物。乳母要想增加泌乳量至少应做到以下几点。

1. 乳母饮食要营养丰富、均衡

这个要点已经反复强调，可参照上面的饮食推荐。除了营养上的要求，母乳饮食上应多一些清淡汤水、白开水，摄水量与泌乳量密切相关。

2. 吃好、睡好、心情好

妈妈心情愉悦、睡眠充足、饮食有营养是增加乳汁分泌的一个重要条件。

3. 尽早开奶，频繁吸吮

分娩后越早开奶越好，可让宝宝频繁吸吮乳头和乳晕，次数应该做

到 24 小时内至少 10 次。此举有利于刺激乳头上的感觉神经末梢，促进乳汁分泌。

⊙ 产后应科学开展运动，逐步减重

提醒哺乳期女性应该适当、逐渐地开展科学运动和锻炼，吃动平衡。顺产妇产后第 2 天就可以开始做产褥期保健操，慢慢增加活动量。6 周后可以进行散步、慢跑等有氧运动。剖宫产的产妇应根据伤口状况、身体情况缓慢进行有氧运动和力量训练。

不管是顺产还是剖宫产，新妈妈不要急于求成，应该根据身体状态科学地制定饮食计划、循序渐进地开展运动。

膳食建议

乳母一天食物及食用量推荐

谷类 250 ～ 300 克，其中全谷物和杂豆不少于 1/3，薯类 75 克；蔬菜类 500 克，其中深色蔬菜应达到 2/3 以上；水果 200 ～ 400 克；鱼、禽、蛋、瘦肉（包括动物内脏）总量 220 克；牛奶 400 ～ 500 克，大豆 25 克，坚果 10 克；烹调油 25 克，食盐不超过 6 克。

另外，每周应摄入 1 ～ 2 次动物肝脏，猪肝总量 25~50 克，或者鸡肝总量 40 克皆可，以保证维生素 A 的供给。

婴幼儿及学龄前儿童喂养误区

误区 78　新生婴儿不必非得母乳喂养

很多年轻新妈妈出于身材的考虑，不愿意母乳喂养孩子，而周围的一些声音，诸如"婴幼儿配方奶粉成分接近母乳，营养更均衡""6 个月之后的母乳没有什么营养"等，也给不愿意母乳喂养的妈妈提供了一个放弃母乳喂养的理由。

事实是，母乳是孩子最好的食物，母乳喂养是对孩子最好的方式。再好的配方奶粉，无论成分多么接近母乳，也不如母乳。

⊙ 婴儿配方奶粉是"无奈之选"而非"首选"

婴儿配方奶是以婴儿营养需要和母乳成分研究资料为指导，用牛奶或羊奶、大豆蛋白为基础原料，经过一定的配方设计和工艺生产的，用于喂养不同生长发育阶段的健康婴儿。

婴儿配方奶粉可作为不能母乳喂养者的备选，是无奈之下的一种选择。虽然婴儿配方奶粉都是经过精心研究的配方设计和工艺加工而成，优质奶粉的营养成分比例非常接近母乳，但无论多好的奶粉，都无法模拟母乳中完美独特的营养和生物活性成分体系。贴近母亲吃母乳跟抱着奶瓶喝奶，对婴儿来说也是完全不同的心理体验。

⊙ 6 个月龄内婴儿应尽量做到纯母乳喂养

6 月龄以内的婴儿，不能直接用普通液态奶、成人奶粉、蛋白粉、豆奶粉等喂养，这些食物远远不能满足婴幼儿营养需求。

纯母乳喂养最经济、最安全，不仅能满足婴儿 6 月龄以内所需要的全部能量和营养素，使婴儿获得最佳营养支持、最健康的生长速率，为一生的健康奠定基础，还能降低婴幼儿感染性疾病、过敏性疾病、成年慢性病的风险。

同时，母乳喂养是母子情感交流的最佳方式，能给婴儿莫大的安全感，利于婴儿心理健康发展。

另外，母乳喂养对母体也有好处，有利于避免产后体重滞留，科学证明，坚持母乳喂养的女性，患乳腺癌、卵巢癌和 2 型糖尿病的风险相对比较低。

⊙ 孕妇产后应尽早开奶

初乳富含营养和免疫活性物质，有助于婴儿肠道功能发展，同时能提供免疫保护。新妈妈分娩后应尽早开奶，这是纯母乳喂养成功的必须要求。初乳指分娩后 7 天内分泌的乳汁，开奶泌乳最好母子双方协同完成，让婴儿反复吸吮乳头，一方面有利于刺激和增加新妈妈乳汁的分泌，另一方面能够确保婴儿获得的第一口食物是母乳，有利于预防婴儿过敏、减轻新生儿黄疸和低血糖等情况的发生，这也是坚持纯母乳喂养的必要保证。

● 小贴士：尽量坚持宝宝第一口食物是母乳

一些家长由于担心婴儿饥饿和低血糖，往往会不等开奶乳汁就喂养婴儿其他食物，这对婴儿并不好。实际上，新生儿出生时体内具有一定的能量储备，可满足至少 3 天的代谢需求。3 天内，新生儿体重下降不超过

7% 的情况下，发生严重脱水和低血糖的风险很低。所以，应该尽量坚持做到孩子的第一口食物是母乳。

膳食建议

母乳是婴儿最理想的食物

6 月龄内婴儿是人一生中生长发育的第一个高峰期，需要大量的能量和营养，但婴儿消化器官和排泄器官尚未发育成熟，功能还不健全。母乳既能满足婴儿优质、全面、充足的营养需要，又能完美地适应婴儿尚未成熟的消化能力，促进其器官发育和功能成熟。所以，基于任何其他食物的喂养方式都不能与母乳喂养相媲美。

误区 79　新生婴儿钙铁锌都要补

　　最典型的一个关于婴儿的喂养误区就是不分情况、盲目地补充营养素。宝宝稍微比别的孩子发育或反应慢了一点儿，就钙、铁、锌轮番补，家长特别紧张宝宝缺乏营养，怕宝宝因为营养跟不上而输在"起跑线"上。

　　新爸爸妈妈应该多了解育儿知识，用正确的方法爱孩子，过于紧张而不得要领的爱，对婴儿并不好。

⊙ 6 月龄内婴儿不需要补钙铁锌

　　母乳是婴儿最好的食物，纯母乳喂养能够满足 6 月龄以内婴儿所需的所有能量和营养素。健康孩子只要能正常吃奶，就不必给孩子额外补充钙、铁、锌。关于铁元素，宝宝在胎儿期就开始为自己进行储备了，通常可以满足自己出生后 4 ~ 6 个月的成长需求，家长大可以放心。

　　即使是配方奶粉喂养的孩子，如果能够正常足量喝奶粉，一般也不会缺钙、铁、锌这些元素，"钙、铁、锌缺乏焦虑症"父母不必过于担心，因为奶粉中这些营养成分的含量都是按照标准比例配好的。

　　所以，6 月龄以内的婴儿，如果能够正常喝母乳或者配方奶粉，基本不用额外补充钙、铁、锌等营养成分。甚至，1 岁以内的婴儿，只要能够正常喝奶（无论母乳还是配方奶）、正常添加富含铁和锌的辅食、适时补充维生素 D，一般都不用担心孩子会缺少钙、铁、锌这三大元素。

⊙ 新生婴儿要及时补充维生素 D：每日 10 微克

　　母乳中维生素 D 含量比较低，母乳喂养的婴儿不能通过母乳获得足够量的维生素 D。很多人只知补钙，却不知如果体内维生素 D 不足会大大影响补钙效果。新生婴儿应在出生后 2 周左右，开始每日补充 10 微克维生素 D。

维生素 D 的主要作用是维持血清钙和磷在正常范围内，维持神经肌肉功能正常和骨骼的健全。通常母体全天泌乳总量中维生素 D 含量不足 2.5 微克。维生素 D 可通过日光中紫外线照射获得，也可以通过膳食补充，但是对新生婴儿最安全、方便、有效的方法就是服用维生素 D 油剂或乳化水剂。

配方奶粉喂养的婴儿不存在维生素 D 缺乏的问题。

● 小贴士：婴儿不适合通过晒太阳来获取维生素 D

通过日照获得维生素 D 的方法不适合婴儿。第一，日光合成体内维生素 D 需要阳光充足、皮肤暴露范围足够、阳光下暴露时间充足等条件，显然这些条件环境影响很大，不适合新生婴儿。第二，阳光中的高能蓝光对婴儿视觉会产生不利影响，过早暴露在阳光中对婴儿娇嫩的皮肤也会造成损伤。

⊙ 新生婴儿要及时补充维生素 K：每日 25 微克

母乳中维生素 K 的含量也比较低，婴儿出生后就应该开始每日补充维生素 K。

新生儿维生素 K 缺乏能引发维生素 K 缺乏性出血性疾病。尽管新生儿和婴儿的出血性疾病发生率并不是很高，但此类疾病一旦发病后果严重，死亡率高。

足月顺产婴儿在母乳喂养的情况下，能够很快建立正常的肠道菌群，并合成稳定、充足的维生素 K。但剖宫产婴儿、早产儿、低体重儿会面临维生素 K 缺乏的风险。即使是足月顺产儿在肠道菌群建立前，维生素 K 也得不到满足。

所以，母乳喂养新生儿从出生后到 3 月龄，应该每日口服 25 微克维生素 K$_1$，也可由专业人员采用肌内注射的方式，每日注射 1~5 毫克，连续注射 3 天。

　　另外，同维生素 D 一样，维生素 K 缺乏是针对母乳喂养的婴儿而言，对于配方奶喂养的婴儿和混合喂养婴儿，由于合格的配方奶粉中已经添加了足量的维生素 D 和维生素 K，不需要再额外补充。

膳食建议

新生婴儿要注意补充维生素 D 和维生素 K

　　补维生素 D： 母乳喂养的新生婴儿应在出生后 2 周左右，开始每日补充 10 微克维生素 D。

　　补维生素 K： 新生儿从出生后到 3 月龄，要注重补充维生素 K$_1$，可每日口服 25 微克维生素 K$_1$，也可由专业人员采用肌内注射的方式，每日注射 1~5 毫克，连续注射 3 天。

误区 80　宝宝哭闹就是饿了

年轻的爸爸妈妈对新生儿还比较陌生，虽然对宝宝疼爱至极，但往往缺乏经验和方法，最怕宝宝饿着、吃得不够好，除了盲目给宝宝补营养之外，就是盲目地给宝宝多吃。宝宝一哭闹，爸妈第一反应就是"宝宝饿了""该喂奶了"。

宝宝不会说话，很多事情都用哭来表达，爸爸妈妈应该学会辨识宝宝哭闹的真正意思，正确满足宝宝的需求。

⊙　婴儿哭闹在表达饿了、困了、尿了、生病了⋯⋯

哭闹是新生儿饥饿最直接的信号，但并非唯一的信号，而且哭闹并不一定就是宝宝饿了。爸爸妈妈育儿过程中，要细心观察宝宝传递给我们的信号。

婴儿饥饿的表现有很多。细心观察一段时间就会发现，刚刚饿时婴儿并不哭闹，他会很警觉，听到或闻到妈妈靠近就动头动脑、身体活动增加、面部表情增加；饥饿感长时间没有得到满足后，婴儿才会哭闹抗议。这种哭闹，一旦把奶送到嘴里会立即停止。

婴儿哭闹还有其他诉求。另一个婴儿习惯用哭闹表达的诉求就是不舒服，当婴儿尿湿了、排便了，皮肤受刺激不舒服时，往往会哭闹。这个时候换上干爽的衣物和纸尿裤，他就会停止哭闹。还有的孩子情绪不佳时或者困了也会哭闹，老百姓叫作"闹觉"，这个习惯不好，往往会伴随孩子到好几岁，要及时纠正。当胃肠道不适或其他身体不适，婴儿也会哭闹，这种哭闹无法通过喂哺得到缓解，常常哭闹不止。家长不要一味给奶，长时间安抚效果不佳时要考虑其他原因。如果婴儿哭闹明显与平日喂奶时间和规律不符，家长应该有所警觉，首先排除饥饿的原因，及时就医，以免延误治疗。

⊙ 顺应喂养——育儿最佳的喂养模式

顺应喂养需要父母和宝宝合作完成：父母要负责准备安全、营养的食物，以及营造良好的进食环境；而具体什么时候吃、吃多少、甚至吃什么由婴儿自己决定。这要求父母要及时准确感知婴儿的饥饿或饱足信号，充分尊重婴儿的意愿，在此基础上鼓励和引导婴儿建立规律的饮食和睡觉习惯，决不能为了让宝宝多睡、减少哺乳次数而强迫喂养。

顺应喂养需要父母有耐心、长期坚持：顺应喂养从新生儿出生时开始，直至婴幼儿逐步达到与家庭一致的固定规律的进餐模式，能够良好顺应婴儿胃肠道成熟和生长发育的需要，是一个长期的过程，父母要长期坚持，婴儿需要父母耐心的鼓励。

顺应喂养是从"按需喂养"模式到"规律喂养"模式的层层递进：婴儿饥饿是按需喂养的基础，因饥饿而引起的哭闹是应该哺乳的最后信号，应及时喂哺。对于 3 月龄以内的婴儿更应"有求必应"，每天的哺乳次数要达到 8 次以上，最初甚至要达到 10 次以上，母亲会有点辛苦。但随着婴儿月龄的增加，婴儿的胃容量变大，喂哺次数会逐渐减少，逐步建立起节奏明显的规律的喂哺和睡眠时间，即过渡到规律喂养模式。

⊙ 定期监测婴儿体重、身高等体格指标

身长和体重是反应婴儿、幼儿喂养和营养状况的直观指标。科学发现，2 岁以内婴幼儿的生长发育与遗传、种族和地域等因素的相关性不大，主要受营养的影响。喂养不当、营养不足或者疾病都会使婴幼儿的生长缓慢或停滞。

通常情况，6 月龄以内的婴儿应该坚持每半个月测量一次身长、体重和头围等生长指标，7~24 月龄婴幼儿，应每 3 个月测量一次。测量结果可以与世界卫生组织的《儿童生长曲线》做对比和参考，以判断婴儿的喂养方式是否正确。婴儿的生长存在个体差异，父母不必互相攀比。婴

儿生长过慢说明喂养的营养不足，但生长过快也不见得是好事，科学发现，过快生长不利于孩子的远期健康。

⊙ 婴幼儿生长体格指标不必追求参考值上限

传统观念认为孩子长得"高、大、快"更好，其实不然。这种追求下的过度喂养有一定的近期效益，但会给孩子的远期健康带来相对高的风险。

早产儿和低出生体重儿，为了增加生存机会和减少智力、免疫力损伤，会通过强化营养追赶生长，但是科学研究发现，这种生长追赶是孩子成年阶段慢性病发病的重要因素。母乳喂养婴儿的体重增长一般会比配方奶粉喂养儿慢，但是母乳喂养的这种生长模式却有利于孩子一生的健康。

所以，孩子的生长体格指标不需要盲目追赶参考值的上限，只要孩子处于正常的生长曲线轨迹、生长指标测量值在参考值范围内，就是健康的生长状态。生长曲线即每次生长指标测量值的连线。

膳食建议

顺应喂养的要点

按需喂养：3月龄以内的婴儿都是在"睡眠—饥饿—觉醒—哭闹—哺乳—睡觉"的状态中不断循环，每天的哺乳次数8次、10次以上，都是正常的。对于3月龄以内的婴儿更应"有求必应"，不要设定婴儿的喂奶次数、不要强迫婴儿多吃。

规律喂养：当婴儿月龄增加、胃容量变大，喂哺次数和时间间隔要逐步建立明显的节奏和规律。婴幼儿的进餐时间要逐渐靠近家人一日三餐的就餐时间，三餐外的哺乳和加餐也要有规律。

误区 81　　宝宝辅食首选：蛋黄加点盐

老一辈人眼里，鸡蛋是很好、很补的东西，宝宝的第一样辅食就应该是蛋黄，方便又好制作，为了给宝宝最好的蛋黄，还要特别去买柴鸡蛋。老人家还说，宝宝辅食里要早点加盐，宝宝早吃盐有力气、长身体。

年轻的新爸爸妈妈要多了解科学的育儿方法，有些育儿观念只是经验之谈，缺乏科学内涵，蛋黄并不是宝宝最好的辅食，宝宝辅食中加盐也是错误的。

⊙ 辅食首选不是蛋黄，而是富含铁的泥糊状食物

对于满 6 月龄的婴幼儿，纯母乳喂养已经不能满足宝宝快速发育的能量和营养需求；而 2 岁以后，宝宝的饮食就逐渐接近于成人的饮食结构。中间的这个阶段，是给宝宝添加辅食、帮助宝宝养成良好饮食习惯的重要阶段。据科学估算，对于继续母乳喂养的 7~12 月龄婴儿，其所需的部分能量以及 99% 的铁、75% 的锌、80% 的维生素 B_6、50% 的维生素 C 等必须从辅食中获得。辅食是指除母乳和 / 或配方奶之外的其他食物，通常情况下，宝宝添加辅食要注意以下要点。

1. 辅食应富含铁营养素

如肉泥、强化铁的婴儿米粉等，6 月龄以后，宝宝体内储存的铁质已消耗得差不多，宝宝所需铁量的 99% 需要从辅食中获取。

2. 每次只添加一种辅食

每次应该只添加一种辅食，而且每添加一种辅食要给宝宝 2 ~ 3 天的适应时间，注意观察宝宝是否有腹泻、皮疹等过敏反应，再添加其他新食物，逐步达到食物多样化。

3. 辅食应从稀到稠、从细到粗、从少到多，逐步过渡到固体食物

循序渐进，让宝宝的肠胃逐渐适应新的食物，慢慢增加辅食的进食量。7 ~ 12 月龄婴儿所需能量的 1/3 ~ 1/2 要从辅食中获得，13 ~ 24 月龄幼儿要从辅食中获得 1/2 ~ 2/3 的能量。

从以上原则可以看出，蛋黄并不是宝宝的首选辅食，蛋黄中虽然含铁比较丰富，但是蛋黄所含铁属于吸收利用率差的非血红素铁，不利于宝宝补铁。另外，蛋黄中富含蛋白质，是儿童最常见的食物过敏原之一。

⊙ 婴儿辅食不需添加盐、糖等调味品，需要适量添加植物油

7~24 月龄婴幼儿摄入的钠主要来源于辅食食物，每天不应超过350~700 毫克（0.9~1.8 克盐），不要额外添加。

宝宝 1 岁以前的辅食应该保持原味，不需要额外添加盐、糖及其他各种调味品。添加辅食的最终目的是让宝宝的饮食逐渐变成成人的饮食模式，2 岁以后能够与家人一起进餐，因此要鼓励满 1 岁的宝宝逐渐尝试家庭食物，但仍应以淡口味为主，不必担心碘缺乏的风险。

宝宝辅食中过早添加盐、糖，会对婴幼儿的肾脏、肝脏等器官造成负担，会增加婴幼儿龋齿的风险。对于未满 1 岁的宝宝而言，过早添加调味品，容易造成宝宝偏食挑食的毛病，使宝宝对不同食物口味的接受变得困难。而淡口味饮食不仅有利于提高宝宝接受不同天然食物的兴趣，还有利于减少盐和糖的摄入，进而降低儿童期及成年期患肥胖、2 型糖尿病、高血压、心血管疾病的风险。

宝宝辅食中应该适量添加植物油。宝宝的辅食应该逐步达到多样化，动物性和植物性食物都要慢慢让宝宝尝试。如果宝宝的辅食以谷物类、蔬果类植物性食物为主，需要给宝宝额外添加 5 ~ 10 克植物油，以富含 α－亚麻酸的植物油为首选，有利于宝宝获取人体必需脂肪酸，有助于提高免疫力、视力，促进脑发育和心血管健康。

不同月龄宝宝辅食添加建议

月龄	哺乳次数	哺乳时间	奶量（毫升）	辅食喂养次数	辅食添加时间	辅食推荐	辅食性状	婴儿进食能力	注意事项
7月龄	4~6	7点 10点 15点	>600	1	12点纯辅食	铁强化婴儿米粉、菜泥、肉泥、果泥，1个蛋黄，50克鱼禽肉，5~10克含α-亚麻酸植物油	富含铁的泥糊状、碎末状食物	只会舔咽	2~3天过敏反应观察；第1次只需尝试1小勺；循序渐进
8~9月龄	4~6	7点 10点 15点 21点 夜间可补充	>600	2~3	12点纯辅食 18点纯辅食				
10~12月龄	3~4	7点 10点 15点 21点 夜间不哺乳	600	2~3	7点奶后少量辅食 12点纯辅食 15点奶后少量辅食 18点纯辅食	1个全蛋，50克鱼禽肉，适量谷物（粥），蔬果碎块等	碎状、丁块状、条片状手抓食物	大多数12月龄前萌出第1颗乳牙，能捡起较小物体	小心过敏；10月龄前尝试过块状食，喂养困难风险增加
13~24月龄	3~4	7点 10点 15点 21点	500	3	7点奶后加辅食 10点奶后加辅食 12点纯辅食 15点奶后加辅食 18点纯辅食	1个全蛋，50~75克鱼禽肉，50~100克谷物类，适量蔬果	日常家庭食物，软、薄、烂、淡	13月龄能拿小勺但撒落多；24月龄练习用勺，稍有撒落	与家人一起用餐；辅食比例明显提高

⊙ 满 6 月龄婴儿可逐步添加辅食，但仍需继续母乳喂养

虽然宝宝满 6 月龄后可以添加辅食，但是仍需继续母乳喂养，同时要随着宝宝月龄的增长和泌乳量的减少，再逐渐减少母乳、增加辅食。

建议满 6 月龄宝宝应该适量添加辅食，是因为这个时候宝宝对营养和能量的需求增加，单纯母乳喂养难以满足，而并非人们所想的此时的母乳没有营养了。

事实上，婴儿满 6 月龄之后继续母乳喂养仍然有诸多益处：婴儿仍然可以从母乳中获得多种重要营养素，包括抗体、母乳低聚糖等各种免疫保护因子；2 岁之前都坚持母乳喂养的婴幼儿可显著减少腹泻、肺炎等感染性疾病的风险；可以减少食物过敏、特应性皮炎等过敏性疾病；对婴儿远期健康也有有益影响，孩子成年后肥胖及各种代谢性疾病的发病率会明显比较低。另外，继续母乳喂养可以给婴幼儿良好的抚慰和安全感，有利于宝宝神经和心理发育，也有利于增进母子间的感情。

所以，6 月龄后，应继续坚持母乳喂养，条件允许的情况下，持续到 2 岁甚至 2 岁以上都是可以的。

⊙ 给孩子营造良好的进餐环境、注重饮食卫生

顺应喂养要求父母不仅要给宝宝准备适合其发育水平的营养食物，还要给宝宝营造良好的进餐环境。良好的进餐环境应该安静、愉悦，没有电视动画片、玩具等干扰宝宝进餐的因素，每次进餐应该在 20 分钟内完成。确保宝宝不看电视、不玩玩具，是让宝宝集中注意力，20 分钟内完成进餐的重要前提条件。宝宝进餐时，父母应该一边喂养一边与宝宝有良好的交流，耐心鼓励和协助宝宝自己吃东西，保持宝宝的进餐兴趣。

宝宝添加辅食阶段，尤其是 10 月龄后，宝宝有自己进餐意愿时，父母应该鼓励孩子自己学着使用餐具吃东西，培养宝宝自主进食的兴趣。此时要特别注意食物、用餐场所和餐具的卫生安全。宝宝进食前一定要

洗手，宝宝进餐时一定要有大人陪护，以防宝宝接触到花生米、小粒坚果、果冻等容易导致进食意外的食物，同时确保宝宝不会发生跌倒碰伤、被食物烫伤等意外。

添加辅食时，父母一定要耐心。据研究，婴儿需要 7 ~ 8 次尝试才能接受一种新食物，而幼儿需要 10 ~ 14 次努力尝试后才会接受新食物。

膳食建议

辅食添加的时间和食物

婴儿添加辅食的时间应从满 6 月龄开始，此时继续母乳喂养仍然重要，要随着月龄的增加逐步调整母乳与辅食的比例。

添加辅食之初，辅食量要少，品种以富含铁的泥糊状逐步过渡到固体食物，其中应适量添加植物油，但不需要添加调味品。每添加一种辅食要注意观察婴幼儿是否有过敏反应。

误区 82　满 2 周岁宝宝偏食习惯无法纠正

宝宝不爱吃饭、偏食，是很多妈妈头疼的问题。有些妈妈认为，经过辅食阶段，宝宝喜欢吃什么、不喜欢吃什么已成定局，饮食习惯已经形成。每次喂宝宝吃东西都像一场狼狈的战斗，很多妈妈都会坚持不下去而对孩子妥协，然后采取"发现宝宝缺什么再用营养强化剂来补"的策略。

如果宝宝的饮食习惯不好，偏食、不爱吃饭，一定要在 2~5 岁这个时期纠正，这个时期才是宝宝饮食行为甚至生活习惯形成的关键时期。添加辅食阶段没有打好饮食基础的宝宝，妈妈此时更要努力，不应放弃。

⊙ 偏食纠正的方法

宝宝不吃饭，责任在家长。宝宝不爱吃饭和偏食的原因有很多，但大部分可能是家长添加辅食阶段没有做好，可能是给孩子吃多了香甜食物，或者是烹调不当，或者是进餐环境不对等。纠正宝宝偏食的方法，家长可以从以下几点着手。

1. 父母要有足够的耐心、要以身作则

让宝宝接受一种新的食物，是一件需要足够耐心的事，要纠正宝宝一个喜好需要更多的耐心。家长要耐心给孩子讲食物和健康的关系、浪费的坏影响等，宝宝有进步的时候要给予鼓励。除了言传，还要身教，家长应以身作则，与孩子一起进食，做一个好的榜样。

2. 不要给孩子吃高甜、调味重、油腻的食物

这些食物不利于身体健康，容易引发肥胖、龋齿等一系列疾病，也容易造成宝宝偏食、挑食、不爱吃饭。

3. 改变和改进烹调方法

美食讲究色香味，给宝宝的食物在烹调时更要多花点心思，做一些可爱的形状、搭配一些艳丽的颜色，还要不断改变和加强厨艺，做出他喜欢的味道。

4. 给孩子准备他喜欢的餐具

让孩子开心有时也很简单，一套漂亮可爱的餐具就可能引起他吃饭的兴趣。

5. 营造让孩子集中注意力的进餐环境

不能让宝宝边吃边玩，每顿饭最好在 20 分钟内吃完，要让宝宝集中注意力在吃饭这件事上。应该让他和家人一起进餐，并给他留有固定餐位。进餐时不玩玩具，不放电视，这个阶段的孩子要限制屏幕前的时间，多做户外活动，既保护视力也有益身心。

6. 饭前作约定，饭后要实践

为了让孩子吃饭，家长喜欢做一些约定或承诺，也是一个不错的方法，但是所做的约定和承诺一定要在饭后进行实践，否则，以后不仅影响孩子吃饭，还会有信任、诚信方面的负面作用。

7. 不用食物做奖惩条件

宝宝做得好与不好、对与错，家长都不应该以食物作为奖励或惩罚的条件。容易让孩子厌恶吃饭和食物，对食物产生食物之外的看法。

8. 适量增加宝宝身体活动

带宝宝多进行户外活动和运动游戏是很好的方法，能够锻炼肌肉、增强体魄，还能消耗能量、增进食欲，但是不能为了让孩子多吃饭有意饿着他。

⊙ 2 ~ 5 岁儿童饮食和营养特点

经过 7 ~ 24 月龄期间添加辅食的过渡和转变，满 2 周岁后宝宝的饮食结构和食物比较接近成人，但是并不能完全等同于成人。

2岁后宝宝进食能力比较强，但是消化系统尚未完全成熟，咀嚼能力仍较弱。所以，烹饪方法宜采用蒸、煮、炖、煨等方式，少用油炸、烤、煎等方式。尤其是不满3岁的宝宝的食物要做的软烂，易于咀嚼、吞咽和消化。另外，宝宝的食物依然要以清淡口味为主，尽量让宝宝品尝和接受食物自然的味道，少放盐、味精、糖精等调味品。食用油应常吃一些富含人体必需脂肪酸（亚油酸和 α - 亚麻酸）的植物油。

2 ~ 5岁儿童生长发育速率与之前相比有所下降，不过仍然处于较高水平，对各种营养素需要量较高，一定要注意足量进餐，动物性、植物性食物要多样化摄取，使膳食营养均衡。

⊙ 2 ~ 5岁儿童餐次安排

根据这个阶段宝宝的消化能力、饮食特点，家长应该每天给宝宝安排5 ~ 6餐。除了早、中、晚和家人一起进食三餐之外，还应有2 ~ 3次加餐。加餐分别安排在上午、下午的两餐之间，晚餐吃得比较早的话，睡前2小时也可以安排一次加餐。

加餐零食要选择有营养的食物，比如奶类、水果类、少量松软面点等，不要选择甜、咸、油腻的食物。加餐食物要多样化更换，而且份量要小，以免影响正餐。

● 小贴士：餐次间隔

两正餐之间应间隔4 ~ 5小时，加餐与正餐之间至少间隔1.5 ~ 2小时，否则加餐容易影响正餐。

膳食建议

2～5岁儿童饮食要点

食物要清淡、软烂、易于消化，餐次应少量多餐，加餐食物要营养。此外，在一般人群膳食指南基础上，要特别注意钙和水的摄入。

喝奶补钙： 我国儿童钙摄入量普遍偏低，建议这个阶段的宝宝每天饮用300～400毫升奶或等量奶制品。注意观察儿童是否有乳糖不耐受反应。

饮水： 儿童新陈代谢旺盛，活动量大，建议2～5岁宝宝每天总饮水要达到1300～1600毫升（总饮水量包括来自奶、粥、汤中的水和饮水）。饮水以白开水为主，避免喝含糖饮料。家长要监督孩子并以身作则，和孩子一起喝水。特别重要提醒，不喝含糖饮料是学龄前儿童获得全面营养、健康成长、构建良好饮食行为的重要条件。

老年人饮食误区

误区83　年纪大了都要吃点儿保健品

随着年龄的增加，人身体各项功能会出现不同程度的衰退，比较明显的如咀嚼和消化能力下降、视力衰退、肌肉萎缩、睡眠不好等。为了延缓衰老、改善生活质量，很多老年人寄希望于各种各样的保健品。他们认为年龄到了，日常饮食不能保证营养需要，一定要吃点保健品，有病治病，没病强身。一些老年朋友过分迷信保健品，保健品一堆一堆地买，顿顿不落地吃，有病也不爱去医院，认为是药三分毒，吃药不如吃保健品。

迷信保健品，有病不看病、不吃药，是一个大错特错、可能会引发致命危害的行为。

⊙ 保健品当药吃——食用保健品第一大误区

保健品当药吃，拒绝就医吃药，是很危险的。

有些老年人混淆了保健品与药品的功效，认为保健品能治病，而且没有副作用，比吃药好。药品说明上往往列出一大堆副作用，印证了那句"是药三分毒"，所以有的老年人生病不爱看医生、不爱吃药，而是把目光和希望转向保健品。保健品只能预防和调节机体的亚健康状态，不能治疗疾病，这么做往往会延误治疗时机和加重病情。

⊙ 保健品当饭吃——食用保健品第二大误区

把保健品当饭吃，而忽视膳食营养，对身体十分不利，保健品具有针对性，其营养单一不够全面，不能保证营养均衡。从营养学角度来看，只有食物品种多样，才是使人体获得全面营养的最好途径。

● 小贴士：保健品、营养素和营养强化食品的区别

保健品：强调调节人体生理功能，不需要以食物作为必要的载体，产品形式有食物的也有药物的。

营养素补充剂：是指由一种或多种人体必需的微量营养素组成的产品，如钙片、多种维生素和矿物质营养素补充剂等。营养素补充剂既不是食物也不是药物。

营养强化食品：是指在食物加工过程中添加了人体必需但日常膳食中又容易缺乏的营养素，最典型的如加碘食盐，是一种食物。

⊙ 保健品多多益善——食用保健品第三大误区

认为保健品多多益善，有病治病，没病强身，这是错的观点。

老年人觉得年纪大了应该多补身体，保健品吃得越多越好，很容易服用过量。即使再好的食物也不是多多益善，何况保健品。

人体对营养素的需求都有一个最高接受能力，过量可能会由于身体无法吸收而随排泄物排出，造成浪费；更糟糕的是可能会导致营养比例的失衡，过量的营养素积存在体内还会造成其他伤害。

⊙ 科学认识保健品

保健品的定义是"食品的一个种类，具有一般食品的共性，能调节人体的机能，适用于特定人群食用，但不以治疗疾病为目的。"

从定义中可以看出，保健品有以下三个特征：其一，保健品是食品不是药，不能替代药物治疗疾病；其二保健品具有针对性、适用于特定人群，它不同于一般食品，不能取代正常膳食摄入，不能满足人体各类营养素的需求；其三，保健品的作用和目的主要是调节机体功能，就是说保健的作用是保护和促进机体功能正常发挥，延缓机体某些功能的退化和下降趋势，调节和纠正机体出现的不正常生理指标和不良状态，辅助某些疾病治疗和身体康复。

总之，保健品不能治病，不能当药吃，保健品也不是多多益善。

膳食建议

保健品、营养强化食品、营养素补充剂的食用原则

老年人常受生理功能减退以及矿物质和某些维生素缺乏的困扰，合理利用营养强化食品、保健品以及营养素补充剂弥补膳食摄入的不足是营养改善的重要措施。但是食用这些食品应遵循以下原则。

1. 优先从膳食中获取各种天然营养素

对于健康老年人来说，应该尽量通过合理膳食来供应身体对营养素的需要。老年人应定期体检，当膳食不能满足营养需要时，再根据自身的生理特点和营养需求，选择适当的营养素补充剂或者营养强化食品、保健品。

2. 科学选购，合理食用

选购这些产品要有针对性，应根据科学检测结果补充体内缺少的营养素，不能只靠感觉。选购时要注意阅读产品营养标签、功效及适宜人群等信息，选对产品、吃对剂量。

3. 缺乏才补，不缺不必吃

营养素不是越多越好，不能盲目食用，应该在营养师或者医师的指导下食用。

误区 84　怕肥胖少吃饭，怕摔伤少运动

俗话说"中年发福、老年肥胖"，就是说上了年纪的人容易发生肥胖。肥胖会引发很多疾病，很多老年人因为害怕肥胖而有意少吃饭；骨质疏松也是老年人的常见病、多发病，为了避免发生摔伤、骨折等意外，一些老年朋友会有意减少户外活动。

怕肥胖少吃饭、怕摔伤少运动，是矫枉过正，是老年人中常见的错误观念。

⊙ 少吃少运动，不利于老年人身心健康

老年朋友注重健康，有意识地避免肥胖和骨质疏松引发的危险，是正确的，但是如果通过减少饮食和不参加运动的方式来达成目的，非常不好。

⊙ 减少饮食容易造成体内能量和营养素不足

老年人本就存在吸收不好、营养素易缺乏等问题，减少饮食摄入无异于雪上加霜，会造成体内能量、蛋白质以及矿物质、维生素等营养素缺乏的症状加重。一旦能量和营养摄入不足，对老年人来说非常危险。其实，正常的饮食对于大部分老年人不会明显增加肥胖风险；相反一些高龄老人由于牙齿和消化吸收问题，容易出现体重降低和消瘦的情况。许多研究表明，老年人体重过低，会增加营养不良和死亡风险。

⊙ 不运动不利于预防骨质疏松

首先，不运动并不能阻止钙质流失。其次，也许不运动能减少一点已患骨质疏松的老年人发生骨折的危险，但是也不提倡老年人整天待在

家里不活动，既不现实也不科学。正确的做法是老年人应该适量适度地积极参与户外活动。户外活动能够使老人更好地接受紫外线照射，有利于体内维生素 D 合成，延缓骨质疏松和肌肉衰减的发展。当然老年人做运动要根据自己的体能和健康状况随时调整，量力而行，以安全为第一，不做剧烈的危险项目。

⊙ **重视老年人的十大营养需求**

老年人的大多数营养需求与成年人相似，本书中一般人群的膳食建议仍然适用于老年人。但步入老年阶段，人的循环系统、消化系统、免疫系统、运动系统等都开始有不同程度的衰退，在一般膳食基础上，老年人注意以下"十大营养"的需要。

能量：由于基础代谢降低、活动减少，老年人体内所需的能量随年龄的增加而下降，能量摄入因人而异，以维持标准体重为宜。

蛋白质：老年人合成代谢变慢，分解代谢增加，蛋白质供给量要保证，大约每天每千克体重供给 1 克蛋白质，占总能量的 12% ~ 15%。优质蛋白质供给尤其要充足但不要超量，因为蛋白质过高会增加肝肾负担。

脂肪：老年人胆汁酸减少，脂酶活性降低，消化脂肪的机能降低，脂肪组织的分解速度变慢，而且老年人血脂、胆固醇、甘油三酯容易升高，所以脂肪供给量不宜过高，占总能量的 20% ~ 25% 为宜，同时要注意减少饱和脂肪酸的用量。

碳水化合物：老年人糖耐量低，易出现高血糖症状，老年动脉硬化与心血管疾病的发病与糖摄入过多有关。因此，老年人碳水化合物摄入量不宜过高，占总能量的 60% 左右为宜。

钙：骨质疏松是老年人常见病。引起骨质疏松的原因很多，其中钙摄入不足是重要原因之一；另外，老年人肠胃功能减退对钙的吸收也有影响。所以应该适量提高钙的摄入量，目前认为，以每天 1000 毫克为宜。

铁：老年人容易发生不同程度的贫血，与机体对铁的吸收能力下降、造血机能下降等有关，应注意供给一些富含铁的食物如瘦肉、动物血。

钠、钾：过高的钠摄入会使血压升高，对心、肾不利。老年人食盐摄入量与常人一样，以每日总摄入 6 克、烹调食用盐 4 克为宜，高血压、心脏病患者总量应减至 3 ~ 4 克。人体内钾含量低，细胞内液会减少，应保证膳食钾供给充足。

维生素：老年人易缺乏的维生素为维生素 A、维生素 B、维生素 C，应注意膳食的供给。膳食摄入不足可补充维生素片剂，维生素 E 具有一定的抗衰老的作用，应注意适当补充。

膳食纤维：老年人肠蠕动慢，肌肉力量减弱，易发生便秘。膳食纤维有利于防止便秘、降低血清胆固醇和预防肠癌的作用。

水：老年人应注意每日饮用足够的水，饮水量1500 ~ 1700毫升为宜。但不能过多，否则会增加心、肾负担。

膳食建议

老年人的日常饮食原则

1. 摄入充足食物，维持适宜体重

老年人的体重指数（BMI）以不低于 20 为好，体重过低和过高都对健康不利，会增加营养不良和死亡风险。一日三餐充足饮食，对于老年人维持适宜体重很重要。对于牙齿缺损、消化不好、食欲下降、身体虚弱的高龄老人，由于三餐进食不够，还应该适量加餐。

2. 增加优质蛋白质摄入，延缓肌肉衰减

延缓肌肉衰减对维持老年人活动能力和健康状况十分重要。有效防止肌肉衰减的途径有两个：一个途径是饮食，增加优质蛋白质的摄入；另一个途径是适当的有氧运动和抗阻运动。

3. 少量多餐细软食物，预防营养缺乏

老年人受牙齿缺损、消化液分泌和胃肠蠕动功能减弱等影响，往往食欲下降、容易早饱。为了足量摄入食物以保证营养，老年人更适合少量多餐，吃的食物应该细软。食物选择上要注意补充铁、钙和维生素 D、维生素 A、维生素 B、维生素 C。

4. 主动足量饮水，鼓励适宜运动

老年人身体对缺水的耐受性下降，体内水分不足会对健康造成明显影响，所以老年人要足量饮水。

误区 85　剩菜剩饭有致癌风险太夸张

老年人通常指 65 岁以上的人群，他们出生的那个年代生活条件艰苦，很多老人家都是从苦日子节俭过来的，即使现在生活富裕了，他们在饮食上还是非常节省，最典型的就是总吃剩菜剩饭。

剩余饭菜中含有大量亚硝酸盐，科学证实长期食用剩饭剩菜会增加致癌风险。节俭是好的，但不能以健康为代价。

⊙ 剩菜剩饭有致癌风险

做熟的饭菜，经过筷子在口腔和饭菜之间来回地搅动，很容易滋生细菌，在细菌的活动下，剩菜剩饭里面会产生亚硝酸盐。毒理学分析显示，亚硝酸盐具有一定的急性毒性，摄入达到一定剂量能使人中毒。但其实，亚硝酸盐的慢性毒性才是真正令人担心的，因为亚硝酸盐在酸性条件下会发生反应产生亚硝胺类物质，而亚硝胺是公认的致癌物。所以，当亚硝酸盐摄入人体胃酸环境中会生成亚硝胺，经常食用剩饭剩菜会增加患癌症的风险。

老年人不管多么舍不得扔掉剩菜剩饭，为了健康还是不吃为好。

⊙ 剩菜剩饭的处理方式

虽然不提倡大家吃剩菜剩饭，但家里难免会出现剩菜剩饭的情况，通通倒进垃圾桶未免太过浪费粮食。以下几种处理方式可以减少剩菜剩饭中的亚硝酸。

1. 预先估量分装

如果饭菜做完后，发现量比较大，应在动筷之前、甚至出锅之前，提前把这次吃不完的饭菜分出来装盘，等饭菜凉了之后就密封好放进冰箱。没有被沾着口水的筷子、汤勺搅拌的饭菜，细菌较少，利于保存，第二天热透了再吃，比较安全。习惯第二天带饭的上班族也适合这种做法，不要吃剩的再装饭盒，应该先装好。

2. 凉后放冰箱，减少细菌滋生

为了减少细菌滋生，饭菜越早放入冰箱越好，但是要等饭菜凉了之后，为什么呢？因为不管是什么食物，在室温下放得时间越长，微生物就滋生得越多，冰箱的低温环境不利于细菌生长，所以饭菜要尽快放冰箱；但是如果饭菜还热着的时候就封保鲜膜放进冰箱，热气遇到冷气就会产生水汽、水珠，潮湿环境同样有利于细菌繁殖而不利于饭菜保存。所以饭菜需要等凉了之后再放进冰箱。

3. 吃剩菜必须热透，禁止反复加热

跟预估食量提前分装饭盒一样，如果剩下的菜肴一次还吃不完，应该吃多少热多少，其余的部分尽量减少搅动再放回冰箱。千万不能每一次吃都全部加热一次，反复加热剩菜非常不好。

⊙ "剩荤"翻新妙招

荤菜再吃有窍门，稍微动动心思、动动手就可以让剩菜翻新。

改刀：把大块的切小块或者把大块肉切片、切丝等。

配菜：在原先的肉菜里加点洋葱、蘑菇这类味道比较强的食材，或者加点土豆、红萝卜之类的根块类蔬菜，会让剩菜幡然一新，美味又不失营养。

加调味料：咖喱、番茄酱等调味品会使剩菜的味道大变样，剩菜新口味，不会有残羹剩饭之感。

⊙ 远离腌制食物等亚硝酸盐含量高的食物

生活中，除了剩菜剩饭外，还有三类食物含有较高的亚硝酸盐。

剩凉拌菜：凉拌萝卜丝、凉拌白菜、蔬菜沙拉等凉拌菜，没有经过加热杀菌处理，蔬菜本身的硝酸盐在室温下久放，由于细菌繁殖，亚硝酸盐含量会增加。

腌菜：自家制作的酸菜、辣白菜等腌渍菜，必须腌透后再食用，通常腌菜要腌制 20 天后食用才比较安全。时间不足没有腌透的蔬菜会含有很高的亚硝酸盐。食用腌菜前，建议大家先用水冲洗一下，因为亚硝酸盐可溶于水，冲洗能减少一部分亚硝酸盐。

火腿肠、香肠、熏／腌肉等加工肉制品：这些食物亚硝酸盐含量都比较高，应该少吃。

膳食建议

荤菜剩了还能再吃，蔬菜剩了请扔掉

荤菜：荤菜隔夜后或 1 ~ 2 天后，不会产生亚硝酸盐，因为动物性食物本身的硝酸盐含量就不多或者没有。荤菜存放 1 ~ 2 天会损失一些 B 族维生素和口感，不过蛋白质保留完好，没有有毒物质产生。

蔬菜：蔬菜本来硝酸盐就较多，隔夜的蔬菜加上细菌的活动，不可避免地会产生有毒的亚硝酸盐，实在吃不完最好还是扔掉。存放超过 24 小时的蔬菜一定不能再吃了，凉拌菜更是如此。

剩菜加热要热透、热得彻底。所谓的热透就是要把菜肴加热到 100 摄氏度并且持续 3 分钟以上。

素食者饮食误区

误区 86　　吃素更健康，还能降压降脂

生活中的素食主义者似乎越来越多。有的人是出于宗教信仰而吃素食，拒绝所有由动物加工制成的食品；有的人是出于健康以及治病的目的而素食，他们认为吃素会更健康长寿，还能降压、降脂。

并非反对素食主义者吃素，但是必须提醒大家，吃素有益处也有弊端，吃素比不吃素的人更容易发生某些营养不良性疾病。

⊙ 吃素难控血压

高血压患者要"清淡饮食，低盐低脂"，所以有的人干脆直接开始吃素。很多盲目吃素的患者，由于长期吃素、不吃红肉和动物内脏等含铁丰富的食物，引发了缺铁性贫血；同时容易导致叶酸和／或维生素 B_{12} 摄入不足，引发巨幼细胞性贫血。总之，吃素不仅可能治不好高血压，还会吃出贫血的毛病。

⊙ 素食人群饮食特点

素食人群是指以不吃肉、家禽、海鲜等动物性食品为饮食方式的人群。

按照所戒食物种类不同，可分为全素、蛋素、奶素、蛋奶素人群等。

蛋奶素食主义者：不戒食蛋奶类食物的人群，其中还可分为奶素者和蛋素者，奶素者不食肉但会食用奶类及其相关产品，蛋素者不食肉但可食用蛋类及其产品。

纯素食主义者：完全戒食动物性食物，包括动物分泌或产生的蛋、奶制品，甚至蜂蜜，完全靠植物性食物维持生命。

⊙ 素食有益处，但不是非素食不可

从营养平衡、预防多种疾病的角度考虑，我国的膳食指南也是提倡膳食"多素少荤"的，日常菜肴荤素比例应该是"三素一荤"。

素食者如果能够做到科学配餐，确实会给人体带来很多良好的身体感受，是有科学道理的。素食者的主要食物有各种蔬菜水果、杂粮豆类、菌菇薯类，这些也是鼓励普通人要合理多摄入的食物，它们含有多种维生素，钾、镁、钙等矿物质元素，膳食纤维和低聚糖，大量抗氧化物质和植物化学物，有利于预防和控制多种慢性疾病。素食者进餐后感觉会比较轻松，因为天然食材的素食，通常不会出现体内蛋白质过剩，肝肾和消化系统的负担较小；还因为植物性食物中的环境污染物水平通常低于动物性食物，素食者摄入的难分解污染物较少，从食品安全角度来看，素食相对更安全。

但上述吃素的人体益处并非素食所独有，合理的荤素配餐完全可以达到同样作用，而且可以避免素食容易导致的某些营养缺乏的问题。素食食材相对安全并非绝对安全，动物性食物经过处理可以放心食用。

⊙ 素食增加营养不良的风险

素食有好处，也有弊端。蛋奶素食者还相对比较容易保持营养素平衡，但还要多注意预防缺铁而引发的贫血。而与蛋奶素者相比，纯素食者需

要非常仔细地安排膳食营养，以避免营养素的缺乏。纯素食者不仅贫血、缺锌的危险较大，而且维生素 B_{12} 缺乏问题严重。

很多素食人群难以做到营养均衡，受到摄入食品种类的限制，容易缺乏蛋白质、维生素 B_{12}、n-3 多不饱和脂肪酸、铁、锌等营养素。这些营养素都是人体中有重要作用的东西，缺少它们会产生一系列问题，所谓的"素食更健康、更安全、能治病"全都是空中楼阁、镜花水月。

膳食建议

不要盲目吃素

出于宗教信仰非素食不可的人群，一定要注意监测体内各营养素水平，尤其要重视钙、铁、蛋白质等营养素的补充。

除此之外，不建议普通健康人盲目吃素，素食对人体益处并非素食所独有，荤素搭配的饮食更符合人体需要，而且可以避免素食容易导致的营养不良。

误区 87　吃素能减肥：科学健康变更美

吃素是一种饮食习惯和饮食文化，也是一种态度、信仰、情怀，甚至发展成为一种风尚。越来越多的年轻女性开始热衷素食，在她们看来，素食是一种时尚和潮流，更重要的是，非常有利于减肥和保持身材，是科学的减肥方法、健康和美丽，一举两得。

提醒为了减肥而吃素的女性，吃素可能不是一举两得，而是"一举两失"。

⊙ 吃素减肥不科学

一些追求减肥的素食女性不清楚科学配餐，认为素食就是大量吃蔬菜和水果，其他食物都不吃，这是错误的膳食结构，很容易造成营养不良，出现脱发、皮肤松弛暗淡、怕冷、贫血、内分泌紊乱等症状。

减肥与摄入的食物能量有关。理论上多吃素食有利于减肥，但是素食食物也有高能量的情况，比如烹调油多的素菜、糖分多的素点心，还有高糖分水果，这些食物吃多了也会肥胖，单纯吃素未必就能够减肥。

⊙ 有些人不适合素食：孕妇、婴幼儿素食风险很大

素食主义者有的出于宗教信仰，有的出于环境和动物保护的目的，有的出于其他考虑而选择素食。

除了一些宗教情怀人士之外，建议其他"预备"素食者在选择是否食素、怎么吃素之前，认真考虑自己的体质和生理状态。而对营养有特殊需求的人群，比如孕妇、儿童、消化吸收不好的老人、贫血等代谢性疾病患者、术后休养的病人等，不要轻易素食，尤其不提倡纯素食。

女性由于生理等原因，比男性容易发生缺铁性贫血，素食易造成铁

元素不足，导致缺铁性贫血症的患病风险升高，从这个角度讲，女性不适合素食。孕期女性更不适合素食，孕妇如果缺乏铁、锌、维生素 D 和钙、维生素 B_{12} 等营养素，会对胎儿发育造成不可逆的伤害，对孕妇自身健康也有很大影响。婴幼儿如果缺乏营养尤其会影响大脑的发育，后果严重。

上述几类人要么对营养需求量大，要么本身就容易缺乏营养，所以不适宜选择素食，如果因为特殊原因而必须食素的话，应在专业医师和营养师的指导下进行。

⊙ 素食者应定期检测营养状态，及时补充营养

我们要尊重素食主义者的宗教信仰和饮食习惯，在出现营养不良症状而又无法放弃素食的情况下，建议素食者要及时补充营养剂。为了预防营养不良的发生，素食者应该定期进行营养状况检测。只有在各营养素充足且相互平衡的条件下，才能体现出素食的各种优势和好处。

素食容易造成蛋白质、维生素 B_{12}、n-3 多不饱和脂肪酸、铁、锌、钙等营养素的缺乏，要重点进行监测。

维生素 B_{12} 和维生素 D：这两种人体生长发育所必需的营养素，几乎只存在于动物来源的食品中，植物性食物中即使有也不易于人体吸收利用，一旦缺乏，必须要通过营养素强化剂进行补充。维生素 B_{12} 又被称为"营养神经"的维生素，如果严重缺乏，会引起精神不振、抑郁、记忆力下降、麻木感、神经质、偏执，以及多种认知功能障碍。

铁：食素者更容易发生缺铁性贫血，一经查出贫血应同时补充铁剂和维生素 C。

蛋白质：素食者要注意增加蛋白质丰富的食物，蛋素者可以多吃鸡蛋，纯素者要多吃豆类食品，为血红蛋白的合成全面提供原材料。

钙：即使普通人也容易缺钙，我国居民普遍钙摄入不足。素食者更

要注意补钙和维生素 D。奶素者可以通过喝牛奶来解决这个问题；纯素食者注意多食用含钙高的谷物、坚果、蔬菜和水果以及钙片等补钙产品。

膳食建议

女性、孕妇、婴幼儿不适合吃素

不建议女性、孕妇和婴幼儿盲目素食，容易导致人体内蛋白质、维生素 B_{12}、n-3 多不饱和脂肪酸、铁、锌、钙等营养素不足或缺乏，会对孕妇自身和胎儿、婴幼儿造成严重的健康危害。

此类素食人群一定要定期监测营养状况，在专业人士指导下科学配餐。

误区 88 素食可多"料"、不限量、以生冷食物为主

素食者当中有很多饮食误区，比如为了让素食好吃，烹调时多加一些油、盐、酱、醋、糖等调味料的做法；比如素食就是多吃蔬菜和水果的观念，以及蔬菜应该尽量生吃或者凉拌的主张；还有观点认为，素食能量都比较低，不需要限量，应该多吃以补充营养。

以上皆是素食者容易发生的误区，请提高警惕。

⊙ 素食者也应遵循饮食基本原则

我国居民膳食指南中除了动物性食物部分的指导意见不适合素食者之外，其他膳食建议、推荐都同样适用于素食者。为了素食好吃而过量加调味料、素食不用限制食用量、素食应尽量生吃冷做都是合理膳食不提倡的、反对的。

素食者，由于食物选择范围小，容易造成营养缺乏，更应该注意食物搭配、食用量、食用方法和烹调方法，不能因为口味和素食能量低而过于随意。饮食应"少盐少油、控糖限酒""任何食物都要适量，不是多多益善"等基本指导原则和观点，素食人群都应该采纳和遵循。

⊙ 素食者要合理烹饪，限盐控油，少糖少酒

食物无论是动物性的还是植物性的，从食品安全的角度，都是熟吃更安全，应该合理烹调后再食用。素食烹调要控制油、糖和盐的用量，否则植物性食物原有的健康效应也就消失了，照样会引发一系列饮食病、慢性病。

⊙ 素食不只是大量生吃蔬菜

很多人简单地把素食理解为不吃肉只吃蔬菜和水果，这是错误的，水果吃多了容易摄入过多糖分，不利于健康。生吃蔬菜不仅不卫生、有安全风险，还不利于营养吸收利用，因为蔬菜中维生素K、胡萝卜素、番茄红素等营养成分只有加热烹软，才能很好地与胃肠道中的油脂成分混合，进而被人体吸收。

⊙ 素食者常见误区汇总

1.烹调油放得多

高温油炒、油炸食物是很不好的烹饪方式，素菜应该以水煮、清蒸为主，水煮菜时滴几滴油即可，既有利于保住营养，也有利于色泽新鲜。

2.糖、盐、味精等调味品太多

大家都应该警惕高糖、高盐饮食的危害，此外，调料味太重会影响食物的味道，不见得好吃。味精、糖是能不放就应该尽量不放的一类调味品。

3.加工素食吃太多

加工素食中往往有很多添加剂，这些添加剂里含有色素、稳定剂、防腐剂、膨松剂，会给身体造成很多负担，不利于健康。

4.豆类加工食品吃太多

素食者是鼓励吃豆类食物的，但加工现成的豆腐干、豆筋、素鸡等包装产品都要尽量少吃，它们是素食者口中的"素肉"，在加工过程中，不仅营养流失，而且添加了很多不好的、无益的东西。

5.水果吃太多，不注意糖分

有些水果的糖分很高不能多吃，如荔枝、桂圆等。

6.菜叶类蔬菜吃得太多而根茎类蔬菜吃得太少

素食者能吃的食物已经受限，更应该在一定范围内多样化饮食，营养才能均衡。通常菜叶类蔬菜表面的农药会比根茎类蔬菜多，而根块类蔬菜有它的营养特点，素食者应提高根茎类蔬菜的食用比例。

7. 豆芽吃得多

豆芽原本是不错的一类蔬菜，但是现在家庭自己发豆芽的越来越少，大多数人都是从外面买现成的，这种豆芽发胀时可能存在大量加氨水催芽的情况，可能含有一定毒素。

总之，素食本身也有健康与不健康之分，选择食物时要限制加工食品的数量，方便面、油条、甜饮料、果脯蜜饯、人造奶油这些不健康的食物都要少吃。食用方式正确与否，也会给人体带来不同意义，都要有所讲究。

⊙ 素食者饮食要点

1. 膳食以谷类为主，适量增加全谷物

素食者膳食应以谷类食物为主，谷类食物能给人体提供丰富的碳水化合物、B 族维生素和膳食纤维等多种营养成分；全谷物类食物保留了天然谷物的全部成分，营养含量更为丰富，膳食者适量增加全谷物的摄入，能明显、有效地提高 B 族维生素的供应水平。

建议成年纯素食者每天摄入谷类 250 ~ 400 克，其中全谷类应占到 1/2 的比例，也就是 120 ~ 200 克；成年蛋奶素者每天摄入谷类以 225 ~ 350 克为宜，全谷物类为 100 ~ 150 克。

为了弥补因动物性食物缺失而造成的某些营养不足，素食者应该在能够选择的范围内尽量做到食物多样化。

2. 大豆是素食者的重要食物

豆类及其制品含有丰富蛋白质，而且是优质蛋白质，可补充因未摄食肉类而缺乏的部分营养，且多吃豆类无胆固醇过高之忧。蛋奶素食者需要更多地从奶类和豆类食品中获得人体所需的蛋白质、钙等营养成分，而纯素食者蛋奶皆不食，更要重视足量摄入豆类食品的重要性。

大豆不仅含有丰富的优质蛋白质，还含有不饱和脂肪酸和 B 族维生素及其他多种有益健康的物质，诸如大豆异黄酮、大豆卵磷脂和大豆甾醇等。

素食者应适量增加发酵豆制品的食用比例，因为发酵豆制品中含有维生素 B_{12}。维生素 B_{12} 不存在于纯植物食品中，纯素者只能从菌类食物和发酵豆制品中获得补充，同时，发酵豆制品的铁、锌元素的利用率也比较高。

建议成年纯素人群每天摄入大豆 50 ～ 80 克或等量的豆制品，其中包括 5 ～ 10 克发酵豆制品；成年蛋奶素人群每天摄入大豆 25 ～ 60 克或等量豆制品。

3. 坚果、菌菇和海藻等是素食者的好朋友

比起非素食者，素食者应常吃坚果、海藻和菌菇。因为坚果类富含蛋白质、不饱和脂肪酸、维生素和矿物质等；菌菇富含维生素、矿物质和真菌多糖类；海藻含有 20 碳和 22 碳 n–3 多不饱和脂肪酸及多种矿物质。这些物质对人体非常有益，素食者应比非素食者更重视它们的作用。

常见坚果的微量营养素含量（毫克／百克）

坚果	维生素 E	硫胺素	核黄素	烟酸	维生素 B_6	铁	锌
扁桃仁	24.0	0.21	0.78	3.36	0.11	3.71	2.92
榛子	23.9	0.50	0.11	1.14	0.61	3.27	2.40
松子	3.50	1.25	0.21	4.36	0.11	3.07	4.29
南瓜子	1.00	0.21	0.32	1.75	0.21	15.0	7.46
葵花子	50.3	2.28	0.25	4.50	0.78	6.78	5.06
栗子	1.20	0.24	0.17	1.34	0.50	7.79	10.29

注：数据引自《中国居民膳食指南（2016）》。

推荐食用量为：成年纯素食人群每天坚果 20 ～ 30 克、藻类或菌菇 5 ～ 10 克；成年蛋奶素者每天摄入坚果 15 ～ 25 克。

4. 蔬菜、水果既要充足又要适量

蔬菜和水果对于素食者而言，营养意义尤为重要，是除了主食之外的重要食物，日常进食要充分、充足。但要注意不能过量，尤其是水果糖分较多，并非多多益善。

蔬菜、水果的食用量推荐可参考普通人群膳食建议。

5. 素食者烹调油选择

素食者应多食用不同种类的植物油，以满足人体必需脂肪酸的需要，豆油、菜籽油、亚麻籽油、紫苏油都是不错的选择。

素食者容易缺乏 n-3 多不饱和脂肪酸，它对防治心血管疾病有良好的效果，所以选购时应注意选择富含 n-3 多不饱和脂肪酸的食用油。n-3 系列脂肪酸的代表如 α- 亚麻酸，在亚麻籽油、紫苏油中含量较多，在其他常见食物中的来源并不充足，素食者适当选择富含 α- 亚麻酸的植物油很有必要。

建议素食者可用亚麻籽油或紫苏油凉拌菜，用大豆油或菜籽油烹炒素菜。

膳食建议

科学素食

选对食物：素食者要科学素食，普通健康人群的膳食建议依然适用于素食者，由于缺少肉类食物，素食者要更重视全谷物食物、豆制品、坚果、菌菇、海藻类食物营养的摄取，蔬菜、水果食用要充足，但不能过量。

合理烹饪：素食者在食物吃法方面不要盲目生吃，烹调过程中同样要限盐控油，少放糖和调料，烹调油应选择富含 n-3 多不饱和脂肪酸的植物油。

全素人群和蛋奶素人群（成人）膳食推荐

全素人群		蛋奶素人群	
食物名称	摄入量（克／天）	食物名称	摄入量（克／天）
谷类	250~400	谷类	225~350
——全谷物	120~200	——全谷物	100~150
薯类	50~125	薯类	50~125
蔬菜	300~500	蔬菜	300~500
——菌藻类	5~10	——菌藻类	5~10
水果	200~350	水果	200~350
大豆及其制品	50~80	大豆及其制品	25~60
——发酵豆制品	5~10	—	
坚果	20~30	坚果	15~25
食用油	20~30	食用油	20~30
—		奶	300
—		蛋	40~50
食盐	6	食盐	6

注：数据引自《中国居民膳食指南（2016）》。

我国居民平衡膳食宝塔（2016）

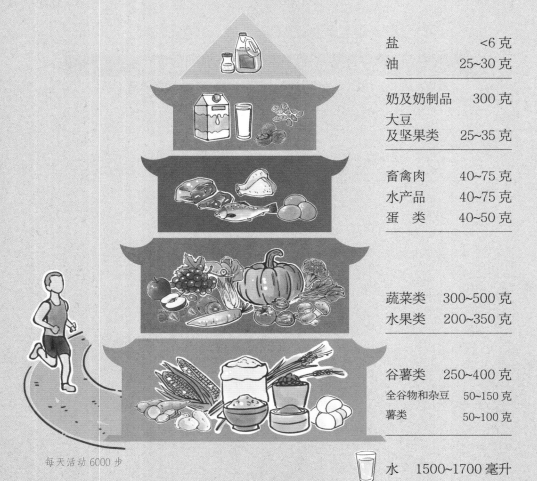

盐　　　　　　<6克
油　　　　　25~30克

奶及奶制品　　300克
大豆
及坚果类　　25~35克

畜禽肉　　　40~75克
水产品　　　40~75克
蛋 类　　　40~50克

蔬菜类　　300~500克
水果类　　200~350克

谷薯类　　250~400克
全谷物和杂豆　50~150克
薯类　　　　50~100克

每天活动6000步

水　1500~1700毫升

注：膳食宝塔的能量范围在1600~2400千卡。

我国居民平衡膳食餐盘（2016）

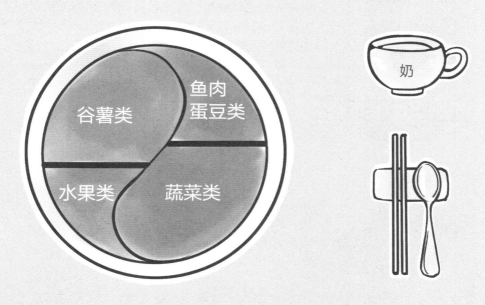

各类食物组提供的主要营养素

食物组	提供主要营养素	主要品种
	碳水化合物、蛋白质、膳食纤维、维生素 B_1、维生素 B_2。全谷物所含 B 族维生素、膳食纤维、铁和必需脂肪酸等更多	稻米、小麦、玉米、小米、大麦、青稞、高粱、薏米、燕麦、莜麦、荞麦等
	碳水化合物、膳食纤维、钾	马铃薯、红薯、山药、芋头
	β-胡萝卜素、叶酸、钙、钾、维生素 C、膳食纤维、植物化学物	深色蔬菜如油菜、绿菜花、甘蓝等；浅色蔬菜如白萝卜、白菜等；淀粉类蔬菜如芋头等；水生蔬菜菌藻类
	维生素 C、钾、镁及膳食纤维（果胶、半纤维）、植物化学物	仁果如苹果、梨等；核果如桃、杏、枣等；浆果如葡萄、草莓等；柑橘类如橙、柑橘、柚等；瓜果类如西瓜、哈密瓜等；热带和亚热带水果如香蕉、菠萝、杧果等

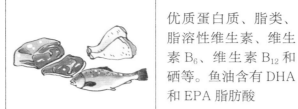	优质蛋白质、脂类、脂溶性维生素、维生素 B_6、维生素 B_{12} 和硒等。鱼油含有 DHA 和 EPA 脂肪酸	水产品如鱼、虾、蟹、贝类；家畜肉如猪肉、牛肉、羊肉等；家禽肉如鸡肉、鸭肉、鹅肉等
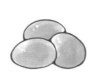	优质蛋白质、脂类、磷脂、维生素和矿物质	鸡蛋、鸭蛋、鹅蛋、鹌鹑蛋等
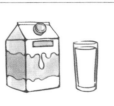	优质蛋白质、钙、B族维生素等，酸奶还提供益生菌	牛奶、酸奶、奶酪、奶粉等
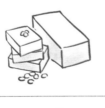	蛋白质、脂肪、维生素 E、磷脂、大豆异黄酮、植物甾醇等	豆浆、豆腐、豆腐干、素鸡、豆皮、豆芽等
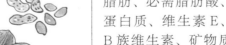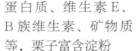	脂肪、必需脂肪酸、蛋白质、维生素 E、B族维生素、矿物质等，栗子富含淀粉	树坚果如核桃、栗子、杏仁等；种子坚果如花生、瓜子等
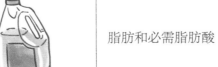	脂肪和必需脂肪酸	各种植物油和动物油

不同能量需要水平的平衡膳食模式和食物量
【克/（天·人）】

食物种类（克）	不同能量摄入水平（千卡）			
	1000	1200	1400	1600
谷类	85	100	150	200
——全谷物及杂豆	适量			50~150
——薯类	适量			50~100
蔬菜	200	250	300	300
——深色蔬菜	占所有蔬菜的 1/2			
水果	150	150	150	200
禽畜肉类	15	25	40	40
蛋类	20	25	25	40
水产品	15	20	40	40
乳制品	500	500	350	300
大豆	5	15	15	15
坚果	—	适量		10
烹调油	15~20	20~25		
食盐	< 2	< 3	< 4	< 6

不同能量摄入水平（千卡）						
1800	2000	2200	2400	2600	2800	3000
225	250	275	300	350	375	400
50~150				—	—	—
50~100				125	125	125
400	450	450	500	500	500	600
占所有蔬菜的 1/2						
200	300	300	350	350	400	400
50	50	75	75	75	100	100
40	50	50	50	50	50	50
50	50	75	75	75	100	125
300	300	300	300	300	300	300
15	15	25	25	25	25	25
10	10	10	10	10	10	10
25	25	25	30	30	30	35
< 6	< 6	< 6	< 6	< 6	< 6	< 6

注：薯类为鲜重。

不同年龄轻体力活动的能量需要量

人群分类（岁）		能量需要量（千卡／天）
幼儿	2~3	1000~1250
	4~6	1200~1400
儿童青少年	7~10	1350~1800
	11~13	1800~2050
	14~17	2000~2500
成人	18~49	1800~2250
	50 以上	1750~2100
老年人	65 以上	1500~2050

注：幼儿为中体力活动水平。

不同身体活动水平的成年人食物份数（份／天）

食物组	份（克）	轻度身体活动水平		中度身体活动水平		重度身体活动水平	
		男性	女性	男性	女性	男性	女性
谷类	50~60	5.5	4.5	7	5	8	6
薯类	80~100	1	0.5	1.5	1	1.5	1.5
蔬菜	100	4.5	4	5	4.5	6	5
水果	100	3	2	3.5	3	4	3.5
畜禽肉类	40~50	1.5	1	1.5	1	2	1.5
蛋类	40~50	1	1	1	1	1	1
水产品	40~50	1.5	1	1.5	1	2.5	1.5
大豆	20~25	1	0.5	1	0.5	1	1
坚果	10	1	1	1	1	1	1
乳品	200~250	1.5	1.5	1.5	1.5	1.5	1.5
食用油	10	2.5	2.5	2.5	2.5	3	2.5

常见食物的标准份量及能量

食物类别		克 / 份	能量（千卡）	备注
谷类		50~60	160~180	面 粉 50 克 = 馒 头 70 ~ 80 克，大米 50 克 = 米饭 100 ~ 120 克
薯类		80~100	80~90	红 薯 80 克 = 马 铃 薯 100 克（能量相当于 0.5 份谷类）
蔬菜类		100	15~35	高淀粉类蔬菜，如甜菜、鲜豆类，要注意能量有所不同，每份的用量要减少
水果类		100	40~55	约梨 100 克、枣 25 克、柿子 65 克（枣是高糖水果）
畜禽肉类	瘦肉（脂肪含量 < 10%）	40~50	40~55	瘦 肉 的 脂 肪 含 量 < 10%；肥 瘦 肉 的 脂 肪 含 量 10% ~ 35%；肥肉、五花肉脂肪含量一般超过 50%，应减少食用
	肥瘦肉（脂肪含量 10%~35%）	20~25	65~80	

水产品类	鱼类	40~50	50~60	鱼类蛋白质含量15%～20%，脂肪1%～8%；虾贝类蛋白质含量5%～15%，脂肪0.2%～2%
	虾贝类		35~50	
蛋类（含蛋白质7克）		40~50	65~80	约鸡蛋50克、鹌鹑蛋10克、鸭蛋80克
大豆类（含蛋白质7克）		20~25	65~80	黄豆20克＝北豆腐60克＝南豆腐110克＝内酯豆腐120克＝豆干45克＝豆浆360～380毫升
坚果类（含油脂5克）		10	40~55	淀粉类坚果相对能量低，如葵花籽仁10克＝板栗25克＝莲子20克
乳制品	全脂（含蛋白质2.5%~3.0%）	200~250毫升	110	液态奶200毫升＝奶酪20～25克＝奶粉20～30克；全脂液态奶的脂肪含量约3%；脱脂液态奶的脂肪含量小于0.5%
	脱脂（含蛋白质2.5%~3.0%）	200~250毫升	55	
水		200~250毫升	0	

注：　1.谷类按能量一致原则或40克碳水化合物等量原则进行代换；
　　　2.薯类按20克碳水化合物等量原则进行代换，能量相当于0.5份谷类；
　　　3.蛋类和大豆按7克蛋白质等量原则进行代换；
　　　4.乳类按5~6克蛋白质等量原则进行代换；
　　　5.畜禽肉类、水产品类以能量为基础进行代换；
　　　6.坚果类按5克脂肪等量原则进行代换，每份蛋白质大约2克。